可视化针刀
治疗肩部疾病

主编　吴绪平

U0286154

中国健康传媒集团
中国医药科技出版社

内容提要

全书共分九章。第一章介绍肩部针刀应用解剖；第二章介绍肩关节的生物力学；第三章介绍肩部疾病病因病理学理论；第四章介绍可视化针刀技术在肩部疾病的应用；第五章介绍肩部疾病的检查方法；第六章介绍肩部针刀影像诊断；第七章介绍可视化针刀操作技术；第八章介绍可视化针刀治疗肩部疾病；第九章介绍可视化针刀治疗肩部疾病临证医案分析。

本书以针刀医学理论为基础，阐述了基于超声、CT影像和针刀镜下肩部针刀治疗的具体操作技术和操作技巧，着重介绍了肩部疾病可视化针刀闭合性手术的术式设计、体位、针刀定位、麻醉方法、针刀具体操作方法及其疗程，在原有针刀术式基础上，改良和增加了新的术式，配置了大量临床采集的第一手可视化针刀治疗影像图片，有助于进一步理解和掌握可视化针刀治疗。

全书内容丰富，资料翔实，图文并茂，言简意赅，实用性强。适用于广大针刀临床医师，全国高等中医药院校针灸骨伤、针刀及中医专业大学生、研究生阅读参考。

图书在版编目（CIP）数据

可视化针刀治疗肩部疾病 / 吴绪平主编 . —北京：中国医药科技出版社，2020.11
ISBN 978-7-5214-1941-2

Ⅰ . ①可… Ⅱ . ①吴… Ⅲ . ①肩关节—关节疾病—针刀疗法 Ⅳ . ①R274.94

中国版本图书馆CIP数据核字（2020）第145850号

美术编辑 陈君杞
版式设计 南博文化

出版 **中国健康传媒集团** | 中国医药科技出版社
地址 北京市海淀区文慧园北路甲 22 号
邮编 100082
电话 发行：010-62227427 邮购：010-62236938
网址 www.cmstp.com
规格 787×1092mm $^1/_{16}$
印张 15 $^1/_2$
字数 335 千字
版次 2020 年 11 月第 1 版
印次 2020 年 11 月第 1 次印刷
印刷 三河市万龙印装有限公司
经销 全国各地新华书店
书号 ISBN 978-7-5214-1941-2
定价 **68.00 元**

获取新书信息、投稿、为图书纠错，请扫码联系我们。

前　　言

可视化针刀是在针刀整体松解理论指导下，结合机体病理构架，引进了镜像引导技术发展起来的针刀精准介入治疗模式。肩部疾病的可视化针刀治疗，不仅提高了肩部疾病尤其是顽固性肩周炎的治愈率，同时针刀治疗的可视化，大大降低了针刀损伤血管、神经的风险，减少了针刀治疗的不良反应，可视化针刀在肩部疾病的应用值得针刀临床推广，也有助于针刀医学与国际精准介入疗法相接轨并走出国门，走向世界。

本书共分九章。第一章介绍肩部针刀应用解剖；第二章介绍肩关节的生物力学；第三章介绍肩部疾病病因病理学理论；第四章介绍可视化针刀技术在肩部疾病的应用；第五章介绍肩部疾病体格检查方法；第六章介绍肩部针刀影像诊断；第七章介绍可视化针刀操作技术；第八章介绍可视化针刀治疗肩部疾病；第九章介绍可视化针刀治疗肩部疾病临证医案分析。

本书以针刀医学理论为基础，阐述了基于超声、CT影像和针刀镜下肩部针刀治疗的具体操作技术和操作技巧，着重介绍了肩部疾病可视化针刀闭合性手术的术式设计、体位、针刀定位、麻醉方法、针刀具体操作方法及其疗程，在原有针刀术式基础上，改良和增加了新的术式，配置了大量临床采集的第一手可视化针刀治疗影像图片，有助于进一步理解和掌握可视化针刀治疗。

全书内容丰富，资料翔实，图文并茂，言简意赅，实用性强。适用于广大针刀临床医师，全国高等中医药院校针灸骨伤、针刀及中医专业大学生、研究生阅读参考。

本书编委会

2020 年 3 月

目　　录

第一章
肩部针刀应用解剖

第一节　肩部体表标志与对比关系

一、体表标志

在人体肩部，锁骨全长均可扪及。肩峰位于锁骨外侧端，为肩部最突出的部位。肩胛冈为沿肩峰向后、内方可触及的骨性嵴。喙突为锁骨中、外1/3交界处下方可触及的骨性突起。腋前襞为腋窝前壁下缘的皮肤皱襞，其深处有胸大肌下缘；腋后襞为腋窝后壁下缘处的皮肤皱襞，其深处有大圆肌及背阔肌下缘。

二、对比关系

正常情况下，在肩部与肘部的一些体表标志之间，能够形成固定的比例关系。若这些关系发生改变，即可视为该部的病理性表现。如在肩部，肩峰、肱骨大结节和喙突之间可形成一等腰三角形。在肘部，屈肘时肱骨内上髁、外上髁和尺骨鹰嘴之间可形成一等腰三角形。当肩、肘关节脱位时，这种正常比例关系会发生改变。检查时应注意与健侧进行比较。

第二节　肩部肌肉

肩关节的活动有赖于肩部肌肉的相互作用。根据肩部的解剖特点可将肩部的肌肉按区分为腋区、肩胛区和三角肌区三个部分。

一、腋区肌肉

（一）腋区前壁肌肉

1. 胸大肌（C_5~T_1）

胸大肌为浅层肌肉，位于肩关节前方，是胸前壁较为宽厚的一块肌肉。胸前的外形很大程度上取决于胸大肌的形状。经过锻炼发育良好者，在肌肉收缩时不仅肌的上、下界明显可见，而且可见到单个肌束的方向。胸大肌呈扇形，肌肉宽大，起端分三部分：锁骨部起于锁骨近端上面前部 1/3；胸肋部起于胸骨前面及与其相连的上 6 个肋软骨前面；腹部最窄，起自腹直肌鞘的前层。锁骨部与胸肋部在胸锁关节外会合，这两部之间有一清楚裂隙。全部肌纤维向外聚合并增粗，扭转并移形于一短粗而扁平的总腱。止端扭转成 90° 似扇柄样，即起点越靠上，止点就越低。止点分两层，前面为锁骨部及胸肋部上部纤维，后面为胸肋部下部及腹部纤维，胸大肌止于肱骨大结节嵴，其深面可有滑液囊（图 1-1）。

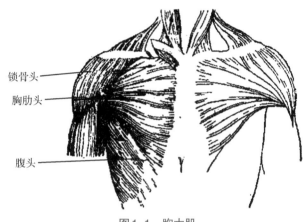

锁骨头

胸肋头

腹头

图 1-1　胸大肌

　　胸大肌的血供主要由胸肩峰动脉供应，该血管从喙锁筋膜穿越后分为胸肌支、三角肌支、锁骨支及肩峰支，其中胸肌支最大，有 2~3 支，从上向下斜行，在胸大、小肌之间下行，供应胸大肌及乳房，其胸肌支还与胸外侧动脉在胸大肌筋膜内纵向并行一定长度，但无分支进入胸小肌，因而在胸大、小肌间的无血管区内进行游离肌皮瓣转移，可用以修复胸壁及头颈部缺损。另一部分血供来自胸外侧动脉、胸背动脉、肩胛下动脉及胸廓内动脉的肋间支。这些血管分支彼此吻合。胸大肌的静脉位于胸大小肌之间，多与动脉伴行。可汇入腋静脉、头静脉及三角肌静脉。其中与胸肩峰动脉肌支伴行的静脉单独汇入腋静脉。

　　胸大肌的淋巴回流有不同的途径。胸大肌的锁骨部有 1~2 条淋巴管注入锁骨上淋巴结，胸肋部内侧有淋巴管穿过相应的肋间隙，注入沿胸廓内血管分布的胸骨旁淋巴结。由胸大肌其他部分发出的淋巴管，上位者沿胸肩峰动脉注入锁骨下淋巴结，下位者沿胸大肌下缘注入胸肌下淋巴结。

　　胸大肌由胸前内、外侧神经支配，从肌肉后面进入，彼此在肌肉中以分支互相连系。胸前外侧神经起于臂丛外侧束（C_5~C_7），多数为二支，支配胸大肌的锁骨部和胸肋部。胸前内侧神经起于臂丛内侧束（C_8~T_1），多为一干，支配胸大肌的胸肋部和腹部。胸大肌受臂丛各根支配，故只有所有的臂丛神经根损伤才会引起胸大肌完全瘫痪。

胸大肌的主要作用是使上臂内收和内旋，锁骨部还可使上臂外展。锁骨部与三角肌共同作用可使肩关节屈曲，而其他各部分对肩关节屈曲不起作用。呼吸困难时，其止点作为定点，能上提肋前端，协助呼吸。

2. 胸小肌（C_7~T_1）

胸小肌起于第3~5肋骨，向上外斜行成一腱，止于肩胛骨的喙突。大多数附着于喙突水平部上面与内缘，也有的仅附着于水平部上面（图1-2）。胸小肌还可以有附加止点，止于盂上粗隆。

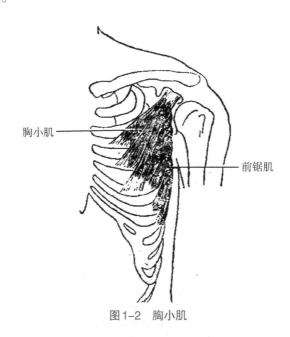

胸小肌　　　　　　　　　前锯肌

图1-2　胸小肌

胸小肌的血供主要由胸肩峰动脉发出的1~2条胸肌支供给。另外还有一部分血供来自胸外侧动脉的分支及相应肋间动脉穿支。

胸小肌的神经由胸前内侧神经支配。

胸小肌的主要作用是使肩胛骨下降，并使其外侧角旋下。呼吸极度困难时，在肩带固定的情况下，能上牵肋骨帮助呼吸。

（二）腋区后壁肌肉

肩胛下肌（C_5~C_7）起自肩胛骨外侧缘和前面粗糙肌附着线。肌纤维斜向外上，移行呈一短宽的扁腱，经肩关节囊前面，止于肱骨小结节、肱骨小结节嵴的上部及肩关节囊前壁。腱与关节囊前面之间，有一肩胛下肌腱下囊，常与肩关节囊交通。在肩关节化脓性关节炎或结核时，脓液可以扩散至此囊，甚至有时穿通它的薄壁，蔓延至肩胛骨前面。

肩胛下肌的血供来自肩胛下动脉的分支，肌支可有3~5条，上方者也可直接来自腋动脉或肩胛下动脉。肩胛下肌的静脉数目较多，注入肩胛下静脉或腋静脉。

肩胛下肌的淋巴回流汇入肩胛下淋巴结及锁骨上、下淋巴结中。

肩胛下肌由肩胛下神经支配，发自臂丛后束的分支。

肩胛下肌主要作用是能使上臂内收及内旋。

（三）腋区内侧壁肌肉

前锯肌（C_5~C_8）宽而扁平，肌齿起于上8~9肋骨的外侧面，纤维向后，广阔地贴附于胸廓侧面、前面和后面一部分，止于肩胛骨脊柱缘的前唇、肩胛骨的内侧角及下角的肋面（图1-3）。前锯肌的上4~5个肌齿前方为胸大肌所覆盖，仅下部3~4个肌齿接近表面，前锯肌各肌束之间有疏松蜂窝组织，解剖时彼此易于分开。

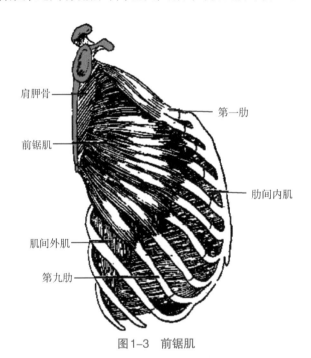

图1-3　前锯肌

前锯肌的血供主要来自胸外侧动脉，另外还有一部分来自相应肋间动脉的胸背动脉的分支。

前锯肌每一肌齿的淋巴输出管最后汇合后形成总干，汇入沿胸外侧动脉分布的胸淋巴结。

前锯肌的神经支配来自胸长神经，又称Bell外呼吸神经，多发自C_5~C_7神经根，有时C_8也参与组成。由C_5~C_6发出的支穿过中斜角肌后与C_7发出的支会合下行，然后与胸外侧动脉伴行，沿胸外侧壁进入前锯肌，沿途发出分支至各肌齿。

前锯肌其下部肌纤维向前拉肩胛骨的下角，与斜方肌配合，可使肩胛骨外侧角（关节盂）旋上，还可使肩胛骨向前移动。若胸长神经损伤导致前锯肌完全瘫痪时，肩胛骨的内缘与下角不能与后胸壁贴近而向后张开呈翼状，上臂不能推物，外展、外旋均感困难，不能超过头部。

二、肩胛区肌肉

肩胛区肌肉较多，覆盖于肩胛骨及其周围，不但对肩胛骨及胸后壁起到保护作用，而且对盂肱关节及肩胛骨的运动也起到十分重要的作用。肩胛区肌肉根据部位分为肩背部浅层肌、肩后部肌及椎肩胛肌。

（一）肩背部浅层肌肉

1. 斜方肌

斜方肌呈扁平三角形，位于颈部及肩背部，起点很宽，起自枕外隆凸和颈、胸、腰椎棘突及棘上韧带，止于锁骨的肩峰端、肩峰和肩胛冈。斜方肌可分为如下三部分：上斜部较薄，肌束斜向外下；中横部最厚，肌束横行；下斜部肌束长，斜向上外。

斜方肌血供主要由颈横动脉供应。颈横动脉由锁骨下动脉第一段分支—甲状颈干发出，先经过由中斜角肌、臂丛和肩胛提肌围成的三角区，然后约在肩锁关节内侧三横指及锁骨上三横指处进入斜方肌。颈横动脉分为浅、深两支，浅支供应肌的上、中部或上、中、下部，深支供应中、下部。

斜方肌的淋巴回流汇入锁骨上区的淋巴结。

斜方肌受副神经及C_3~C_4神经前支支配。神经从斜方肌前缘中、下1/3交界处进入肌的深面，先发出肌支，然后发出或移行为肌内支，从肌的上、中、下三部进入肌内。肌内支可为单干型或分散型。

斜方肌各部位的收缩可产生不同的作用。上部收缩可提肩带，并使肩胛骨下角外旋；下部收缩，可使肩胛骨下降；上下部同时收缩可使肩胛骨外旋；两侧同时收缩则可使肩胛骨向中线靠拢。

2. 背阔肌

背阔肌被认为是全身最大的阔肌，位于腰背部和侧胸部。一侧几乎呈直角三角形，以腱膜起自下第6胸椎棘突，全部腰、骶椎棘突，棘上韧带、髂嵴外缘后1/3及腰背筋膜后层，并以4个肌齿起自下4肋，与腹外斜肌肌齿相交错。肌纤维向外上聚合为扁平腱，覆盖肩胛下角，且有纤维起自下角，继而绕过大圆肌下缘，止于小结节嵴的下部；为下部的肌束纤维延续，止于小结节嵴的上部。

背阔肌的血液供应主要来自胸背动脉。也有部分血供来自肋间动脉和腰动脉及颈横动脉的降支。各动脉在肌肉彼此吻合。胸背动脉自肩胛下动脉发出，沿背阔肌深面近前缘向后下走行，分出恒定的前锯肌支及不恒定的大圆肌支，与胸背神经交叉形成血管神经束。胸背动脉通常分出内、外侧支入肌。外侧肌支分布于肌肉上1/3区，分布范围近似长方形。内侧肌支分布于肌肉的外下2/3区，分布范围近似梯形。伴行静脉多为一支，也有两支的，在接近肩胛下静脉时汇为一支。

背阔肌由胸背神经支配，发自臂丛后束。胸背神经干长75.91±1.89mm，干粗1.95±0.03mm，其在肌的游离缘与胸背血管交叉后入肌。背阔肌的肌支多数走向起腱，少数走向止腱，肌支在厚肌层呈现分散型，在薄肌层呈单干型。

由于背阔肌位置表浅，血管、神经走行较恒定，血管神经蒂又有可供选择的长度等，故被认为是较理想的肌皮瓣移植材料。随着带蒂肌皮瓣转移术的应用，利用背阔肌皮瓣修复前后胸壁、肩部的软组织缺损，移植恢复屈伸肘与屈指功能，及治疗严重Volkmann挛缩畸形等，均可达到较为满意的效果。并且由于大圆肌在一定程度上对背阔肌起代偿作用，因而背阔肌转移后也不会影响肩功能。

背阔肌的主要作用使肩关节内收、内旋和后伸。使上臂固定可上提躯干引体向上，为主要攀援肌。起自肋的部分还参与胸腔扩大而助吸气。

（二）肩后部肌肉

1. 冈上肌（$C_5 \sim C_6$）

冈上肌位于肩胛骨冈上窝内，斜方肌的深面，呈长三角形双羽状。起自冈上窝及冈上筋膜，肌束斜向外上方，经肩峰及喙肩韧带的深面，止于肱骨大结节，并和肩关节囊愈着。冈上肌与肩峰深面有肩峰下滑液囊，有时与三角肌下滑液囊相交通。

冈上肌被包裹于冈上骨性纤维鞘中，此鞘由肩胛骨的冈上窝和附着于其边缘的冈上筋膜所构成，在冈上肌的前后均有蜂窝组织，外侧部则更为明显，其与邻部的交通如下：①冈上肌前下蜂窝组织在肩胛冈外侧缘围绕血管，直接移行至冈下窝的蜂窝组织，从而沟通肩胛骨后面两个骨性纤维鞘间隙；②通过围绕肩胛切迹的血管神经而与颈外侧三角深层蜂窝组织相交通；③通过冈上筋膜在肩胛颈附近的结缔组织板与三角肌下间隙及腋窝相交通，该结缔组织板实际上不能阻挡脓液的蔓延，而冈上间隙脓肿亦主要沿此方向扩散，以上各径路同样也为邻近间隙扩散至冈上骨性纤维鞘的通道。

在冈上间隙中，肩胛上动脉为最大的血管，起自甲状颈干，在肩胛切迹通过肩胛上横韧带的上方进入冈上窝中，也有通过肩胛上横韧带的下方者。肩胛上动脉紧贴冈上窝的骨面，发出分支到达冈上肌，一部分内侧支与颈横动脉分支到达冈上肌，还有一部分内侧支与颈横动脉分支相交通，在肩胛骨上缘尚发出一些细小的肩峰支，走向肩峰，在该处参加组成肩峰网；然后肩胛上动脉向下经肩胛颈进入冈下窝，发出分支供应冈下肌部，并与旋肩胛动脉分支相吻合。冈上间隙的静脉沿同名静脉回流。

此处的淋巴从肌肉深处沿2~3条淋巴管回流，注入肩胛切迹附近的淋巴结，然后汇入锁骨上淋巴结中。

冈上肌受肩胛上神经支配，该神经由C_5发出，有时也从C_4或C_6发出。该神经损伤可导致冈上、下肌瘫痪，影响肩关节的稳定，引起关节摆动。肩胛上神经经肩胛切迹在肩胛上横韧带深面走行时，位置较固定，但由于上臂运动时肩胛骨经常旋转，因此此处肩胛上神经常遭受摩擦，可引起炎性肿胀及神经通道狭窄；肩胛骨移位时，该神经亦可受到牵扯，因此传达或直接暴力、牵引损伤均可引起肩胛上神经卡压症，表现为肩部疼痛，冈上、下肌软弱及萎缩，肩外旋运动丧失，手术切断肩胛横韧带减压多可取得较好效果。

冈上肌主要作用是使肱骨外展，牵拉肩关节囊，并使肱骨轻微外旋。

2. 冈下肌（C_5~C_6）

冈下肌为三角形的扁肌，位于肩胛骨背面的冈下窝内，部分被三角肌和斜方肌遮盖，较冈上肌发达。起自冈下窝及冈下筋膜，肌纤维向外逐渐集中，经肩关节囊的后面，止于肱骨大结节和关节囊。其腱与关节囊之间，可能有一滑膜囊，即冈下肌腱下囊。冈下肌被包绕于冈下骨性纤维鞘中，该鞘由肩胛骨冈下窝及附着于其边缘的冈下筋膜所构成。

冈下肌的血供来自肩胛上动脉及旋肩胛动脉分支。

冈下肌淋巴管部分注入肩胛切迹处的淋巴结，以后到达锁骨上淋巴结，另一部分注入位于三边孔后方的淋巴结。

冈下肌受肩胛上神经支配，该神经与肩胛上动脉并行。

冈下肌可使肱骨外旋并牵引关节囊。

3. 小圆肌（C_5）

小圆肌位于冈下肌的下方，大部分被三角肌所遮盖，为圆柱形的小肌。起自肩胛骨外侧缘的上2/3的背面，肌束向外移行于扁腱，止于肱骨大结节和肩关节囊。小圆肌亦包绕于冈下骨性纤维鞘中，与冈上间隙相交通，肌肉后方蜂窝组织在外侧沿肌腱走行，可通过冈下筋膜而与三角肌下间隙相交通。

在冈下骨性纤维鞘中，通行的血管较多，其中除肩胛上动脉供应冈下肌上段外，还有相当大的旋肩胛动脉。该动脉由肩胛下动脉发出，在肩胛骨外侧缘通过三边孔，在肱三头肌长头的下方出现在肩胛骨后面，为小圆肌肌腹所覆盖。以后旋肩胛动脉横行，紧贴于冈上窝上，主要供应冈下肌下部和小圆肌，并广泛地与肩胛上动脉及颈横动脉降支相交通，形成连结锁骨下动脉的锁骨上部与腋动脉间的侧副循环。冈下窝的静脉沿同名静脉回流。

小圆肌由腋神经支配，能外旋及内收上臂，尤其在上臂外展时，其外旋作用增大。

4. 大圆肌（C_5~C_6）

大圆肌有时和肩胛下肌并成一块肌，位于冈下肌和小圆肌的下侧，其下缘被背阔肌上缘遮盖，整个肌呈柱形。起自肩胛骨外侧缘下部和下角的背面及冈下筋膜。肌束向上外方集中，经肱三头肌长头的前面，移形于扁腱，于背阔肌腱的下方，附着于肱骨小结节嵴。背阔肌囊夹于两腱之间。在大圆肌与肱骨内侧之间有大圆肌下囊。

大圆肌的血供来自旋肩胛动脉、胸背动脉和旋肱后动脉等分支。静脉血沿同名静脉回流。

大圆肌的淋巴管有3~4条，汇入三边孔附近的淋巴结及肩胛下、腋淋巴结。

大圆肌由肩胛下神经分支或胸背神经分支支配。

大圆肌的作用是使肱骨后伸、旋内及内收，与背阔肌相似。

（三）椎肩胛肌

椎肩胛肌包括肩胛提肌、大菱形肌及小菱形肌，大、小菱形肌皆在斜方肌覆被下。

1. 肩胛提肌

肩胛提肌起自上位3~4颈椎横突，附着于肩胛骨内侧角及脊柱缘的最上部，能上提肩胛骨，若止点固定，一侧肌肉收缩，可使颈屈曲，头部向同侧旋转。

2. 大菱形肌和小菱形肌

大、小菱形肌与肩胛提肌位于同一肌层，在其下方。小菱形肌呈窄带状，起自下位二个颈椎的棘突，同时附着于肩胛骨脊柱缘的上部，在大菱形肌上方。大菱形肌菲薄而扁宽，呈菱形，起自上位四个胸椎的棘突，向外下方，几乎附着于肩胛骨脊柱缘的全长。大、小菱形肌的作用是内收及内旋肩胛骨，并上提肩胛骨，使之接近中线。

大、小菱形肌及肩提胛肌的血供均来自颈横动脉降支，此支由锁骨下动脉发出，沿肩胛骨脊柱缘全长下行，介于菱形肌（后方）与后上锯肌（前方）之间，由此血管发出至冈上、下窝的分支，至冈下窝的分支与肩胛上动脉及旋肩胛动脉在肩胛骨后面形成丰富侧支吻合。静脉血沿同名静脉回流。

上述三肌均由肩胛背神经支配，该神经发自第5颈神经，沿肩胛骨脊柱缘下降。

椎肩胛肌与斜方肌、前锯肌起拮抗作用，前者使肩胛骨下角向后向内，而后者向前外。

三、三角肌区肌肉

三角肌为锥形，覆盖盂肱关节，纤维起自锁骨外1/3前缘、肩峰尖与其外侧缘及肩胛冈嵴，自下缩窄成为一腱，止于肱骨三角肌粗隆（图1-4）。三角肌肌束分为前、中、后三部，三角肌前部肌束较长，从前方走向后下方，与结节间沟的外侧唇在一线上；

中部纤维构成较复杂，肌束较短，似羽毛状，由肩峰下行，三五束肌纤维与由下部止点向上的腱索彼此镶嵌，腱性组织在近侧部伸展到整个肌的起始处，在远侧部则附着于不大的区域中；后部肌束较长，从后方斜向前方，形成桡神经沟的上界，向上与肱三头肌外侧头的起点在一线上。在三角肌的深面，三角肌筋膜深层与肱骨大结节之间，有一恒定的较大的黏液囊，为三角肌下囊，该囊为胚胎期最早出现的滑膜囊，由于此囊膨出许多突起，尤其是突入肩峰下面的最明显，因此也有人称它为肩峰下滑膜囊，在40岁以后，该囊易产生变性、损伤、粘连，从而引起肱骨头向上移位固定，产生肱骨上举困难，是临床常见的一种顽固性疾病。

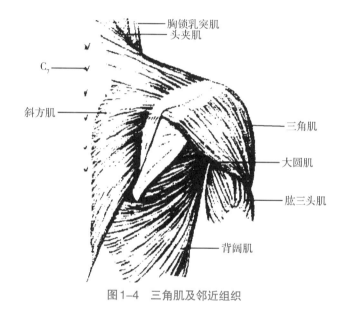

图1-4 三角肌及邻近组织

三角肌的血供主要来自旋肱后动脉，与腋神经伴行。动脉分支从周围进入肌肉，发出纵支，其与旋肱前动脉的分支、胸肩峰动脉的肩峰支及三角肌支及肩胛上动脉的分支相吻合。

肩外侧区皮肤受腋神经的外侧上皮神经、锁骨上外侧神经及脊神经后支的皮支支配。腋神经在喙突水平起自臂丛后束，位于肩胛下肌之前及腋动脉之后，其向外环绕肩胛下肌外下缘，大约在肌、腱交界处内侧3~5mm处与旋肱后动脉穿入四边孔，恰在穿出前分出1~2个关节支至盂肱关节前面，再走行至邻近关节囊下内侧及肱三头肌长头。腋神经经四边孔穿出以后，绕行于肱骨外科颈的后方，移行于三角肌下间隙，正好在小圆肌腱下缘的下方及三角肌后缘中点，距肩峰后角约6cm。

第三节　肩部骨骼

（一）锁骨

锁骨位于胸廓前上部两侧，是一根横向的支柱，呈水平位。锁骨全长皆位于皮下，成人锁骨长度约14.95（11.00~17.8）cm，其前有颈阔肌覆盖，居第一肋上方，从上面或下面观均似横位"~"状，有两个弯曲，内侧凸向前，约占全长3/4~2/3；外侧凸向后，约占全长1/4~1/3（图1-5）。

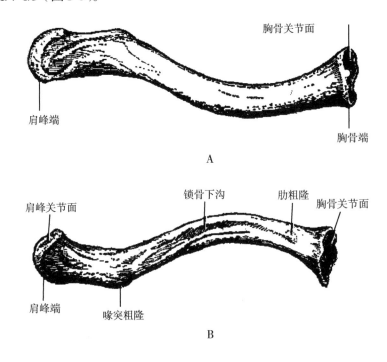

图1-5　锁骨上、下面

A.上面观；B.下面观

内侧端，也称胸骨端，呈圆柱形与胸骨相连，较粗大，其末端近似三棱形的关节面与胸骨柄的锁骨切迹相关节。外侧端，也称肩峰端，扁宽，有明显的上、下面，末端有卵圆形的关节面与肩峰相关节。中间部的内侧部分似圆柱体，前凸而后凹，前上缘有胸锁乳突肌锁骨部附着，前下缘有胸大肌锁骨部附着，其下面有肋粗隆，为肋锁韧带附着处。外侧部分的前上缘有斜方肌附着，前下缘有三角肌附着；下面向后缘处有喙突结节，有喙锁韧带附着，其对稳定肩锁关节有重要意义（图1-6）。

锁骨是肩带与躯干联系的唯一骨性桥梁，其干细而弯曲，故在锁骨中、外1/3正

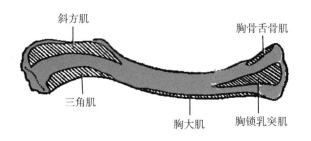

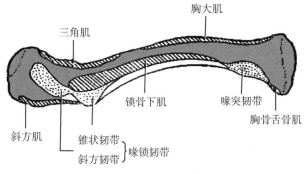

图1-6 锁骨上、下面肌肉及韧带附着处

相当两个弯曲交界处为薄弱点，易发生骨折。骨折后，内侧端因胸锁乳突肌的牵引力向后上移位，而外侧端在上肢重力的影响下向前下方移位。儿童锁骨的骨膜比较发达，骨折后因断端被坚韧的骨膜鞘所包裹固定而甚少发生移位。对发生移位的锁骨骨折，整复后常不易保持解剖学上的对位，而轻度移位对生理功能一般无影响，故不必强求解剖对位。对锁骨骨折有神经、血管与胸膜损伤等合并症的患者，在进行血管与神经修复手术后或为防止骨折断端移位而引起上述组织再度损伤，骨折需良好的对位。

锁骨血供丰富，其主要来自肩胛上动脉及胸肩峰动脉。骨滋养动脉多在锁骨中1/3进入骨中，而滋养孔多在锁骨中段，一般为2~3个，也可在1~7个之间；骨膜动脉从锁骨两端进入骨中，数目较多，在松质骨中彼此吻合成网。由于锁骨血供丰富，因而锁骨骨折愈合较快。

锁骨的淋巴汇入锁骨上、下淋巴结。锁骨的神经由胸前神经及锁骨上神经分支支配。

（二）肩胛骨

肩胛骨属于扁骨，形似三角形，位于胸壁背侧上部，介于第2~7肋骨之间，有三缘二面、三角、二突。

肩胛骨上缘薄而短。上缘近外端一般有一小而深的肩胛切迹，呈半圆形，但其深浅不一，浅者几不成切迹，约3%几乎成孔。肩胛切迹多呈U字形，其次为大弧形，少数呈V字形或W字形。肩胛切迹的边缘可光滑或粗糙。肩胛切迹平均口宽13mm，深度约6.4mm。肩胛切迹之上横有一条短而坚韧的肩胛上横韧带，使切迹合为一孔，其间有肩胛上神经通过。有时肩胛上横韧带可骨化形成骨桥，从而使肩胛切迹变成骨孔。

肩胛骨内缘（脊柱缘）薄而长，稍凸向脊柱，有大、小菱形肌止于此。其下沿内侧缘有前锯肌附着，收缩时可使肩胛骨贴于胸壁并向外摆动。前锯肌瘫痪时，可使肩胛骨向后外突出形成翼肩。肩胛骨外缘（腋缘）向下向前最厚，其上有大、小圆肌附着。肩胛冈将肩胛骨背面分为冈上、下窝，分别有冈上、下肌附着。在肩胛骨顶部，肩胛提肌附于其上角，为连结颈肩部深层肌肉；肩胛骨下角钝而粗糙，有大圆肌、菱形肌及前锯肌附着其上（图1-7，图1-8）。

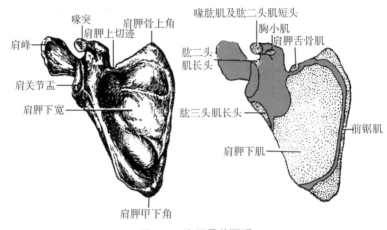

图1-7　肩胛骨前面观

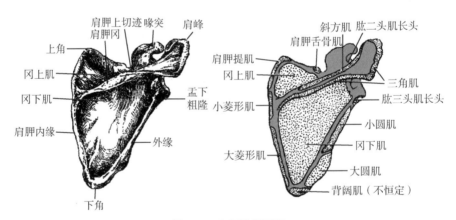

图1-8　肩胛骨背面观

肩胛骨内侧角与第2肋相当，几乎呈直角，由上缘和脊柱相交而成，有肩胛提肌止于此；下角相当于第7肋或第7肋间，呈锐角，易触摸，有大圆肌起于此；外侧角，有一卵圆形的关节盂，向外、前、下，与肱骨头相关节。关节盂下稍缩小称肩胛颈，其与关节盂的边缘形成冈盂切迹。

肩峰是肩胛冈的外侧端向前外方伸展，突出于肩胛盂之上所形成的"肩的顶峰"，易触摸，是肩关节脱位、测量上肢及确定肩宽的标志。肩峰呈扁平状，有上、下二面及内、外二缘。上面凸而粗糙，有三角肌附着其上，下面凹而光滑，外侧缘肥厚而隆凸，内侧缘有一卵圆形锁骨关节面与锁骨肩峰端形成关节，峰尖有喙肩韧带附着。肩峰较长，一般男为4.7~4.8cm，女为4.0~4.1cm。

喙突是肩胛上缘向前外较为坚固的骨突，是肩关节内侧作弧形切口的标志。喙突有胸小肌附着其上，为喙肱肌、二头肌短头起始处，并借喙锁韧带固定锁骨于正常位置。喙突长，一般男为4.3~4.4cm，女为3.9~4.0cm。

肩胛骨血供来源丰富，主要有如下四条动脉：①起自肩胛上动脉的骨滋养动脉在喙突基底和肩峰之间进入冈上窝；②起自旋肩胛动脉的分支在肩胛冈基底进入冈下窝；③起自肩胛下动脉或旋肩胛动脉的分支在肩胛颈处进入肩胛下窝；④起自颈横动脉降支（图1-9）。这些血管在肩胛骨周围彼此吻合成网，在松质骨比较发达的部位如肩峰、喙突和关节盂、颈处较稠密，但在松质骨缺少的部位如冈上、下窝仅有骨膜动脉供应。

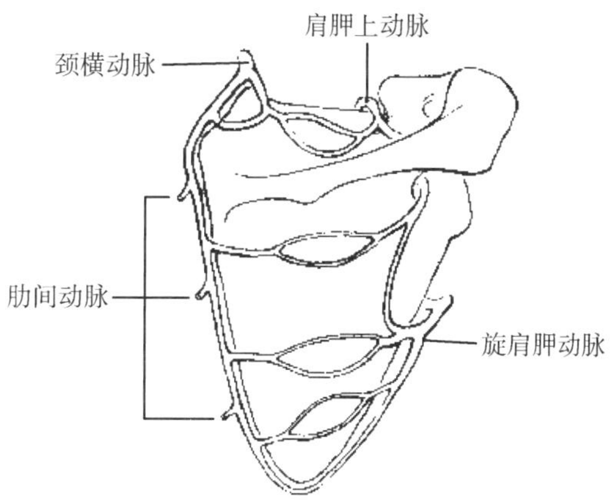

肩胛骨的静脉由同名静脉回流。

肩胛骨的神经由肩胛上、下神经分支支配。

图1-9 肩胛骨背面的血管吻合（肩胛动脉网）

（三）肱骨上端

肱骨是上肢最粗长的管状骨，其上端较粗壮，有肱骨头、解剖颈、大小结节和外科颈这四个部分（图1-10）。

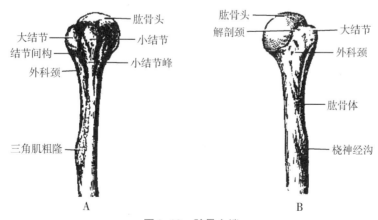

图1-10 肱骨上端

A.前面观；B.后面观

肱骨头呈半球形，朝向上内并稍向后，覆盖有一层关节软骨，与肩胛骨的关节盂相关节。肱骨头横径，男平均为4.20±0.01cm，女平均为3.88±0.03cm。肱骨头纵径，男平均为4.50±0.02cm，女平均4.17±0.03cm。肱骨头周长，男平均为13.58±0.04cm，女平均为12.60±0.07cm。肱骨头与肱骨干之间约有130°~135°的内倾角，肱骨头内翻时，内倾角可减少至100°以下。肱骨头对冠状面还有后倾角，约15°~30°。肱骨头轴与肱骨下端滑车的轴形成一扭转角，约为28°。

在肱骨头的关节面边缘有一缩窄的浅沟，即解剖颈，与水平面约45°，关节囊止于此。解剖颈的下方为外科颈，相当于圆形的骨干与肱骨头交接处，此处骨皮质突出变薄，是骨折易发部位。

在肱骨头的前外为大、小二结节。大结节粗大而不显著，向外侧突出超过肩峰，因而使肩部呈圆形，是肩部最靠外的骨点，转动上肢可以触摸到该结节。当肩关节脱位时，肱骨头内移，大结节不再是最外骨点。大结节由上而下依次有冈上肌、冈下肌和小圆肌附着。小结节较小而显著，当上肢处于解剖位置时，它位于正前方，适在喙突的外下侧约3.75cm处，内旋或外旋肱骨时可触到小结节，有肩胛下肌附着，因小结节位于二头肌长头腱弯曲的内侧，当屈前臂时可起到滑车作用。此外，当小结节发育良好而有所谓结节上嵴时，常常造成二头肌长头腱的磨损。大结节向下移行为大结节嵴，有胸大肌附着；小结节向下移行为小结节嵴，有背阔肌及大圆肌附着。结节间沟（二头肌沟）是位于大小结节之间的沟，其沟长约3.2cm，深度约0.4cm。结节间沟的内侧壁与沟底所形成的角度可有很大变异，为15°~90°，多数在45°以上。浅而角度较小的沟易引起肱二头肌长头腱脱位，尤其是在上臂突然外旋或已外旋的上臂猛力前屈时更易发生。中年以后，结节间沟可因骨质增生而变窄易引起二头肌长头肌腱炎。

肱骨头的主要血供来自旋肱前动脉发出的前外侧动脉，可在结节间沟的上端，或由其几个分支经大、小结节进入头内，向后内弯行。或在已愈合的骺线下，由弓状动脉呈直角发出一些分支移行至肱骨头，前外侧动脉处于肱骨头外科颈上方。外科颈骨折后，两断端血供均佳，易于愈合。肱骨头另一部分血供来自旋肱后动脉发出的后内侧动脉，在旋转袖的前、后侧，有不恒定支进入头内。

第四节　肩部关节结构

肩关节从狭义上讲是指盂肱关节，但从广义上来讲，则包括盂肱关节、肩锁关节、胸锁关节、肩胛胸壁肌性结合、肩峰下滑囊（肩峰下关节），有时还包括喙锁关节。正是它们之间的协同作用，得以完成复杂的、和谐的肩部运动。任何一个环节出了故障，都会影响肩部的正常活动，其中以盂肱关节最为重要。

一、盂肱关节

由肩胛骨的关节盂和肱骨上端的肱骨头构成。它是全身最灵活的关节，这主要决定于它的解剖特点：一是两个相对关节面很不相称，关节盂浅，而肱骨头的关节面要比关节盂大3倍，肱骨头关节角度约为135°，而关节盂的角度仅约为75°；二是关节稳定性较差，关节韧带装置薄弱，关节囊松弛。这些是盂肱关节易脱位的原因。

（一）盂肱关节的骨端结构

1. 肩胛骨的关节盂

关节盂呈梨状，上窄下宽，关节面浅小，向前、外、下，与肱骨头的关节面很不相称。关节盂的表面覆以一层透明软骨，中央较边缘为薄，其边缘镶以一层纤维软骨，为盂唇，以增加关节盂的深度。关节盂唇切面呈三角形，在儿童，此结构的基底紧与关节盂的边缘相附着，且与透明软骨相混，而在关节囊边缘则与纤维性关节囊相续，因此盂缘和盂唇界线并不明显；在成人，盂唇的上部游离似软骨盘。关节盂唇前缘如脱落、缺损或关节囊从关节盂边缘撕破，则引起习惯性肩关节脱位。关节盂的上下各有一突起，为盂上、盂下粗隆，分别是肱二头肌长头及肱三头肌长头附着处。

正常关节盂后倾7°，即关节盂平面与矢状面呈83°。如小于83°，即为过度后倾，青少年如关节盂过度后倾可发生肩后不稳，约占肩部脱位的20%。

2. 肱骨头

呈球状，占圆球面积的1/3，关节面向上、内、后，较肩胛关节盂为大，故仅有一部分与其接触。肱骨头的后外部如有缺损，则会引起习惯性肩关节脱位。

（二）关节囊和支持韧带

1. 关节囊

关节囊比较松弛，由斜行、纵行及环行的纤维构成纤维层。于肩胛骨处附着于关节盂的周缘、喙突的根部和肩胛骨颈，还包绕肱二头肌长头的起始部，并与肱三头肌长头的起始处相愈合，于肱骨处则包绕解剖颈，其内侧可达外科颈。关节囊的边缘呈桥状横跨结节间沟之上。纤维层又由冈上肌肌腱及肱三头肌长头肌腱加入；前、后部分别由肩胛下肌肌腱及冈下肌腱和小圆肌腱加入；而其前下部只有盂肱韧带的中部加入，此处最为薄弱，故肩关节脱位往往易发生在此处。

其纤维层的内面，被覆一层滑膜层，上方起自关节盂的周缘，向下至肱骨的解剖颈，由此返折向上至肱骨头关节软骨的边缘。滑膜层分别于结节间沟和喙突根部附近向外膨出；前者形成结节间滑液鞘，鞘内有肱二头肌长头肌腱；后者构成肩胛下肌囊，位于肩胛下肌腱与关节囊之间。

2. 盂肱关节的支持韧带

（1）喙肱韧带为宽而强的韧带，位于盂肱关节的上面，自喙突根部的外侧缘斜向外下方，到达肱骨大结节的前面，与冈上肌腱愈合。其前缘和上缘游离，后缘和下缘与关节囊愈合，与关节囊之间有黏液囊相隔。此韧带加强关节囊的上部，并有限制肱骨向外侧旋转和防止肱骨头向上方脱位的作用。

（2）盂肱韧带位于关节囊前壁的内面，可分为上、中、下三部。上部起自喙突根部附近的关节盂边缘，斜向外上方，止于肱骨小结节的上方。中部连结关节盂前缘与肱骨小结节之间，如该部缺损时，关节囊的前下壁便形成薄弱点，易导致肩关节脱位。下部起自关节盂下缘，斜向外上方，到达肱骨解剖颈的下部。该韧带有加强关节囊前壁的作用。

（3）肱骨横韧带为肱骨的固有韧带，它横跨结节间沟的上方，连结大、小结节之间，其一部分纤维与关节囊愈合。韧带与结节间沟之间，围成一管，其内有肱二头肌长头肌腱通过。该韧带对肱二头肌长头肌腱有固定作用。

（三）盂肱关节其他支持结构

盂肱关节的稳定性除了依赖于关节囊及韧带外，还需要关节周围的众多肌肉的参与。肩袖能使肱骨头与关节盂密切接触，而三角肌、肱二头肌长头腱使得关节更加稳定。

1. 肩袖

肩袖又称旋转袖、肌肩袖或腱板，由起自肩胛骨，止于肱骨大结节的冈上肌、冈下肌、小圆肌和肩胛下肌四肌的肌腱所形成，临床上称之为肩关节肌内群。彼此交织以扁宽的腱膜形成一个半圆形成马蹄状，牢固地由前、上、后附着于关节囊，腱膜厚约5mm，表面光滑。在肩胛下肌止端上缘与冈上肌腱之间有一肩袖间隙，有一薄层带弹性的膜，此处有喙肩韧带及关节囊加强（图1-11）。

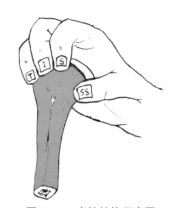

图1-11　肩袖结构示意图
SS肩胛下肌；S冈上肌；I冈下肌；T小圆肌

2. 肱二头肌长头腱

在喙肩韧带内下方，位于结节间沟内，起自盂上结节，上覆以肱横韧带，完全被滑膜包围，滑膜反折形成支持带，挂于关节囊上，肌腱虽在关节内，却仍在滑膜外（图1-12）。肱二头肌长头在外展时可将肱骨头压向关节盂，起到限制肱骨头的作用。

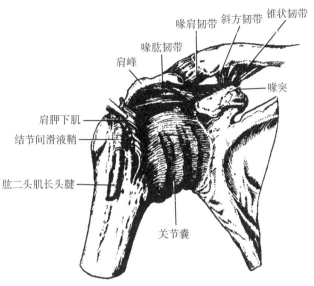

图1-12　肱二头肌长头腱

3. 三角肌

三角肌起点广泛，自肩胛冈、肩峰、锁骨外1/3，从前、后、外覆盖盂肱关节，对该关节有保护及加强稳定作用。

（四）盂肱关节的运动

盂肱关节为球窝关节，因其关节囊比较松弛，关节窝又较平浅等特点，故其运动范围较广，是人体运动最灵活的关节之一。主要依据以下三个运动轴进行运动：

1. 沿额状轴（横贯肱骨头与关节窝的中心）运动

其上臂可做屈伸运动。

（1）前屈参加的肌肉有三角肌前部纤维、胸大肌锁骨部、喙肱肌及肱二头肌。前屈运动的范围约为70°。

（2）后伸主要有三角肌后部纤维及背阔肌。后伸时因受到关节囊的前壁与肱骨头及喙突相互接触的限制，故运动范围较小，约为60°。

2. 贯穿肱骨头的矢状轴运动

其上臂可作内收与外展的运动。此时肩胛骨固定不动，而肱骨头在关节窝内做上下滑动运动。

（1）外展只有三角肌中部纤维及冈上肌参与，前者虽系强有力的外展肌，但需冈上肌的协助，否则最初外展时，肱骨头将上升，顶于喙肩弓之下，而当外展90°以后，肱骨头易向下半脱位。外展时，肱骨头向内下方滑动，其运动范围约为100°~120°。

（2）内收除了胸大肌（主要为胸肋部）及背阔肌，还有大圆肌，三角肌前、后部纤维、喙肱肌及肱三头肌长头参与。在内收时，肱骨头滑向上方，因受到躯干的阻碍，其运动范围仅约为20°。

3. 沿垂直轴（该轴为肱骨头中心与肱骨小头中心之连线）运动

其上臂可做旋内与旋外运动。旋内时，肱骨头在关节盂内向后滑动，肱骨大结节和肱骨体向前方转动；旋外时，肱骨头在关节盂内向前滑动，肱骨大结节和肱骨体向后方转动。当上肢下垂时，旋转运动的范围最大，可达170°；而当上肢垂直上举时，运动范围最小。女性旋转运动的范围一般较男性略大。

（1）内旋主要为肩胛下肌，尚有大圆肌、三角肌前部纤维、胸大肌及背阔肌，可能还有冈上肌，但三角肌、胸大肌及背阔肌只当同时有其他运动时才具有内旋作用。

（2）外旋有冈下肌、小圆肌及三角肌后部纤维参与。肩关节除可做上述运动外，还可做环转运动。

（五）盂肱关节的血供

主要来自肩胛上动脉，旋肱前、后动脉，肩胛下动脉和旋肩胛动脉等。

（六）盂肱关节的淋巴管

在关节囊纤维层的深浅层和滑膜层均有淋巴管网，各个网间有吻合支。自淋巴管网发出输出管，汇集到关节内淋巴输出管，再到上肢的集合管，伴随上肢的血管与神经，汇入到锁骨下淋巴结。

（七）盂肱关节的神经

主要为肩胛上神经的分支，腋神经和胸前神经的外侧支。肩胛上神经分布至关节囊的上壁和后壁；腋神经分布至关节囊的前壁和下壁；胸前神经的外侧支分布至前壁和上壁。

二、肩锁关节

肩锁关节位于皮下，为滑膜关节，由肩胛骨的肩峰关节面和锁骨外侧的肩峰关节面构成。锁骨的肩峰端为扁平结构，关节面呈卵圆形，向外并微朝下，肩峰关节面位于肩峰内缘，也呈卵圆形，朝向内上。

肩锁关节有完整的关节囊，但关节囊较松弛，附着点仅离关节面数毫米。关节囊的上下壁借坚强的肩锁韧带加强，韧带与斜方肌及三角肌的腱纤维相混，而后二者对肩锁关节前方有部分加强的作用。此外，喙锁韧带分为斜方韧带及锥状韧带两部分。斜方韧带稍偏外，呈四边形，起于喙突基底内侧和上面，向外上行走于矢状面内，止于锁骨肩峰端向前外的粗糙骨嵴，其上内面为锁骨下肌，下外面为冈上肌，前方游离。其纤维可防止肩胛骨向下内滑移。锥状韧带呈弯三角形，起于喙突基底的内侧面，向上行于冠状面内，止于锁骨喙突粗隆下面，位于斜方韧带内后方。它形成半个锥体，包围斜方韧带。喙锁韧带两部分隔以脂肪或滑囊（图1-13）。

喙锁韧带对肩锁关节的稳定起着重要的作用。在严重肩锁关节脱位时，韧带可被撕脱，手术时应予以修补以维持肩锁关节的稳定性。

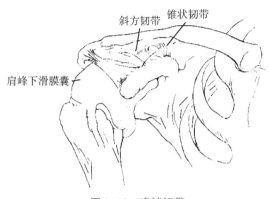

图1-13　喙锁韧带

由于肩锁关节是一个不典型的球窝关节，故其活动范围包括如下：

1. 轴向的旋前与旋后活动

肩峰在锁骨外侧端上的旋前与旋后角度之和一般约为30°，由于肩锁关节的喙锁韧带的协同作用，故肩胛旋前时锁骨长轴与肩胛冈之间夹角增大，肩胛旋后时两者之间夹角减小。

2. 肩锁关节的外展和内收活动

因肩锁关节和喙锁韧带处于同一平面内，所以肩锁关节的外展活动常常受到喙锁韧带限制。内收运动则因喙突碰撞锁骨外端而受到限制。肩锁关节的内收和外展活动范围之和一般约为10°。

3. 钟摆样运动

指在肩胛骨表现为自后内向前外的旋转和摆动，范围为60°~70°，其运动轴心恰好与肩锁关节面相垂直，此活动受到肩关节周围肌肉的良好控制和肩锁关节囊、韧带和喙锁结构的限制。

三、胸锁关节

由锁骨的胸骨关节面与胸骨柄锁骨切迹及第1肋软骨所形成的关节。锁骨的胸骨端较大，呈球形，而胸骨的锁骨切迹与第1肋骨形成的关节面呈鞍形。此关节是唯一连接上肢与躯干的结构，其坚强的韧带能维持锁骨胸骨端与胸骨上部的浅凹相连。胸锁二骨的关节面大小很不相称，锁骨的胸骨端有一半突出于胸骨柄上缘之上，故必须靠关节囊和支持韧带来加强（图1-14）。

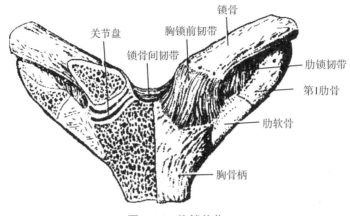

图1-14　胸锁关节

（一）结构

1. 关节囊及支持韧带

胸锁关节的关节囊附于锁骨胸骨端及胸骨柄关节面。其下部较弱，至第1肋软骨下面，其他部分则较强，为前、后胸锁韧带及锁间韧带所加强。

（1）胸锁前韧带起自锁骨胸骨端关节面之前，附于胸骨柄关节面前缘。韧带上部纤维近乎平行，下部垂直，中部近乎垂直，最为坚强。

（2）胸锁后韧带起自锁骨胸骨端后角至胸骨柄关节面周缘，较薄，短而坚强。

（3）胸锁上韧带起自锁骨胸骨端上部，横行至胸骨柄，与锁骨间韧带相混。

（4）锁间韧带连结两侧锁骨胸骨端的上后面，横越胸骨切迹上，上缘游离凹进，下缘与胸骨锁切迹相连。

（5）肋锁韧带呈菱形，起自第1肋软骨上面及第1肋骨，附于锁骨胸骨端下面。韧带有前、后二部，其间有滑囊。该韧带虽不直接附于胸骨，但具有维持胸锁关节稳定的作用，可防止锁骨胸骨端向前、后、上、外移位。

2. 关节盘

在胸锁关节内有一扁圆的坚厚纤维软骨性关节盘，周围较厚，中心较薄，关节盘的上部附着于锁骨胸骨关节面的上缘和后缘，其下部附着于第1肋软骨贴近胸骨处，大小与锁骨的胸骨端相适应，围绕并与关节囊韧带相融合。关节盘约半数不完整，有时老年人关节盘可穿孔。

（二）胸锁关节的运动

胸锁关节的运动主要是随肩带的活动而协同完成的。它的活动范围主要包括以下几种形式。

1. 锁骨轴向的旋转活动

上臂从下垂位到最大上举位时，锁骨轴可向后旋转，最大度数约为30°，胸锁关节的鞍状结构对旋转活动起到限制作用。旋转活动的范围取决于胸锁韧带的松弛及两关节面的吻合程度，此外，锁骨旋转需肩胛-胸壁和肩锁关节联合运动。

2. 锁骨的上升和下降活动（矢状轴）

胸锁关节的上升和下降约为60°，其上下关节囊和锁骨间韧带、肋锁韧带是锁骨下降和上升的限制性结构。

3. 锁骨前后方向活动（垂直轴）

胸锁关节前后方向的活动范围为25°~30°，其活动时，常伴随有锁骨远端的下降与上升。

四、喙锁关节

正常肩胛喙突与锁骨之间仅存在喙锁韧带，偶尔也会出现喙锁骨条，但有时也可形成喙锁关节，其结构不一，有的两者均具关节面，属平面关节；有的两者之间仅为软骨韧带连结；也有的仅锁骨上有关节软骨面而喙突无。喙锁关节一般运动幅度不大，与肩锁关节和胸锁关节共同组成联合关节。

喙锁关节可能从少年时期开始逐渐形成，此时喙突尚未完全骨化，原来锁骨只两端有固定点横架于喙突之上，因肩部长期负重，锁骨对喙突根部长期的摩擦和压迫，使锁骨中外段成为支持点，遂形成喙锁关节，其关节软骨由邻近结缔组织转变而成。

五、肩峰下关节

肩峰下区上为喙肩弓，包括肩峰，喙突及其间的喙肩韧带，下为肩袖及肱骨结节。肩峰下区虽不具典型的关节结构，但从功能上应视为一个关节，其间大的肩峰下（三角肌下）滑膜囊可视为关节腔，故有人称此为第二肩关节。其作用一是协助盂肱关节周围肌肉的运动，二是保证肱骨大结节在外展时能顺利通过肩峰下。在此结构中最为重要的是喙肩弓，它是防止盂肱关节向上脱位的装置。同时因喙突和肩峰都低于肱骨头的顶端，故也可防止肱骨头向前、后移位。

六、肩胛骨与胸壁间的连接

肩胛骨与胸壁间的连接也称为肩胛胸壁关节，虽不具关节的结构，在功能上应看作肩关节的一部分。肩胛骨与胸壁间的负压对于保持肩胸连接也起到很大作用。

肩胛前间隙是位于肩胛骨前面的肩胛下筋膜及胸壁的狭窄间隙，肩胛骨即沿此间隙而活动，此间隙又被前锯肌分为两个间隙，彼此独立。

前肩胛前间隙位于前锯肌前面的筋膜和胸壁外面筋膜的密闭间隙，其间充填以板样蜂窝组织，可保证肩胛骨沿胸廓活动。在前肩胛前间隙常见如下两个滑膜囊：①前锯肌内滑膜囊，位于前锯肌深处，在肩胛骨下角的内侧缘，占5%；②前锯肌下滑膜囊，位于前锯肌和胸廓上外侧部之间的蜂窝组织中。这两个滑膜囊可形成巨大滑膜囊肿，在肩胛骨运动时，出现"肩胛骨破裂声"。

后肩胛前间隙位于肩胛下筋膜和前锯肌之间，充填有大量疏松组织，是腋窝的直接延续，腋窝脓肿可蔓延到此间隙。在此间隙内有肩胛下动脉及其分支，肩胛下静脉、肩胛下神经及胸背神经。

肩胛骨的运动有上提、下降、外旋、内旋、外展及内收六种运动。锁骨除在旋转运动时发生在肩锁关节处，其余大都随肩胛骨一起运动。由于肩胛骨呈三角形，以下肩胛骨各种运动是以肩胛骨下角的方向为标准。

（1）肩胛骨有上提斜方肌的上部纤维、肩胛提肌及大、小菱形肌作用，前者牵拉肩胛骨外侧角，还有外旋作用。肩胛提肌起于颈横突，其余三肌起于椎骨棘突及项韧带，均可使肩胛骨内旋。

（2）肩胛骨下降，重力本身可以降低肩胛骨，尤其是其外侧角。参与的肌肉有的附着于肩胛骨，也有的附着于锁骨及肱骨，在后一类，如胸大肌大部分纤维及整个背阔肌（特别是其下部纤维）作用于肱骨，也可使肩胛骨降低。当引体向上或用双拐支撑时，可防止肩胛骨向上；前锯肌下部纤维、斜方肌下部纤维也可使肩胛骨降低。除上述肌肉参与外，胸小肌、锁骨下肌亦起到辅助作用。

（3）肩胛骨外旋主要为前锯肌作用，它牵引肩胛骨下角使内缘更向前，另有斜方肌协助前锯肌，其上部纤维能提起肩胛骨外侧角，而下部纤维能牵引肩胛冈向下。前锯肌单独作用能使肩胛骨外旋，斜方肌单独作用时则不能，但在外旋时，它能支持肩胛骨外侧角，仅在上臂外展45°以后，前锯肌收缩，因此当斜方肌瘫痪时，肩胛骨最初下垂，上臂外展时内旋，而前锯肌开始作用后，才抬高并外旋。

（4）肩胛骨内旋包括附着于肩胛骨脊柱缘的上提肌（肩胛提肌，大、小菱形肌）与附着于肩胛骨及肱骨的下降肌（胸大、小肌，背阔肌）。

（5）肩胛骨外展主要为前锯肌，可使肩胛骨脊柱缘紧贴胸壁，另有胸大、小肌协助。胸小肌与前锯肌在旋转肩胛骨运动中虽然作用相反，前者内旋，后者外旋，但若同时作用，则可使肩胛骨外展。

（6）肩胛骨内收参与者有斜方肌（尤其是其中部纤维），大、小菱形肌及背阔肌（尤其是其上部纤维）。

上提肌受副神经及臂丛上部纤维支配，下降肌则受臂丛中、下部纤维支配。

第五节 腋 窝

腋区位于肩关节下方，臂与胸上部之间。上肢外展时，向上呈穹隆状的凹陷，其深部的腋窝呈四棱锥体形腔隙，由四壁、一顶、一底围成。腋窝是肩部的重要解剖部位，内有重要的神经、血管及淋巴结、腋窝蜂窝组织等。

一、腋窝的构成

1. 顶

由锁骨中1/3、第1肋和肩胛骨上缘围成，是腋窝的上口，与颈根部相通。可看作腋窝的入口或胸廓出口，颈部的锁骨下动、静脉及臂丛各神经由此进入上臂。

2. 底

由浅入深为皮肤、浅筋膜及腋筋膜。皮肤借纤维隔与腋筋膜相连。腋筋膜中央部较薄弱，且有皮神经、浅血管及淋巴管穿过而呈筛状，故称为筛状筋膜。

3. 四壁

有前壁、外侧壁、内侧壁及后壁。

（1）前壁由胸大肌、胸小肌、锁骨下肌和锁胸筋膜构成。锁胸筋膜呈三角形，位于锁骨下肌、胸小肌和喙突三者之间。胸小肌下缘以下的筋膜，连于腋筋膜，称为腋悬韧带。

腋窝前壁有如下3个三角：①锁骨胸肌三角。上界为锁骨和锁骨下肌，下界为胸小肌上缘，基底朝向胸骨。②胸肌三角。与整个胸小肌大小相当。③胸肌下三角。上界为胸小肌下缘，下界为胸大肌的游离缘，基底朝向三角肌。

（2）外侧壁由肱骨结节间沟、肱二头肌短头和喙肱肌构成。

（3）内侧壁由前锯肌及其深面的上4个肋与肋间隙构成。

（4）后壁由肩胛下肌、大圆肌、背阔肌与肩胛骨构成。

腋窝后壁肌肉之间构成两个孔：①三边孔。上界为肩胛下肌和小圆肌，下界为大圆肌，外侧为肱三头肌长头，有旋肩胛动脉通过。②四边孔。上界为肩胛下肌和小圆肌，下界为大圆肌，内侧为肱三头肌长头，外侧为肱骨外科颈，有腋神经和旋肱后血管通过。

二、腋窝的内容

腋窝内有神经血管束，位于由腋鞘形成的管中，附于锁骨下肌后下，由覆盖前斜角肌的筋膜衍生而形成，为颈前后脊柱颈筋膜的延伸部分。

血管神经束在腋窝内从内壁至外壁斜行，经过喙肱肌内侧及肱二头肌短头之下，肌皮神经从喙肱肌内面穿出，在喙突下二指走行。

1. 腋动脉

腋动脉自锁骨中点向外下行走，以胸小肌为标志分为以下三段（图1-15）。

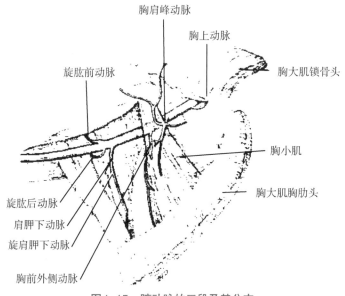

图1-15 腋动脉的三段及其分支

（1）第一段位于锁骨及胸小肌上缘之间。腋静脉在其内侧，臂丛外侧束在其外侧，内侧束则在动脉之后经过。腋动脉行经肋面及其上覆盖的前锯肌肌齿，前覆盖以胸大肌锁骨头及锁胸筋膜。腋动脉在此段分出胸上动脉及胸肩峰动脉。胸上动脉不常存在，供应上二肋间隙。胸肩峰动脉在胸小肌上缘发出，穿锁胸筋膜分为4支：胸肌支供应胸肌；肩峰支朝向肩峰上面，经三角肌深面；三角肌支与头静脉均位于三角肌、胸大肌、三角内；锁骨支朝向胸锁关节。

（2）第二段位于胸小肌后方的胸肌三角内。其前方除有皮肤、浅筋膜外，还有胸大、小肌及其筋膜；后方为臂丛后束及肩胛下肌；外侧为臂丛外侧束；内侧有腋静脉及臂丛内侧束。胸外侧动脉从第二段发出，与其伴行静脉于腋中线前方沿前锯肌下行，营养该肌；女性有分支至乳房。胸长神经于腋中线后方下行，支配前锯肌。

（3）第三段位于胸小肌下缘至大圆肌下缘之间。其末段位置表浅，仅覆盖以皮肤及浅、深筋膜，是腋动脉最易暴露的部位。其前方有正中神经内侧根及旋肱前血管越过；后方有腋神经、桡神经及旋肱后血管；外侧有正中神经、肌皮神经、肱二头肌短头和喙肱肌；内侧为尺神经和腋静脉。

腋动脉第三段的主要分支为肩胛下动脉和旋肱前、后动脉。肩胛下动脉平肩胛下肌下缘发出，其分支为旋肩胛动脉和胸背动脉，胸背动脉与胸背神经伴行入背阔肌。旋肱后动脉先向后穿四边孔，然后与旋肱前动脉分别绕过肱骨外科颈的后方和前方，相互吻合并分布于三角肌和肩关节。

2. 腋静脉

在腋窝，每个腋动脉分支均有2个伴行静脉，朝向腋静脉。腋静脉由2个肱静脉及贵要静脉靠近胸大肌下缘会合而成，头静脉在上臂内侧向上走行，位于三角肌胸大肌三角间，靠近锁骨时在胸大肌深面走行，覆盖胸肩峰动脉，穿经锁胸筋膜而汇入腋静脉。

3. 腋淋巴结

位于腋窝蜂窝脂肪组织中，约15~20个，分为五组（图1-16）。

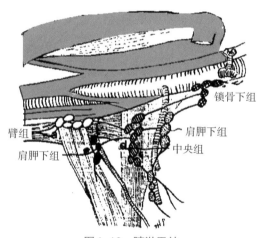

图1-16　腋淋巴结

（1）外侧淋巴结沿腋静脉远端排列，引流整个上肢的淋巴；其输出管大多注入中央及尖淋巴结，部分注入锁骨上淋巴结。手和前臂的感染首先侵入此群淋巴结。

（2）胸肌淋巴结在胸小肌下缘，沿胸外侧血管排列；引流胸前外侧壁、乳房外侧部的淋巴；其输出管注入中央尖淋巴结。

（3）肩胛下淋巴结位于腋后壁，沿肩胛下血管、神经排列；引流背部、肩胛区及胸后壁的淋巴；其输出管注入中央及尖淋巴结。乳腺手术清除淋巴结时，注意保护胸背神经，免致背阔肌瘫痪。

（4）中央淋巴结位于腋窝底的脂肪组织中，引流上述三群淋巴结的输出管；其输出管注入尖淋巴结。

（5）尖淋巴结位于胸小肌与锁骨之间，锁胸筋膜深面，沿腋静脉近侧端排列；引流中央淋巴结及其他各群淋巴结的输出管，及乳房上部的淋巴。其输出管汇合成锁骨下干。左侧注入胸导管，右侧注入右淋巴管。

4. 腋鞘及腋窝蜂窝组织

腋鞘，又称颈腋管，由椎前筋膜延续包绕腋血管及臂丛而成。锁骨下臂丛麻醉，需将药液注入腋鞘内。腋血管、臂丛及腋淋巴结之间，有蜂窝组织填充，并沿血管、神经鞘与邻近各区相通。向上经腋鞘达颈根部；向下达臂前、后区；向后经三边孔与肩胛区相交通，经四边孔与三角肌区相交通；向前通胸肌间隙。故这些区域的感染可互相蔓延。

5. 臂丛

臂丛由下位四个颈神经（C_5~C_8）的前支与第1胸神经（T_1）前支的大部分所组成。如上移，C_4~C_8参加，称为前置型；或下移，C_6~T_2参加，称为后置型。臂丛的5个神经根，先经椎动脉后侧及前后横突间肌之间向外侧行走，再从前斜角肌与中斜角肌间的斜角肌间隙穿出。在此第5、6颈神经于中斜角肌外侧缘处合成上干；第7颈神经单独成中干；第8颈神经与第1胸神经，在前斜前肌后侧，合成下干。这三干向外下方在锁骨后侧经过，每干又分前后二股，因此以上三干共分为六股。根据与腋动脉第三段的位置关系，上干与中干的前股合成一束，叫外侧束，位于腋动脉的外侧。上、中、下三干的后股后成一束，叫后束，位于腋动脉的下侧。而下干的前股独自成为一束，叫内侧束，此束先在腋动脉后侧，然后转到它的内侧（图1-17）。

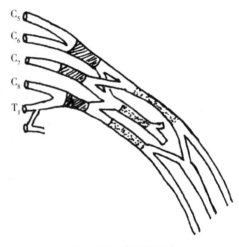

图1-17　臂丛的组成

臂丛从斜角肌间隙穿出时，锁骨下动脉位于臂丛的前侧；至颈外侧三角的颈根部，其表面覆盖有颈阔肌、锁骨上神经及颈固有筋膜；另外，还有颈外静脉的下部、锁骨下神经、颈横静脉、肩胛上静脉、肩胛舌骨肌下腹及颈横动脉，均在臂丛的浅面越过。当臂丛经腋窝入口进入腋窝，在锁骨下肌的后侧时，有肩胛上动脉横过臂丛的前面。入腋窝后，三束包围腋动脉，在胸小肌下缘，三束分出终末支进入上肢，臂丛支配肩带及上肢所有肌肉。

臂丛神经根有以下3条分支：①肩胛上背神经：起自C_5支配肩胛提肌及大小菱形肌。②胸长神经：起自C_5~C_7支配前锯肌。③膈神经：由C_5发出的支与由颈丛C_3~C_4发出的支共同组成，主要神经纤维来自C_4（图1-18）。

臂丛神经干中只有上干在前斜角肌外缘有两上分支：①肩胛上神经：起自C_5~C_6，

支配冈上、下肌。②锁骨下神经：起自C₅，支配锁骨下肌。

臂丛各神经干分出的前后股都没有分支。在神经束部分支最多，主要有如下：

（1）由外侧束发出者①肌皮神经：支配肱二头肌、肱肌及喙肱肌。②正中神经外侧头：支配旋前圆肌、桡侧腕屈肌及掌长肌。③胸前外侧神经：支配胸大肌锁骨头及胸肋骨头上部纤维。

（2）由内侧束发出者①尺神经：支配尺侧腕屈肌，指深屈肌尺侧半，小鱼际肌，骨间肌，第3、4蚓状肌，拇收肌及拇短屈肌深头。②正中神经内侧头：支配指浅屈肌，指深屈肌桡侧半、拇长屈肌，旋前方肌，大鱼际肌及第1、2蚓状肌。③胸前内侧神经：支配胸大肌胸肋头下部纤维及胸小肌。④臂内侧皮神经：分布于臂内侧掌面和背面皮肤。⑤前臂内侧皮神经：分布于前臂内侧掌面和背面的皮肤。

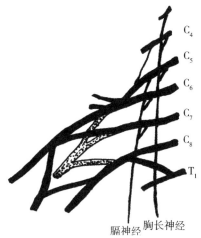

图1-18 臂丛根部分支

（3）由后束发出者①腋神经：支配三角肌和小圆肌。②胸背神经：支配背阔肌。③上肩胛下神经：支配肩胛下肌。④下肩胛下神经：支配肩胛下肌及大圆肌。⑤桡神经：支配肱桡肌、桡侧腕长、短伸肌、尺侧腕伸肌、旋后肌、指总伸肌、小指固有伸肌、拇长展肌及拇长、短伸肌等。

臂丛有很多变异，包括神经根的组成成分，编排形式及与血管的关系等。变异的臂丛大多伴有血管的变异，但很少伴有肌肉的变异。

在区分臂丛各束主要分支时，最粗者为正中神经，由内、外侧头合成，位置较浅，在腋窝作切口时容易受到损伤。肌皮神经靠外，发出不久即穿入喙肱肌肉。尺神经与前臂内侧皮神经同自内侧束发出，均被腋静脉所遮盖，容易混淆，两者之中以尺神经较大，且靠后。臂内侧皮神经沿腋静脉内侧而列，有时会被误认为前臂内侧皮神经，前者较短，后者粗大。

臂丛在行经锁骨与第一肋骨间隙时，与腋动脉一起被喙锁胸筋膜固定，然后自喙突下面经过。任何使间隙缩小的病变，如陈旧性锁骨骨折畸形愈合，大量骨痂形成，颈肋、前斜角肌肥大或肿物，均可引起胸入口综合征或胸锁综合征而使臂丛受到损害。

臂丛神经的根性损伤较为严重，肩带及上肢功能丧失也较多，临床上治疗起来很困难。C₅~C₆，有时伴C₇根性损伤，胸长神经及肩胛背神经也可受累，从而使前锯肌、肩胛提肌和菱形肌发生瘫痪。在C₈~T₁内，有时伴C₇根性损伤，除所支配的肌群运动、皮肤感觉丧失外，还可累及交感神经节前纤维，出现Horner综合征，临床表现为瞳孔缩小、眼睑下垂、眼球下陷、面部血管扩张及皮肤干燥。

臂丛上干损伤比较常见，多因压迫与牵拉伤引起。表现为盂肱关节外旋肌冈下肌、小圆肌及内旋肌肩胛下肌瘫痪，但因内旋肌背阔肌仍然正常，胸大肌部分瘫痪，盂肱关节仍能内旋。另外因上干又支配三角肌、冈上肌、肱二头肌、肱肌、喙肱肌及旋后肌等，造成盂肱关节不能外展，也不能屈肘及将前臂旋后，故患者上肢下垂，呈肘关节伸直及前臂旋前畸形。同时患者还有上臂外侧、前臂桡侧及拇指皮肤感觉障碍。臂丛下干损伤可累及 C_8 及 T_1，有时 C_7 也遭受损害，引起手的大、小鱼际肌及骨间肌瘫痪。同时有尺神经分布区的感觉障碍，即前臂尺侧及小指和环指尺侧皮肤感觉障碍。

臂丛外侧束损伤时，肌皮神经支配的肱二头肌、肱肌和喙肱肌，正中神经外侧头支配的旋前圆肌和桡侧腕屈肌，均发生瘫痪，前臂外侧和拇指皮肤感觉障碍。臂丛内侧束损伤时，由尺神经支配的手内在肌发生瘫痪，出现爪形手，但屈腕功能影响不大，臂及手尺侧皮肤感觉障碍。臂丛后束损伤时，腋神经支配的三角肌和小圆肌，桡神经支配的旋后肌及腕伸肌、肩胛下神经支配的肩胛下肌和大圆肌及由胸背神经支配的背阔肌发生瘫痪。

第二章
肩关节的生物力学

肩关节是连接臂与胸部的结构，是人体最为复杂的关节复合体，它包括盂肱关节、肩锁关节、胸锁关节及肩胛胸壁联合。其共同联合协同动作，可使臂及手置于有效的空间位置，近似球形的运动幅度，加上对侧脊椎的活动使活动范围最广泛。

第一节　人体与力的关系

一、人的基本属性与运动的关系

在哲学层面上，人类有两大属性。第一是人的自然属性，第二是人的社会属性。人的自然属性告诉我们，人为了生存，必须进行物质索取（比如衣、食、住、行），人类为了其自身的延续，必须自我再生产（性欲）；人的社会属性告诉我们，人的一切行为不可避免地要与周围的人发生各种各样的关系，比如生产关系、亲属关系、同事关系等等。现实社会中的人，必然是一个生活在一定社会关系中的人。这种复杂的社会关系就决定了人的本质，形成了人的社会属性。从物理学角度，人的这两大基本属性都离不开一个共同点——运动，如，人的衣、食、住、行是运动，人与人的沟通、合作需要语言、肢体运动。因此，运动是物质的固有性质和存在方式，是物质的根本属性，世界上没有不运动的物质，也没有离开物质的运动。同时运动具有守恒性，即运动既不能被创造又不能被消灭。人类的一切行为都离不开运动。吃饭、穿衣、出行是运动；人与自然界一切人和事物的联系也需要运动，如人与他人建立关系需要交流，交流要靠语言、肢体动作、眼神、听觉等等，从物理学分析这些都是运动，同时，这些运动要适度，否则就会给对方发出错误的信息，这就是运动守恒性的体现。

二、力是运动中不可缺少的最重要的元素

力是一个物体对另一个物体的作用，物体间力的作用是相互的，力可以改变物体的运动状态，也可以改变物体的物理状态。人生活在地球上，首先会受到地心引力的

影响。人要维持人体的正常姿势，包括卧姿、坐姿、站姿，就必须形成与重力相适应的解剖结构，其次，人体为了生存要劳动、运动，这些都会受到各种力的影响。

三、人体是一个复杂的力学结构生命体

根据人类的自然属性、社会属性及运动属性得知，人体是一个复杂的力学结构生命体，比如，人体为了生存和自我保护，人体的形体结构形成了类似于圆形的外形，这种近似圆形的形体结构最大限度地保护了人体免受外力的损伤。同时，人体将重要的结构均置于身体的内部或者内侧，比如，神经系统位于颅腔和椎管内，心血管系统位于胸腔内，四肢的重要神经、血管位于肢体的内侧深层，这样保证人体重要器官组织不受外力干扰和损伤。

第二节　肩关节运动学

一、四个肩接连的运动

1. 盂肱关节

盂肱关节是杵臼关节，其制约小，使运动范围更为广泛，臼面仅为肱骨头表面积1/3~1/4。盂肱间表面可有旋转、滚动及滑动（位移）三种活动方式（图2-1）。

（1）旋转时，盂的接触点保持恒定，而肱骨头在盂内转动时的接触点在变化，原始接触点用实点，新接触点用实心点表示。

（2）滚动时，上下关节面的接触点以相等数值变化着。

（3）平移时，肱骨头接触点不变而关节盂接触点在变化。

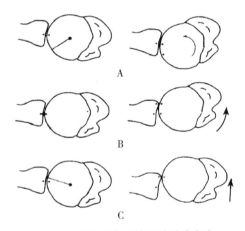

图2-1　盂肱关节面的三种活动方式
A.旋转；B.滚动；C.平移

2. 肩锁关节

主要在开始30°和最后45°，由锥形韧带和斜方韧带（喙锁韧带第二部分）按以下三轴活动（图2-2）。

3. 胸锁关节

锁骨伸展回缩，抬举和下沉，及围绕锁骨纵轴旋转（图2-3）。

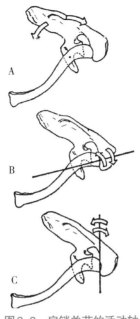

图2-2 肩锁关节的活动轴

A.纵轴：垂直轴，肩胛伸展与回缩；
B.额状面：横轴、水平轴，肩胛旋转；
C.矢状面：横轴、肩胛旋转

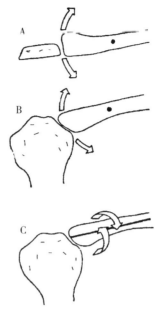

图2-3 胸锁关节的活动

4. 肩胛胸廓关节

肩胛胸廓关节介于肩胛胸廓间，可作伸展、回缩、抬举、下沉和旋转动作（图2-4）。

5. 脊柱

脊柱向对侧倾倒，可增加上举高度。

二、肩关节的复合运动范围

（1）前屈举臂可达180°。

（2）外展外旋举臂可达180°。

（3）水平面前屈后伸可达180°。

（4）外旋、内旋可达180°。

（5）Codman奇异现象 ①患者屈右肘90°，右上臂内旋、内收位贴近体侧。②然后完全上举。③右臂降到体侧时右臂已在外旋位。患者开始在屈右肘90°内

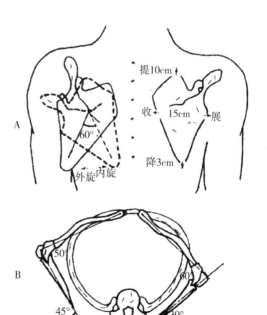

图2-4 肩胛胸廓关节运动

A.肩胛骨运动；B.肩胛胸壁运动

旋位贴近体侧，前屈右臂到90°，然后水平位后伸右臂，再降到体侧时，最后的体位为右臂在中旋位。

造成这种旋转的原因一部分是因为肱骨对肩盂的斜向，也与肩胛面有关，因此，在纯粹屈曲、外展等运动时，存在着对冠状面的旋转力。

有人解释旋转是程序相关的，而不是相加，换句话说，先绕X轴旋转，再绕Y轴旋转，结果是在一个不同于X轴及Y轴的位置，即使它绕X轴，再绕Z轴旋转结果是一个不同初次的旋转位。

（6）沿肩胛面的外展（上举）活动，此活动常应用于测试肌肉位置（Greenfield B H，etal，1990）。

三、休息位

此体位基本是关节囊与韧带支撑，而不由骨结构支撑，肌电图分析在休息位无肌肉活动。开始负重时，冈上肌及三角肌后部活动，而三头肌、二头肌及中部三角肌不活动。

四、举臂活动

这种运动有以下几个特点：①需要肩胛同时运动来保持稳定；②需要肩部肌肉配合运动。③需要多轴运动。④对于完全正常的肩关节，需要胸锁关节、肩锁关节、肩胛胸壁运动及盂肱关节相互依存。

肱骨头的旋转瞬时中心比较稳定，头30°外展时在5mm以内。正常人的肱骨头向后滑移4mm，此为投掷运动常用的体位。

第三节　肩关节运动力学

一、肩关节的静力性约束

正常肩关节面是不稳定的，因肩盂扁平，且关节囊松弛。这种松弛可以是先天的，也可继发于病理过程。关节囊可制约关节的异常活动，原发性被动约束是盂肱韧带、后关节囊及喙肱韧带。休息位时，臂贴近胸部，肩肌静息不动，上、中盂肱韧带紧张。举臂时，上、中、下盂肱韧带依次松弛。90°展位时，超过盂肱韧带的约束。外旋上举臂时，前盂肱韧带紧张。屈曲、外展、内旋时，后关节囊紧张。内旋时关节上、中部紧张，外展、内旋时下部紧张。其他提供稳定的还有关节盂向外倾斜、前后倾斜，盂唇及关节内压。

二、参与肩关节运动的肌肉动力学

1. 外展及肩胛面上活动

多年来认为冈上肌作用而使三角肌有利于肩关节上举。因为肩袖大片撕裂时肩外展不能高过70°~90°，肌电图及理论分析有不同的看法。冈上肌由于其大小及部位可外展到30°，但是需要98％的力量，外展到90°需要200％的力量。三角肌由于大小及杠杆，单独举臂到90°时需55％的力量。三角肌前部及中部与冈上肌联合作用时每肌肌力仅35％，这是可接受的。外展超过90°时需斜方肌上部及下部及前锯肌收缩而使肩胛骨旋转再加对侧骶脊肌收缩才能上举达180°。

2. 前屈运动

开始时主要由三角肌前部，加上喙肱肌、胸大肌锁骨段及肱二头肌。60°~120°时肩胛也旋转，包括斜方肌及前锯肌收缩，超过120°时，斜方肌下部、前锯肌及对侧骶脊肌收缩，被动约束由下盂肱韧带及后关节囊提供。

3. 伸直运动

限于三角肌后部，背阔肌、大圆肌、肱二头肌。后伸被动受限于喙肱韧带及前盂肱韧带。

4. 内收运动

菱形肌、斜方肌及前锯肌起固定肩胛骨的作用。胸大肌及背阔肌为内收拮抗作用。

5. 内、外旋运动

内旋时胸大肌、背阔肌、肩胛下肌、三角肌前部、大圆肌起作用。外展90°时，内旋比外旋更重要。外旋只有小圆肌、冈下肌及三角肌后部起作用，一般内旋受限于后关节囊，外旋受限于前盂肱韧带。

6. 水平位屈及伸运动

前屈占180°之135°，约为75％，胸大肌和三角肌前部起作用。后伸肌为小圆肌、冈下肌及三角肌后部，及斜方肌中部和菱形肌。水平位后伸加外旋的肌肉有冈下肌、小圆肌及三角肌后部。斜方肌中部及菱形肌用于肩胛骨旋转。此体位牵拉前方肌肉及关节囊。盂肱韧带下部约束水平内收。

7. 肩胛位置

①退缩及肩胛内收由斜方肌中部及菱形肌将肩胛拉向椎缘。②肩胛外展，主要由前锯肌作用。③肩胛下降由前锯肌下方及斜方肌大部作用。此外，胸大肌、背阔肌也作用于盂肱关节。

如三角肌已丧失功能，冈上肌即为主要的举臂力，然而需要更多的力，因而关节力更高。如果冈上肌丧失功能，三角肌承担上举功能，开始时合力向量在盂上方外侧，举臂过60°时肌力变得有效，但关节力较小，而且合力方向不向盂中心。三角肌和冈上肌协动时才提供良好稳定。

三、盂肱关节力的测定

应用Cybex型等动力性动力测量仪测定肩活动的转矩力，发现内旋强度超过外旋强度，比例为3∶2；伸直超过屈曲，比例为2∶1。内收的强度最大，其次顺序为伸直、屈曲、外展、内旋、外旋。男性强度大于女性。

四、力传递的测量法

单纯在90°外展举臂时，盂肱关节力约为体重的90%或1BW，举22.73kg（50磅）重量时为2.5BW。关节力的大小与盂面有关。外展60°举臂时，关节合力的方向仍在盂之上缘以外，分布分解示存在上剪力，或半脱位力。大于60°时，合力在盂内，即稳定性力（图2-5）。

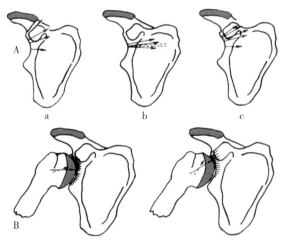

图2-5　肩关节在不同举臂位置的合力矢量图

Inman等用三力系统分析肩关节于额状面上的外展所产生的力来进行分析。这三力系统是上肢的重量、三角肌力和对抗其他两个合力的力。第三个力有两个组成部分：盂肱关节反应力和旋袖肌形成的合力。三角肌在肩外展90°时的力是上肢重量的8倍或体重的70%（上肢重量为体重的9%）。肩关节于90°盂肱关节反应力可达到上肢重量的10倍，即体重的90%约为1BW。旋袖肌（冈上肌、冈下肌、小圆肌和肩胛下肌）的合力为上肢重量的9.6倍，到外展60°时，可达到最大度。

五、举臂的生物力学

举臂（包括外展）是肩关节最重要的功能。外旋及前屈的复合动作，盂肱、肩锁、胸锁及肩胛胸壁四部联系均有活动，正常，从中立0°位（直立垂臂位）外展动作包括外旋动作可分如下三期（图2-6）。

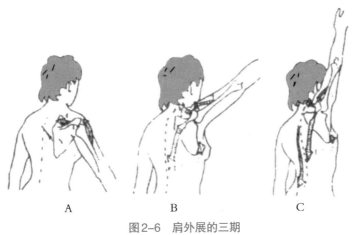

图2-6　肩外展的三期

A.第一期；B.第二期；C.第三期

第一期（0°~90°）：此期以三角肌及冈上肌组为主，活动的关节主要是盂肱关节，但在后期也辅以极少量的肩胛胸壁运动，外旋可避免卡挤肩袖于肩峰。

第二期（90°~150°）：此期盂肱关节活动逐渐减少而肩胛胸壁运动逐渐增加，直到充分向上举臂为止。肩胛骨外旋、肩盂向上，肩锁和胸锁关节也参与活动，各旋转30°，此期以斜方肌与前锯肌组为主，三角肌、冈上肌为辅，与收缩的内收肌（背阔肌、胸大肌）相拮抗。

第三期（150°~180°）：手臂上举位，对侧的脊旁肌也参与活动。双侧上举，伴有腰椎前凸加大。

前屈动作也分为三期：①第一期：从0°到60°，以三角肌、喙肱肌及胸大肌的锁骨头收缩为主，与大圆肌、小圆肌、冈下肌相拮抗。②第二期：从60°到120°。③第三期：从120°到180°，收缩的肌肉与外展动作近似。

1. 举臂需要以下两个基本条件

（1）良好的斜方肌、前锯肌，二者动力地配合从而使肩胛骨外展、外旋及举臂。

（2）联于肩胛、肱骨之间及躯干、肱骨之间的肌肉动力而使盂肱关节外旋、外展、前屈运动或者稳定在外展前屈体位，其中以三角肌及冈上肌为主。

上述两项动作是举臂不可缺少的，任何一方面失去动作都会引起举臂障碍。

三角肌加上冈上肌在举臂及降臂时可从肌电图同时观察到肌电活动，在举臂时都很高（图2-7）。

Bechtel（1980）观察到在正常人举臂时三角肌及冈上肌同时收缩，外展肌力为100%，如果失去三角肌时，冈上肌可持续在任何关节体位均匀保持外展肌力，只是肌力稍差些，但是没有冈上肌时，外展肌力到举臂高于30°时迅速降低。Markhede（1985）等也观察了5例三角肌切除后但举臂功能良好的患者。

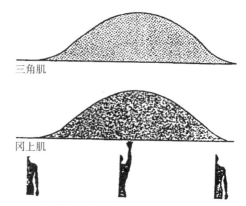

图2-7　举臂与降臂时的三角肌与冈上肌的肌电活动

从盂肱关节力的分析，也见到盂肱关节位置，关节合力矢量大小的方向与不同的肌肉位置有关系。当三角肌与冈上肌同时收缩时，在90°到150°的合力矢量均经关节面，只是在30°到60°时合力矢量偏于关节面上部。单独冈上肌收缩时合力矢量都集中在关节面中部，单独三角肌收缩时外展30°，甚而外展60°时关节合力矢量依然在关节上缘或关节上缘以外。通过盂肱关节的合力（R）与举臂也有关系，当肱骨头（D）方向指向上方时，合力矢量指向上方，肱骨头易向上方半脱位，并引起上方的关节压力增加。

2. 与临床有关的举臂问题

（1）肌肉瘫痪，肌肉瘫痪是举臂障碍的重要原因，常见的有斜方肌、前锯肌及盂肱关节周围的肌肉瘫痪。①斜方肌瘫痪，由于误伤副神经而致，表现为不能充分举臂，而且耸肩困难。②前锯肌瘫痪，由于胸长神经受伤而致，表现为举臂不全，很难高于水平位，肩胛角下角向后隆起，呈翼状肩胛畸形。③连枷肩，见于肩部深层及浅层肌肉全瘫，没有适当肌肉重建。

（2）肱内翻，正常肱骨关节约占球面的1/3，相当于120°，此关节面向上倾斜45°，向后倾约30°，当幼年肱骨头骺内侧发育障碍，早期闭合，外侧的骨骺持续生长，即形成肱内翻畸形，肱骨头与内侧干骺端接近，甚而骺板与肱骨干平行，因而肱骨短缩，肩外展、前屈受限。

（3）冈上肌损伤，冈上肌损伤是最常见的肩袖损伤，外展前屈举臂时肩袖与肩峰摩擦卡压引起60°~120°外展痛弧，普鲁卡因、泼尼松龙混悬液封闭压痛点以后，疼痛缓解，可暂时恢复举臂功能。对于冈上肌断裂时，引起永久性举臂困难，需要手术修复。

第三章
肩部疾病病因病理学理论

第一节　肩部慢性软组织损伤病因病理学理论

一、肩部慢性软组织损伤的概述

（一）针刀医学对人体的分类（综合分类法）

针刀医学根据人体组织的物理性能及外部物理形态，将人体分为刚体（骨组织）、柔体（软组织）和流体（人体的各种体液）。硬组织指骨组织。软组织包括肌肉、韧带、筋膜、关节囊、滑囊、腱鞘等运动系统的软组织、内脏器官以及神经、血管、大脑、小脑、延髓、脊髓等，体液包括血液、淋巴液、各种组织液。根据人体各部位的软组织和硬组织的形态结构和功能不同，将人体软组织和硬组织分为脊柱弓弦力学解剖系统，四肢弓弦力学解剖系统，脊–肢弓弦力学解剖系统和内脏弓弦力学解剖系统。这四个系统相互制约、相互联系、共同完成人体的力学功能，维持人体的力学平衡。

（二）针刀医学对慢性软组织损伤的认识

针刀医学认为慢性软组织损伤这一概念的内涵是各系统软组织急性损伤后，在人体自我修复和自我调节过程中所出现的失代偿现象，即慢性软组织损伤。它的外延是一种迁延难愈的慢性疾病。所以要研究慢性软组织损伤疾病的病因病理，首先要研究软组织损伤后，人体的自我修复和自我调节过程及其结果，才有可能找到所有慢性软组织损伤的真正病因。

（三）肩部慢性软组织损伤疾病的概念

针刀医学将除硬组织（骨组织）之外的一切组织损伤称软组织损伤。软组织损伤后，在人体自我修复和自我调节过程中所出现的失代偿现象，即慢性软组织损伤。包括脊柱弓弦力学解剖系统损伤，四肢弓弦力学解剖系统损伤，脊–肢弓弦力学解剖系统损伤和内脏弓弦力学解剖系统损伤。肩部慢性软组织损伤属于脊–肢弓弦力学解剖系统损伤。肩部慢性软组织损伤即由肩部软组织损伤后，在人体自我修复和自我调节过程中所出现的失代偿现象，即为肩部慢性软组织损伤。并最终可导致肩部慢性软组织损伤性疾病。

二、肩部慢性软组织损伤的范围

过去对慢性软组织损伤疾病的范围认识不足，认为慢性软组织损伤就是运动系统组织器官的损伤。其实这种认识是极不完整的，肩部慢性软组织损伤疾病不仅是指以上这些组织器官受到损害而导致的疾病，还包括肩部的神经、血管、韧带、筋膜等。这些组织既然是软组织，那么它们的损伤性疾病就应该是软组织损伤疾病，由此导致的慢性疾病，就属于慢性软组织损伤的范围。比如众所周知的慢性支气管炎、中风后遗症等，是不是慢性软组织损伤范围的疾病？回答应该是肯定的。

不是要把原来认为不是软组织损伤范围的疾病，一定说成是慢性软组织损伤的疾病，而是因为上述组织均属于软组织，当它们受到各种损伤以后，导致的一些严重慢性病与通常所说的慢性软组织损伤疾病的病因病理完全一致。正因为过去不认识这一点，才使一些顽固损伤性疾病的病因病理难以认识，从而也就找不到有力而有效的治疗方法。这一观点的改变至关重要，它会使我们重新认识这类疾病的本质，而不会被临床错综复杂的现象所迷惑，因而也就能够找到针对性极强的治疗措施，使绝大部分顽固的慢性病得到根治，为成千上万的患者解除痛苦。

三、肩部软组织损伤的各种形式

损伤就是指人体组织受到程度不同的破坏，如破裂、断裂、变形、坏死、循环通道堵塞、缺损等。造成肩部损伤的形式大约有如下八种：

1. 暴力损伤

指肩部受到外来的跌、打、碰、撞、挤、压、拉等所造成的损伤。

2. 积累性损伤

指肩部受到的一种较轻微的持续性的反复的牵拉、挤压而造成的损伤，这种损伤通过长时间的积累，超过人体的自我恢复代偿能力，就成为一种积累性损伤疾病。

3. 情绪性损伤

由于情绪过分激动造成肩部血管膨胀、肌肉强烈收缩或痉挛，导致血管壁损伤、肌纤维断裂；或者情绪过分抑制，造成肩部血液循环减慢，使之在某部位梗塞，导致的损伤。

4. 隐蔽性损伤

这种损伤大部分不为患者所察觉，比如在一些娱乐性活动中或偶然的较轻微的跌、打、碰、撞，所造成的损伤。当时有疼痛感受，但并没在意，过了一段时间后感觉疼痛，患者往往忽略损伤史，而容易被误诊为其他疾病。

5. 疲劳性损伤

指人长时间超负荷工作所造成的损伤。如长期伏案工作造成颈肩有关部位的损伤就属于疲劳性损伤。

6. 手术性损伤

指肩部外科手术的开展所造成的损伤。外科手术是为了治病的，但它所造成的损伤也是不可避免的，外科手术必须破坏、切开正常的组织结构才能达到病变就位，手术切口也要通过瘢痕组织才能愈合。所以，外科手术除了治病的意义之外，手术同样对人体造成一种新的损伤。

7. 病损性损伤后遗症

指由某种疾病造成软组织损伤的结果。如类风湿关节炎引起关节周围的软组织炎性反应，渗出、水肿、最终导致软组织粘连、瘢痕和挛缩，骨关节变形。

8. 环境性损伤

指天气高温、严寒、超高温作业、火热灼伤等所造成的损伤。高温可以引起血管暴涨、破裂；严寒可引起软组织痉挛、挛缩（都可以造成牵拉性损伤）并会引起血液、体液潴留、堵塞；火热灼伤造成组织坏死、大量渗出、阻塞循环通道。

以上所列举的造成肩部软组织损伤的8种形式，只有暴力性损伤、积累性损伤是过去医学上研究软组织损伤所指的范围，其余都被放到其他的疾病研究之中，这不能不说是一种失误。因为以上所举各种形式的损伤对肩部软组织破坏的性质都是一样的，更为重要的是从组织形态学上来说，它们的病理变化的过程几乎是相同的，而且这些损伤过了急性期之后，都会导致一个新的疾病的致病因素。人体在哪里损伤，人体的自我调节机制就在哪里发挥作用，进行自我修复，在自我修复的过程中，导致四大新的病理因素——粘连、瘢痕、挛缩、堵塞（包括微循环阻塞、淋巴管阻塞、体液通道阻塞等等）的产生。这些新的病理因素就导致了新的疾病，即常说的慢性软组织损伤疾病。从这个病名不难理解，这些病都是慢性病，就是群众所说的"好不了、也死不了"的病。不过过去所说的慢性软组织损伤疾病，都是指运动系统的肌肉、韧带、筋膜、腱鞘、滑囊、关节囊等软组织的慢性疾病，远远没有认识到大多数内脏器官的顽固性慢性病和运动系统的慢性软组织损伤疾病具有相同的病理因素，正因为如此，到目前为止对许多属于慢性软组织损伤的内脏病，还处于无能为力的状态。当然，在慢性软组织损伤新的病因病理学的理论出现之前，对运动系统慢性软组织损伤疾病也是无能为力的。正是因为研究了运动系统慢性软组织损伤疾病的病因病理，并在实践中取得了出乎意料的疗效之后，才使我们进一步发现许多严重的慢性内脏病的发病机制和运动系统慢性软组织损伤疾病是相同的，这会给治疗这类慢性内脏病找到根本的出路。

以上所列8种软组织损伤的形式，本身就包括了内脏的软组织损伤，从而使我们能够清楚认识到这类内脏病的根本病因是软组织损伤之后，在自我修复过程中产生的新的病理因素（粘连、瘢痕、堵塞、挛缩）造成的。

四、肩部慢性软组织损伤的病因

关于慢性软组织损伤，多少年来人类在不断地探讨它的病因，并提出了各种理论，这些理论都从不同角度揭示了慢性软组织损伤病理变化过程，为进一步研究慢性软组织损伤的病因提供了条件，但是都没有从根本上解决慢性软组织损伤病因问题。问题就在于把这些本来属于慢性软组织损伤病理变化过程中的一种现象，误认为是病因，使得我们的临床专家以"这种现象"当作"病因"，制定出各种各样的治疗方案都不能取得满意的疗效。

（一）中、西医学对慢性软组织损伤病因学的认识

关于慢性软组织损伤病因的各种学说颇多，在国内外比较有影响的有以下几种：

1. 无菌性炎症学说

任何刺激作用于机体，只要有适当的强度和时间，并超越了机体的防御能力都可引起炎症。一般致炎因子有如下四类。①生物性因子：致病微生物，如细菌、病毒、立克次体、真菌、螺旋体、寄生虫等。②物理性因子：高温、低温、放射线，以及各种机械损伤。③化学性因子：包括酸、碱等腐蚀性化学物质和战争毒气。④过敏性因子：如花粉、皮毛、鱼、虾及其他粉尘可作为过敏原引起变态反应性炎症。此外，某些感染后，抗原抗体复合物亦可引起炎症。

慢性软组织损伤的炎症反应，致炎因子当然主要是非生物因子，亦即由非细菌之类的致炎因子所致，故称为无菌性炎症。

慢性软组织损伤所引起的无菌性炎症多为慢性的，一般在急性发作期才有局部疼痛加剧现象。其炎症的局部症状，在体表表现不突出，也不易看到，因为血管充血、氧合血红蛋白增多而呈现的红色，只在表皮下的慢性软组织损伤疾病的急性发作期才可偶尔见到，轻度者病灶处皮肤可见红晕，只有在触诊时才可触知块状、条索状肿物；热也是在触诊时才偶可触知。最主要的局部症状为痛（或麻、酸、胀），功能障碍也表现最为明显。

炎症的转归，有愈复、转变为慢性、扩散三种情况。慢性软组织损伤都是损伤后没有完全愈复，变为不完全愈复，成为经久不愈的慢性疾病。也就是说慢性软组织损伤主要病理病机是慢性无菌性炎症。

无菌性炎症学说给治疗该疾病提供的理论依据就是要努力使这种无菌性炎症彻底消除，即可治愈该类疾病，从上述理论的叙述，可说是客观而清楚的。但临床实践证

明，在慢性软组织损伤的急性发作期，其效果明显，但难以根除；不在急性发作期，几乎是无效的，这是所有从事慢性软组织损伤疾病治疗的临床医生都深有体会的。

2. 闸门学说

即闸门控制学说，这是1965年Melzack和Wall在特异学说和型式学说的基础上，为疼痛控制所提出的，其基本论点是：粗纤维和细纤维的传导都能激活脊髓后角上行的脑传递细胞（T细胞），但又同时与后角的胶质细胞（SG细胞）形成突触联系，当粗纤维传导时，兴奋SG细胞，使该细胞释放抑制递质，以突触前方式抑制T细胞的传导，形成闸门关闭效应。而细纤维传导则抑制SG细胞，使其失去T细胞的突触前抑制，形成闸门开放效应。另外粗纤维传导之初，疼痛信号在进入闸门以前先经背索向高位中枢投射（快痛），中枢的调控机制再通过下行的控制系统作用于脊髓的闸门系统，也形成关闭效应。细纤维的传导使闸门开放，形成慢性钝痛并持续增强。

3. 激发中心学说

激发中心学说是近20年来，国外在研究慢性软组织损伤疾病的病理机制中提出的一种学说。该学说认为慢性软组织损伤疾病的一些顽固性痛点处有一个疼痛的激发中心，这个激发中心是该种疼痛的根源，如果设法把这个激发中心破坏，疼痛就可消失。那么这个激发中心的内在原因是什么？它的组织学、形态学、生物化学和生理学基础是什么？目前只是借助于现代仪器测知，疼痛部位有一个激发疼痛的疼痛源。

4. 筋膜间室综合征学说

筋膜间室综合征（osteofascial compartment syndrome）是一个外来语，"compartment"的英文原意为"隔室"，"隔间"，如译成间隔综合征，则易于和解剖学上的"间隔"相混淆，（因为解剖学上一般将肢体内分隔肌肉群的筋膜板称为"间隔"）而造成误解，所以在我国统一命名为"筋膜间室综合征"，以表明病变发生在筋膜内的组织上。

此理论认为在肢体中，在骨和筋膜形成的间室内，因各种原因造成组织压升高，由于间室容量受筋膜的限制，压力不能扩散而不断升高，致使血管受压损伤，血液循环受阻，供应肌肉、神经组织的血流量减少，严重者发展为缺血坏死，最终导致这些组织功能损害，由此而产生一系列症候群，统称为"筋膜间室综合征"。

各种致病因素，急性损伤（如骨折、严重软组织撕裂和挫伤、血管损伤或手术误伤等）和慢性损伤（如软组织劳损、肌肉疲劳，某些出血性、神经性疾病，药物刺激，肾性或医源性原因等）均可导致本病的发生。但其病理变化产生了一个共同的结果，即筋膜包围的间室内组织压不断增高，以致压迫血管，妨碍血液循环，肌肉和神经因此而缺血，甚至坏死。

5. 骨性纤维管卡压综合征学说

对慢性软组织损伤病理的研究发现，四肢许多骨性纤维管的狭窄卡压，可以引起错综复杂的临床症状。如骨间掌侧神经卡压综合征、肘管综合征、腕管综合征、踝管综合征、跗骨窦综合征等，都属骨性纤维管综合征范围。这一发现使我们认识到，途经这些纤维管的神经、血管、肌肉循行部位出现错综复杂的临床症状，其根源在于这些骨性纤维管受伤后变得狭窄，卡压了经过的神经、血管、肌肉。但对狭窄的由来及其在动态下的病理变化，还需进一步研究。

6. 痹证学说

慢性软组织损伤性疾病属于中医痹证范围。《灵枢·贼风》云："若有所堕坠，恶血在内而不去，卒然喜怒不节……寒温不时，腠理闭而不通，其开而遇风寒，则血气凝结，与故邪相袭，则为寒痹"。

痹者，闭也，闭塞不通之义。外伤日久，再"寒温不时"，则"气血凝结，与故邪相袭"，闭而不通而为痹，这是讲暴力外伤后遗留的软组织损伤疾病。对于劳损引起者，经文也有阐述，《素问·宣明五气篇》云："五劳所伤，久视伤血，久卧伤气，久坐伤肉，久立伤骨，久行伤筋，是谓五劳所伤。"所谓血、肉、筋都指软组织，所谓"久"就是时间长久，时间久而伤，即现代所说之劳损，亦即慢性软组织损伤。

关于痹证的临床症状，《素问·痹论》中说："痹，或痛，或不通，或不仁。"又说："痛者寒气多也，有寒故痛也；其不通不仁者，病久入深，荣卫之行涩，经络时疏，故不通，皮肤不营故为不仁。"不仁，就是知觉不灵、麻木之意，与慢性软组织损伤的痛、麻症状完全一致。

当然，中医学所言之"痹"不是单指目前常说的慢性软组织损伤疾病，包括范围较广，有筋痹、骨痹、皮痹、脉痹、肌痹等多种疾病。

"痹"是不通的意思，是气血运行郁滞而导致功能紊乱的病理概念；也是气血郁滞后产生局部疼痛和感觉迟钝、麻木不仁、运动障碍、无力、挛缩等症状的总称。清代医家沈金鳌在《杂病源流犀烛》一书中，对"痹"的说明更加清楚："痹者，闭也，三气杂至，壅蔽经络，血气不行，不能随时祛散，故久而为痹。或遍身或四肢挛急而痛者，病久入深也。"

对于慢性软组织损伤这一类疾病，在中医学"痹"证病理学的理论指导下，千百年来用"温通辛散、活血化瘀"等方法进行治疗，虽费时费药，但取得了一定的效果。

7. 筋出槽学说

皮肤、皮下组织、肌肉、肌腱、筋膜、韧带、关节囊、滑液囊以及神经、血管等在中医学中统称为筋，西医学中称为软组织。筋出槽，就是说这些软组织在损伤后离开原来的正常位置，故中医学有筋转、筋歪、筋走、筋翻等具体名称。软组织损伤的各种疾病，中医学统称为"伤筋"，筋出槽为其重要的病理变化。

筋出槽学说，是中医学在软组织损伤疾病病理方面的一大独特贡献，对临床治疗具有积极而有效的指导作用，对急性软组织损伤疾病的完全性愈复具有重要作用，有一些急性软组织损伤未能完全性愈复，变为慢性软组织损伤疾病，一部分就是由于在治疗急性软组织损伤时，未能将筋转、筋歪、筋走、筋翻等病理变化纠正而造成的。当然急性软组织损伤不是都有筋转、筋歪、筋走、筋翻这一筋出槽问题，还有其他如筋断、筋柔、筋粗等问题。

急性损伤的筋出槽未纠正，变为慢性筋出槽问题依然存在，并且都会因自我修复、血肿机化而被固定下来。那么，到了慢性期"筋出槽"问题还是不是主要病理因素？筋翻、筋歪、筋转等问题是否有办法解决？慢性软组织损伤包括的另一类积累性劳损所引起的疾病，就很少有筋出槽的问题。筋出槽的病理学说能否给慢性软组织损伤的治疗提供有效的理论依据？又有何方法解决？这都是值得深思的问题。

8. 气滞血瘀学说

中医学对慢性软组织损伤所表现的疼痛，认为主要是由于"气滞血瘀"所引起，即所谓"不通则痛"。因为慢性软组织损伤疾病，显著的肿胀都不明显，皮肤颜色大都正常。不像急性损伤那样，伤肿严重，病情严峻急迫，疼痛剧烈，而是慢慢隐痛，亦有的时发时止，休息后减轻，劳作后加重，此即为气血凝滞、流通不畅使然。

这种对慢性软组织损伤的病理认识是有一定道理的。中医所讲的"气"，即现代所说的能量动力之类和呼吸之气。"血"，即血液，血流。损伤日久，局部和整体能量均受损耗，且加疼痛，动力无从发挥；损伤时络破血溢，日久不能恢复，局部组织变性，甚至有无菌性炎症反应，局部血液被阻，病变部位缺氧缺血，当然就是气滞血瘀了。

9. 肌筋紧张学说

近年来，中国学者通过对慢性软组织损伤的病理作深入的观察和研究，根据中医学的有关理论，提出了可与气滞血瘀理论相媲美的肌筋紧张学说，并提出和"不通则痛"相对应的"不松则痛"的论断。这一病理观点，无疑更加接近慢性软组织损伤病理的本质，所以带给临床更多的启迪和指导。损伤日久，在局部发生一连串生物物理学和生物化学变化，在自我修复过程中，局部缺氧缺血，软组织挛缩。中医学就有"大筋变短，小筋变粗"的说法。

这一学说的提出，对慢性软组织损伤的病理研究来说确是一大进步，它揭示了慢性软组织损伤疾病中一个重要的病理变化。

前文所述的九种病因学说，都是从静态的组织学、形态学、生物物理学和生物化学的角度对慢性软组织损伤的病理机制来研究的，没有从人体解剖组织的力学功能和力学关系进行研究，主要针对某些运动系统软组织损伤的组织形态结构及有效成分变化进行研究，所以得出的结果共性小，差异性大。同时没有将内脏等组织列为软组织的范畴，所以，更谈不上是研究慢性内脏疾病与软组织关系。

比如，说它是无菌性炎症，将无菌性炎症解决了，治疗后吸收了，病情也好转了，甚至恢复了正常工作，但不久又复发了；说它是"痹"证，气滞血瘀，用药疏通气血，时或有效，时或无效；说它是中枢传导通路有闸门控制人体的痛觉，膜电位的生物电流有变化，用电子治疗仪进行调整，疼痛可顿时减轻或消失，可是离开电子治疗仪器不久，疼痛又会依然如故；说它是筋膜间室内压升高，何以休息时就不升高，活动一段时间就升高了；说它是骨纤维管卡压，休息时就好转，活动后就复发或加剧；说它是筋出槽，出槽日久，还能归槽吗？归之很难，休息可缓解，活动后加剧和复发；说它有一个激发中心，将这个中心挖掉很难，甚至不可能，一活动就加剧。

依据以上这些病理学说，采取相应的治疗措施，大都有效，尽管有的收效很慢，说明这些有关慢性软组织损伤的病理学说都是科学的、客观的、不可否认的。唯一的问题，就是疗效难以巩固，甚至无法巩固。无法巩固最根本的问题，就是人体运动造成的。人要劳动，要完成生活自理，要进行体育活动。就在一个"动"字上使我们毫无办法，无能为力，十分沮丧。

综上所述，由于慢性软组织损伤的病因和病理机制模糊，所以对慢性软组织损伤的治疗就成为治疗学上一个老大难的问题，就是因为对该类疾病的主要病理机制还未全面搞清楚的缘故。现代骨伤科教科书《中国骨伤科学》指出：软组织损伤常就诊于骨伤科，但其发病机制和病理形态的改变，知道的很少，应列入骨伤科病理学的研究范围。《黄家驷外科学》上有类似的提示。

（二）针刀医学对慢性软组织损伤病因学的认识

慢性软组织损伤是人体对软组织损伤的自我修复和自我代偿的结果。当人体某一软组织受到异常应力的作用后，首先在病变部位造成局部的出血、渗出，人体会通过自身的调节系统，利用粘连、瘢痕对损伤部位进行修复。如果这种修复在人体的代偿范围内，人体的力学平衡状态未被打破，则不会引起相关的临床表现。如果这种修复超过人体代偿所能承受的最大代偿范围，就会导致人体的力学平衡失调，从而引起相应的临床症状。

因此，针刀医学认为各种原因引起人体相关弓弦力学系统解剖结构的形态变化，弓弦力学解剖系统的力平衡失调是导致慢性软组织损伤性疾病根本原因。

五、肩部弓弦力学系统

一副完整的弓箭由弓、弦和箭三部分组成，弓与弦的连结处称之为弓弦结合部，一副完整弓弦的力学构架是在弦的牵拉条件下，使弓按照弦的拉力形成一个闭合的静态力学系统。弦相当于物理学的柔体物质，主要承受拉力的影响；弓相当于物理学的刚体物质，主要承受压力的影响。射箭时的力学构架是在弦的拉力作用下，使弓随弦的拉力方向产生形变，最后将箭射出（图3-1）。

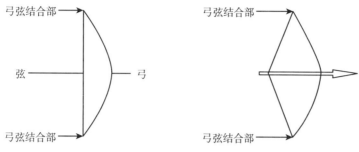

图3-1　弓弦组成示意图

人体骨与骨之间借结缔组织、软骨和骨相连接。骨连接的形成有两类：直接连接和间接连接。直接骨连接是指骨与骨之间借助韧带、软骨或骨直接相连，如椎弓间的黄韧带连接，前臂骨之间的骨间膜和颅骨之间的缝连接等，间接连接是指骨与骨之间由结缔组织相连结，这种骨连接又称滑关节或者关节，这种骨连接中间留有空隙，因而可以进行广泛的运动。针刀医学研究发现，人类在逐渐进化过程中，人体骨连接方式类似弓箭形状的力学连接，作者将其命名为人体弓弦力学解剖系统。通过这个系统，人体能够保持正常的姿势，完成各种运动生理功能。

（一）定义

人体弓弦力学解剖系统是以骨骼为弓，以连接骨骼的关节囊、韧带、肌肉、筋膜为弦，完成人体运动功能的力学解剖系统。

（二）分类

人体弓弦力学解剖系统的组成部分可分为单关节弓弦力学解剖系统、四肢弓弦力学解剖系统、脊柱弓弦力学解剖系统、脊-肢弓弦力学解剖系统及内脏弓弦力学解剖系统。

四肢弓弦力学解剖系统，脊柱弓弦力学解剖系统，脊-肢弓弦力学解剖系统，内脏弓弦力学解剖系统，它们都是由单关节弓弦力学解剖系统组成的。这四个系统既是独立的力学解剖结构，完成各自系统内的力学传导，维持各自系统内的力学平衡，同时，各系统之间又相互渗透、相互作用，使人体成为一个完整的力学解剖系统。比如，脊柱弓弦力学解剖系统的弓是脊柱骨骼，弦是与之相连接的软组织（关节囊、韧带、肌肉、筋膜），它的功能是维持脊柱的力学平衡；四肢弓弦力学解剖系统的弓是四肢骨骼，弦是与之相连接的软组织（关节囊、韧带、肌肉、筋膜），它的功能是维持四肢的力学平衡；脊-肢弓弦力学解剖系统的弓是头颈部骨、肩胛骨、髋骨、肱骨、股骨。弦是与之引连接的软组织。它的功能是通过软组织将头颈部弓弦力学解剖系统与四肢弓弦力学解剖系统连接起来，从而使头颈部与四肢的力能够相互传导、相互制约，维持头颈部和四肢的力学平衡；内脏弓弦力学解剖系统的弓是头颈部，胸廓，骨盆，弦是连接各个内脏的韧带、筋膜、肌肉，它的功能是维持内脏的平衡位置，从而保证各内脏器官的正常生理功能。而内脏弓弦力学解剖系统与脊柱弓弦力学解剖系统及脊-肢弓弦力学解剖系统紧密相关。因为脊柱弓弦力学解剖系统、脊-肢弓弦力学解剖系统、内脏弓弦力学解剖系统都有一个共同的弓——脊柱，所以，脊柱弓弦力学解剖系统是否正常，不仅与脊柱弓弦系统本身有关系，还与脊-肢弓弦力学解剖系统及内脏弓弦力学解剖系统有直接关系，脊柱的力学异常，除了引起脊柱本身的病变以外，还会引起内脏的病变。

根据其解剖和功能不同，四个弓弦力学解剖系统中的每个弓弦力学解剖系统又分解出子系统。如四肢弓弦力学解剖系统分为肘关节弓弦力学解剖子系统，腕关节弓弦力学解剖子系统，手部关节弓弦力学解剖子系统，膝关节弓弦力学解剖子系统，踝关节弓弦力学解剖子系统，足部关节弓弦力学解剖子系统；脊柱弓弦力学解剖系统分为头颈段弓弦力学解剖子系统，胸段弓弦力学解剖子系统，腰段弓弦力学解剖子系统，骶尾段弓弦力学解剖子系统；脊-肢弓弦力学解剖系统分为肩关节弓弦力学解剖子系统和髋关节弓弦力学解剖子系统等。

（三）单关节弓弦力学解剖系统

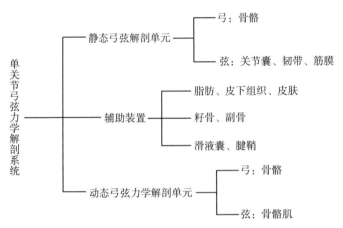

图3-2 单关节弓弦力学解剖系统的组成构架示意图

单关节弓弦力学解剖系统是包括一个骨连接的解剖结构（图3-2）。由静态弓弦力学解剖单元、动态弓弦力学解剖单元和辅助装置3个部分组成。静态弓弦力学解剖单元（静态单元）是维持人体正常姿势的力学解剖结构；动态弓弦力学解剖单元（动态单元）是以肌肉为动力，使人体骨关节产生主动运动的力学解剖结构；动静态单元共用一个弓（骨骼），只是弦不同，静态单元的弦是关节囊、韧带、筋膜，动态单元的弦是骨骼肌。故静态单元是动态单元的基础，维持人体静态力学平衡，如站姿、坐姿、卧姿，动态单元是静态单元表现形式，维持人体主动运动功能。两者相互作用，不可分割。静中有动，动中有静，动静结合，平衡功能。辅助装置是包括两个部分：一是保证人体弓弦力学解剖系统发挥正常功能的解剖结构，如脂肪、皮下组织、皮肤等。二是辅助特定部位的弓弦力学解剖系统发挥正常功能的解剖结构。如籽骨、副骨、滑液囊及腱鞘等。

单关节弓弦力学解剖系统由静态弓弦力学解剖单元、动态弓弦力学解剖单元、辅助装置构成。

1. 静态弓弦力学解剖单元

骨与骨之间以致密结缔组织形成的关节囊及韧带连接方式称为关节连接。关节连接是人体保持姿势及运动功能的基本单位，是一个典型的静态弓弦力学解剖单元。一个静态弓弦力学解剖单元由弓和弦两部分组成，弓为连续关节两端的骨骼；弦为附着在两骨骼之间的关节囊、韧带或／和筋膜，关节囊、韧带或／和筋膜在骨骼的附着处称为弓弦结合部（图3-3）。

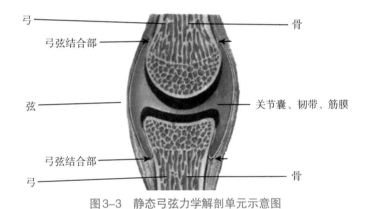

图3-3 静态弓弦力学解剖单元示意图

由于关节囊、韧带及筋膜本身没有主动收缩功能，它们的作用是保持关节正常的对合面，同时又维持关节稳定性，所以，静态弓弦力学解剖单元的作用是维持人体正常姿势的固定装置。

2. 动态弓弦力学解剖单元

一个动态弓弦力学解剖单元由静态弓弦力学解剖单元加上相应弓上的骨骼肌两部分组成。骨骼肌在骨面的附着处称为弓弦结合部（图3-4）。

由于动态弓弦力学解剖单元以肌肉为动力，以骨骼为杠杆，是骨杠杆系统的力学解剖结构。骨骼肌有主动收缩功能，所以，动态弓弦力学解剖单元是骨关节产生主动运动的力学解剖学基础。

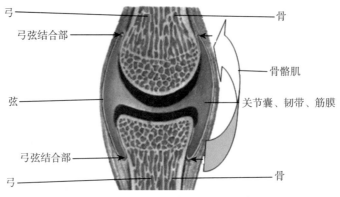

弓

弓弦结合部

弦

弓弦结合部

弓

骨

骨骼肌

关节囊、韧带、筋膜

骨

图3-4　动态弓弦力学解剖单元示意图

3. 辅助装置

要完成人体运动功能，只有弓弦结构是不够的，还必须有保护弓弦力学解剖结构发挥正常功能的组织，包括皮肤、皮下组织、脂肪、籽骨、副骨、滑液囊及腱鞘等。

（1）皮肤　皮肤指身体表面的组织，覆盖全身，是人体最大的器官，它使体内各种组织和器官免受物理性、机械性、化学性和病原微生物性的侵袭。皮肤除了承担着保护身体、排汗和感觉冷热功能外，还是最为敏感的压力感受器，对维持人体内外的力学平衡非常重要。在人体弓弦力学解剖系统中，营养支配皮肤的神经血管均行经于软组织（弦）如肌肉、筋膜中，所以，如果软组织（弦）产生粘连、瘢痕和挛缩，就会影响皮肤的营养和血管，引起一系列皮肤的疾病。针刀通过调节弦的力学平衡治愈皮肤病的案例就充分说明了这一点。比如，痤疮（青春痘），是一种损容性的皮肤疾病，累及毛囊及皮脂腺，易反复发作。皮损主要发生于暴露部位，面部、前胸和背部，西医研究认为，痤疮的发生与雄激素过度分泌、皮脂分泌增加、毛囊导管角化过度、痤疮丙酸杆菌感染、环境因素、遗传因素及皮脂膜破坏有关。所以应用激素治疗本病，但激素是一把双刃剑，在治病的同时，又可引起其他的并发症和后遗症。针刀整体松解颈项部软组织及面部筋膜、肌肉的粘连和瘢痕，改善了皮肤营养和神经支配功能，没有应用任何药物就可以在短时间内治愈痤疮。

（2）皮下组织　从广义来讲，皮下组织是指脊椎动物真皮的深层，从狭义来讲是指真皮与其下方骨骼、肌肉之间的脂肪结缔组织。皮下组织是从真皮下部延续而来，由疏松的结缔组织及脂肪小叶构成。皮下脂肪层是储藏能量的仓库，又是热的良好绝缘体，此外还可缓冲外来的冲击，保护内脏器官。除脂肪外，皮下组织也含有丰富的血管，淋巴管，神经，汗腺和毛囊。在人体弓弦力学解剖系统中，皮下组织将筋膜与皮肤分隔开来，一方面，人体深层软组织（肌肉、韧带）通过深筋膜的约束以维持圆形或者类似圆形，最大限度避免外力的损伤；另一方面，将皮肤与筋膜分隔以后，使皮肤可以独立完成它自身的功能，如保持弹性，分泌和排泄功能等。

（3）脂肪　除了我们已熟知的功能如供给能量、人体内三大组成部分（蛋白质、脂肪、碳水化合物）之一、维持人体体温以外，针刀医学研究发现，脂肪的另一个重要功能是分隔，即将两层不同结构、不同功能的弦（软组织）分开，使它们能够完成各自的功能而又不会相互影响。比如，伸膝是膝关节的主要功能之一。髌韧带起于髌骨下极，止于胫骨粗隆，它是固定髌骨的重要解剖结构，主要受纵向牵拉力的影响；膝关节前侧滑膜是膝关节囊的组成部分，其作用是分泌滑液，维持关节的润滑，保证关节的全方位运动功能。它主要受到关节滑液张力的影响，从解剖层次上，髌韧带位于浅层，膝关节前侧滑膜位于深层，由于它们所受到的力学大小不同、方向不同、作用点不同。如果没有脂肪将它们分开，必然会引起髌韧带与膝关节前侧滑膜的摩擦，最终导致两者粘连、瘢痕，影响膝关节的功能；脂肪的这一功能保证了在同一部位不同结构、不同方向的软组织同时完成不同的生理功能。

（4）籽骨（副骨）　籽骨（副骨）的来源一直没有搞清楚，由于籽骨的形状类似于植物所结的种子，所以用籽来形容。对它的功能更是知之甚少。对副骨的描述是人体内额外长出来的小骨，再无下文。其实，籽骨（副骨）是人体弓弦力学解剖系统的辅助装置。它是人类进化过程中为了生存以及适应自然界的变化所形成的一个力学解剖结构。恩格斯说："形态学的现象和生理学的现象，形态和机能是互相制约的。"形态结构是组织器官机能活动的物质基础，机能变化是导致组织器官形态结构发展的重要因素。比如，髌骨是人体中最大的籽骨。它的形成和发展是人体从爬行动物发展成为直立状态的结果。爬行动物的四肢关节平衡支撑身体重量，但发展到直立状态的人类，人体躯干的重量通过头颈部、髋关节、膝关节到踝足，可见，人体的重量主要是通过下肢骨关节承担的。膝关节是一个平面关节，它的功能主要是伸膝和屈膝。膝关节的活动度超过了90°达140°。在伸屈膝关节过程中，股四头肌是抵抗重量的最重要结构。当膝关节运动从0°到90°时，股四头肌腱与股骨髁前部的摩擦很小，当膝关节活动超过90°时，股四头肌腱与股骨髁的摩擦最大，股四头肌腱与股骨髁不断的摩擦，必然引起膝关节的力平衡失调。长此以往，就会导致股四头肌腱的断裂。前面已经讲过，人体是一个复杂的力学结构生命体。故当肌腱与股骨的力平衡失调超过了人体的代偿限度，人体就会通过粘连、瘢痕和挛缩来加强股四头肌腱的力量，如果还不能代偿，人体就会通过硬化、钙化、骨化来对抗这种力平衡失调，髌骨就是人体代偿的产物。髌骨的形成使膝关节活动超过90°时，不再是肌腱与股骨的摩擦，而是髌骨与股骨髁的摩擦，同时，髌骨的形成将股四头肌由一个动态弓弦力学解剖单元变成了股四头肌动态弓弦力学解剖单元和髌韧带静态弓弦力学解剖单元两个力学单元，这样，伸膝的力也就从一个弓弦力学解剖单元变成了两个，以适应膝关节的功能。这种新的力学环境说明了结构与机能的有机结合，证明了人体，具有巨大的自我修复和自我调节能力，能够根据力学的变化，形成相应的解剖结构。副骨的形成也是如此。

（5）滑液囊：滑液囊是在一些肌肉起止点和骨面之间生成的结缔组织小囊，壁薄、内含滑液，可减缓肌腱与骨面的摩擦。这个细微的解剖结构没有得到足够的重视，医生常常是因为滑囊炎将其切除，导致不必要的后遗症和并发症。滑液囊是人体弓弦力学解剖系统中的润滑结构。由于弓（骨骼）和弦（软组织）的组织结构不同，故弓弦结合部（软组织在骨面的起止点）是应力集中部，人体为了防止弓与弦的摩擦，就在弓弦结合部形成了分泌滑液的滑囊。根据生物力学原理，哪个部位受到的摩擦应力大，人体就会在该处设置防摩擦装置，故膝关节的滑液囊最多。

（6）腱鞘：包于某些长肌腱表面，多位于腱通过活动范围较大的关节外。腱鞘由外层的腱纤维鞘和内层的腱滑膜鞘共同组成。腱滑膜鞘呈双层套管状，分内、外两层。内层紧包于肌腱的表面；外层紧贴于腱纤维鞘的内面。内、外层之间含有少量的滑液，可起约束肌腱的作用，并可减少肌腱在运动时的摩擦。

单关节弓弦力学解剖系统的功能有两个，一是保证各骨连接的正常位置，二是完成各骨连接的运动功能。尤其是关节的运动功能。人体进化为直立行走，其关节连接的形状和关节受力方式也发生了变化。骨骼本身不能产生运动，关节是将骨骼连接起来的一种高度进化模式，只有骨骼肌收缩，才能带动关节的运动，从而完成关节运动。正常的关节是运动的基础，肌肉收缩是运动的动力。我们的骨骼肌都是超关节附着，即肌肉的两个附着点之间至少有一个以上的关节，肌肉收缩会使这些关节产生位移，完成特定的运动功能。静态弓弦力学解剖单元保证关节的正常位置，动态弓弦力学解剖单元使关节产生运动。所以将关节作为弓弦力学解剖系统的基本运动单位。

人体各部位的力学性能不同，所以构成了众多的形状不同、功能不同的单关节弓弦力学解剖系统。主要有四个，即四肢弓弦力学解剖系统，脊柱弓弦力学解剖系统，脊-肢弓弦力学解剖系统和内脏弓弦力学解剖系统（图3-5）。

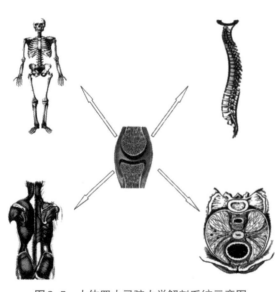

图3-5　人体四大弓弦力学解剖系统示意图

六、肩部慢性软组织损伤的病理机制——网眼理论

（一）网眼理论的定义

慢性软组织损伤不是一个点的病变，而是以人体弓弦力学解剖系统为基础，形成以点成线、以线成面、以面成体的立体网络状的一个病理构架。我们可以将它形象地比喻为一张鱼网，鱼网的各个结点就是弓弦结合部，是软组织在骨骼的附着点，是粘连、瘢痕和挛缩最集中、病变最重的部位，是慢性软组织损伤病变的关键部位；连结各个结点网线就是弦（软组织）的行径路线。

由于软组织的附着部位不同，同一个骨骼又有多个软组织的附着，而这些软组织的行经路线也是各不相同，所以就形成了以软组织在骨骼的附着点为结点，以软组织的路线为网线的立体网络状病理构架。

慢性软组织损伤是人体对软组织损伤的自我修复和自我代偿的结果。当人体某一软组织受到异常应力的作用后，首先在病变部位造成局部的出血、渗出，人体会通过自身的调节系统，利用粘连、瘢痕对损伤部位进行修复。如果这种修复在人体所能承受的代偿范围内，人体就恢复正常的力学平衡状态，不引发临床表现。如果人体不能通过粘连、瘢痕和挛缩对抗异常应力，就会引起软组织挛缩，导致这个软组织的力平衡失调。由于同一骨平面有多个软组织的附着，一个软组织损伤后，就会引起周围软组织的粘连和瘢痕，导致周围软组织的受力与异常。而同一骨平面所附着的软组织的行经路线各不相同，又会引起这些多个软组织的粘连、瘢痕和挛缩，从而形成一个以点成线，以线成面，以面成体的网络状病理构架。

慢性软组织损伤病理构架的网眼理论为研究慢性软组织损伤提供了形态病理学论据，为提出针刀治愈率，降低复发率提供了形态解剖学基础。理解和掌握慢性软组织损伤的病理构架理论—网眼理论，首先要弄清创伤的修复愈合方式，粘连、瘢痕、挛缩和堵塞，才能理解慢性软组织损伤的本质及其病理构架。

（二）现代创伤愈合的方式

1. 炎症反应期

软组织损伤后，局部迅速发生炎症反应，可持续3~5日。此过程中最主要的病理反应是凝血和免疫反应。凝血过程中，引发血小板被激活、聚集，并释出多种生物因子，如促进细胞增殖的血小板源性生长因子、转化生长因子，这些因子和血小板释放的花生四烯酸、血小板激活的补体C5片段等共同具有诱导吞噬细胞的趋化作用，血小板源性内皮细胞生长因子在炎症反应期后参与肉芽毛细血管的形成，增加血管通透性，使中性粒细胞、单核细胞游离出血管，并在趋化物的作用下到达损伤部位。免疫反应首先是中性粒细胞、单核／巨噬细胞的作用，中性粒细胞首先进入损伤组织，并分泌血

小板活化因子和一些趋化物质，在各种生长因子和趋化物的联合作用下，随之单核细胞到达损伤部位，并转化为巨噬细胞。上述中性粒细胞和单核巨噬细胞均具有很强的清除坏死组织、病原体的功能。单核巨噬细胞是炎症阶段的主要分泌细胞，它可以分泌许多生长因子和刺激因子。这些因子为炎症后期的细胞增殖分化期打好了坚实的基础。同时，巨噬细胞还可影响生长因子和细胞间的相互作用，没有巨噬细胞，它们将不易发挥作用。淋巴细胞和肥大细胞也参与炎症反应期，它们对血管反应、组织再生修复能力等均有影响。

2. 细胞增殖分化期

此期的特征性表现是通过修复细胞的增殖分化活动来修复组织缺损。对表浅损伤的修复主要是通过上皮细胞的增殖、迁移并覆盖创面完成；对于深部其他软组织损伤则需要通过肉芽组织形成的方式来进行修复。肉芽组织的主要成分是成纤维细胞、巨噬细胞、丰富的毛细血管和丰富的细胞间基质。在普通软组织中，成纤维细胞是主要的修复细胞。肉芽组织内的血供来源于内皮细胞的增殖分化和毛细血管的形成，先是内皮细胞在多肽生长因子的趋化下迁移至伤处，迁移至伤处的内皮细胞在一些生物因子的刺激下开始细胞增殖，当内皮细胞增殖到一定数目时，在血管生成素等血管活性物质的作用下，分化成血管内皮细胞，并彼此相连形成贯通的血管。

3. 组织的修复重建期

肉芽组织形成后，伤口将收缩。而后，体表损伤由再生上皮覆盖或瘢痕形成；深部损伤则形成肉芽组织达到损伤的暂时愈合。在普通的软组织损伤中，再经过组织重建，即肉芽组织转变为正常的结缔组织，成纤维细胞转变为纤维细胞，从而实现损伤组织的最终愈合。

（三）慢性软组织损伤的本质

慢性软组织损伤后，人体通过自我修复、自我调节过程对受损软组织进行修复和重建，其修复重建方式有3种：一是损伤组织完全修复，即组织的形态、功能完全恢复正常，与原来组织无任何区别；二是损伤组织大部分修复，维持其基本形态，但有粘连或瘢痕或者挛缩形成，其功能可能正常或有所减弱；三是损伤组织自身无修复能力，必须通过纤维组织的粘连、瘢痕和挛缩进行修复，其形态和功能都与原组织不同或完全不同，成为一种无功能或为有碍正常功能的组织。了解创伤愈合过程，正确认识粘连、瘢痕和挛缩及堵塞的本质，对针刀治疗此类疾病具有重要临床指导作用。

1. 粘连的本质

粘连是部分软组织损伤或手术后组织愈合时必然经过的修复过程，它是人体自我修复的一种生理功能。但是，任何事物都有两面性，当急、慢性损伤后，组织的修复不能达到完全再生、复原，而在受伤害的组织中形成粘连、瘢痕或（和）挛缩，且这种粘连和瘢痕影响了组织、器官的功能，压迫神经、血管等，就会产生相关组织、器官的功能障碍，从而引发一系列临床症状。此时，粘连就超过了人体本身修复的生理功能，而成为慢性软组织损伤中的病理因素。粘连的表现形式有以下几种：

（1）肌束膜间的粘连　正常状态下，每块肌肉收缩时并非所有的肌纤维全部同时参与活动，而是部分舒张，部分收缩，这样交替运动才能保持肌张力。如果肌内部损伤，肌束间发生粘连，肌束间便会产生感觉或运动障碍，在肌内可产生条索或结节之类的病变，这种情况多发生在单一的肌肉组织肌腹部损伤。

（2）肌外膜之间的粘连　即相邻的肌肉外膜之间的粘连。如果是两块肌肉的肌纤维方向相同，而且是协同肌之间的粘连，可能不产生明显的运动障碍，也就不会引起较重症状；如果两块肌肉的肌纤维走行方向不同，当一块肌肉收缩时，这种粘连影响到收缩肌肉本身及相邻肌肉的运动，妨碍其正常功能，临床上可检查到压痛、条索、结节等改变，如肱二头肌短头与喙肱肌之间的粘连。

（3）肌腱之间的粘连　如桡骨茎突部肌腱炎引起拇长展肌与拇短伸肌之间的粘连。

（4）腱周结构之间的粘连　腱周结构包括腱周围疏松结缔组织、滑液囊、脂肪垫或软骨垫等组织，它是保护腱末端的组织结构，当肌腱末端受到损伤时，因出血、渗出、水肿等无菌性炎症而产生腱末端与腱周结构的紧密粘连，这种粘连可发生在腱与自身的腱周结构之间，也可发生于两个相邻的腱周围结构之间。

（5）韧带与关节囊的粘连　关节囊周围，有许多韧带相连，有的与关节囊呈愈着状态，密不可分，成为一体，而另一部分则多是相对独立、层次分明的。它们各自有独立的运动轨迹，当它们损伤之后，关节囊与韧带之间、韧带与韧带之间，会产生粘连。如踝关节创伤性关节炎，就是由于外伤引起踝关节囊与三角韧带及腓跟韧带的粘连等。

（6）肌腱、韧带与附着骨之间的粘连　肌腱和韧带均附着于骨面上，有的肌腱行于骨纤维管道中，在肌腱、韧带的游离部损伤时，肌腱和韧带的起止点及骨纤维管会产生粘连，影响关节运动，造成关节运动障碍，产生一系列症状，如肩周炎，就是肩关节周围的肱二头肌短头起点、肱二头肌长头通过结节间沟部，以及肩袖周围起止点之间的粘连，引起肩关节功能障碍。

（7）骨间的粘连　即骨与骨之间连接的筋膜、韧带和纤维组织之间的粘连，如胫腓骨间膜的粘连，尺桡骨间膜的粘连，腕关节内部韧带连接处的粘连等。

（8）神经与周围软组织的粘连　神经与周围软组织发生粘连或神经行径线路周围的软组织因为粘连对神经产生卡压，如神经卡压综合征、颈椎病、腰椎间盘突出症、腰椎管狭窄症、梨状肌综合征等疾病的症状、体征就是由此而引起的。

2. 瘢痕的本质

通过西医病理学的知识，知道损伤后组织的自我修复要经过炎症反应期、细胞增殖分化期和组织修复重建期才能完成。在急性炎症反应期和细胞增殖分化期后，损伤处会产生肉芽组织，其成分为大量的纤维母细胞，这些细胞分泌原胶原蛋白，在局部形成胶原纤维，最终，纤维母细胞转变为纤维细胞。随着胶原纤维大量增加，毛细血管和纤维细胞则减少，随之，肉芽组织变为致密的瘢痕组织。3周后胶原纤维分解作用逐渐增强，3个月后则分解、吸收作用明显增生，可使瘢痕在一定程度上缩小变软。在软组织（肌肉、肌腱、韧带、关节囊、腱周结构、神经、血管等）损伤的自我修复过程中，肌肉、肌腱纤维及关节囊等组织往往再生不全，代之以结缔组织修复占主导的地位。于是，出现的瘢痕也不能完全吸收。从病理学的角度看，瘢痕大都是结缔组织玻璃样变性。病变处呈半透明、灰白色、质坚韧，纤维细胞明显减少，胶原纤维组织增粗，甚至形成均匀一致的玻璃样物。当这种瘢痕没有影响到损伤组织本身或者损伤周围的组织、器官的功能时，它是人体的一种自我修复的过程。然而，如果瘢痕过大、过多，造成了组织器官的功能障碍时，使相关弓弦力学系统力平衡失调，从而成为一种病理因素，这时，就需要针刀治疗了。

3. 挛缩的本质

挛缩是软组织损伤后的另一种自我修复形式，软组织损伤以后，引起粘连和瘢痕，以代偿组织、器官的部分功能，如果损伤较重，粘连和瘢痕不足以代偿受损组织的功能时，特别是骨关节周围的慢性软组织损伤，由于关节周围应力集中，受损组织就会变厚、变硬、变短，以弥补骨关节的运动功能需要，这就是挛缩。瘢痕是挛缩的基础，挛缩是粘连、瘢痕的结果。他们都因为使相关弓弦力学系统力平衡失调，从而成为一种病理因素。

4. 堵塞的本质

针刀医学对堵塞的解释是软组织损伤后，正常组织代谢紊乱，微循环障碍，局部缺血缺氧，在损伤的修复过程中所形成的粘连、瘢痕、挛缩，使血管数量进一步减少，血流量锐减，导致局部血供明显减少，代谢产物堆积，影响组织器官的修复，使相关弓弦力学系统力平衡失调，从而成为一种病理因素。

综上所述，通过对慢性软组织损伤的病理构架分析，我们可以得出以下结论：

①慢性软组织损伤是一种人体自我代偿性疾病，是人体在修复损伤软组织过程中所形成的病理变化。人体的自我修复、自我代偿是内因，损伤是外因，外因必须通过内因才能起作用，针刀的作用只是一种帮助人体进行自我修复、自我代偿，针刀治疗是一种恢复了人体弓弦力学解剖系统的力平衡。

②粘连、瘢痕和挛缩的组织学基础有一个共同的特点，它们的结构都是纤维结缔组织，这是为什么呢？这是因为纤维结缔组织是软组织中力学性能最强的组织。由此可以看出，人体对外部损伤的修复和调节方式是一种力学的调节方式，意在加强人体

对异常应力损害的对抗能力。如果纤维结缔组织都不能代偿异常的力学损害，人体就会通过硬化、钙化、骨化来代偿，这就是骨质增生的机制。

③慢性软组织损伤的病理过程是以点—线—面—体的形式所形成的立体网络状病理构架。它的病理构架形成的形态学基础是人体弓弦力学系统。慢性软组织损伤后，该软组织起止点即弓弦结合部的粘连、瘢痕、挛缩和堵塞，就会影响在此处附着的其他软组织，通过这些组织的行经路线即弦的走行路线向周围发展辐射，最终在损伤组织内部、损伤组织周围、损伤部位与相邻组织之间形成立体网状的粘连、瘢痕，导致弓弦力学系统形态结构异常，影响了相关弓弦力学系统的功能。

④内脏弓弦力学解剖系统的力平衡失调是引起慢性内脏疾病的重要原因。

七、肩部慢性软组织损伤病因病理学理论对针刀治疗的指导作用

汉章先生通过对慢性软组织损伤类疾病及骨质增生疾病的病因病理学研究得出了动态平衡失调是引起慢性软组织损伤的根本病因，力平衡失调是引起骨质增生的根本病因，针刀通过切开瘢痕、分离粘连与挛缩、疏通堵塞，从而恢复动态平衡，恢复力平衡，使疾病得以治愈。也就是说慢性软组织损伤和骨质增生的病因病理是人体软组织和骨关节的运动功能受到限制。但针刀治疗与功能平衡的关系是什么？针刀治疗如何调节平衡？病变的粘连瘢痕在什么部位？疼痛点或者压痛点就是粘连、瘢痕和挛缩的主要部位吗？针刀是通过什么方式去促进局部微循环的？针刀治疗脊柱相关疾病的机理是什么？一种疾病的针刀治疗点如何把握？多少个治疗点是正确的？一种疾病针刀治疗的疗程如何确定？在同一部位反复多次做针刀有没有限度？究其原因，其根本问题在于平衡只是一个功能概念，针刀治疗与功能平衡之间缺乏一个物质基础，没有这个基础，针刀疗法就变成了一种无序化过程，一种无法规范的盲目操作。想扎几针就扎几针，哪里疼痛就扎哪里。

在针刀医学原理及第一版针刀医学基础理论著作中将针刀术视为盲视闭合性手术。对照新华字典上对盲的解释：盲就是瞎，看不见东西，对事物不能辨认。而针刀切割和分离的是人体的解剖结构。如果将针刀闭合性手术定性为盲视手术，就会给人一种针刀是在人体内瞎扎乱捣的感觉，那么谁还敢接受针刀治疗呢？这就导致了学术界和针刀医生都无法理解针刀治疗部位与疾病的内在联系，直接影响了针刀医学的纵深发展，限制了针刀医学与中医、西医界的学术交流，严重阻碍了针刀医学产业化进程。搞清楚人体弓弦力学系统受损是引起慢性软组织损伤的根本原因以及慢性软组织损伤的病理构架以后，针刀治疗的解剖部位及范围就迎刃而解了，针刀治疗就从盲视手术变为非直视手术，就能做到有的放矢，准确治疗，从源头上解决了针刀安全性的问题，对针刀医学的发展具有重要的现实意义和深远的历史意义。

综上所述，可以得出以下结论：

①根据慢性软组织损伤的网眼理论，针刀整体治疗也应通过点、线、面、体进行整体治疗，破坏疾病的整体病理构架，针刀治疗最终目的是恢复弓弦力学解剖系统力平衡失调，而不是仅以止痛作为治疗的目标。

②网眼理论将中医宏观整体的理念与西医微观局部的理念有机结合起来，既从总体上去理解疾病的发生发展，又从具体的病变点对疾病进行量化分析，对于制定针刀治疗慢性软组织损伤性疾病的整体思路、确定针刀治疗的部位、针刀疗程以及针刀术后手法操作都具有积极的临床指导意义。

③慢性软组织损伤的病理构架所提出的网眼理论将针刀治疗从"以痛为俞"的病变点治疗提高到对疾病的病理构架治疗的高度上来，将治疗目的明确为扶正调平，显著提高了针刀治疗疾病的治愈率，降低了针刀治疗疾病的复发率。

为了更好地理解慢性软组织损伤的网眼理论，下面以肩周炎为例，将网眼理论对针刀治疗的指导作用加以阐述（图3-6）。

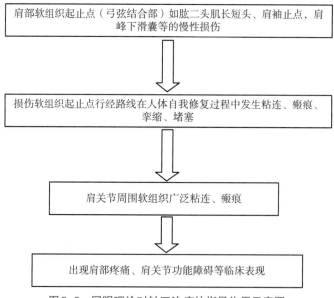

图3-6 网眼理论对针刀治疗的指导作用示意图

肩关节的弓弦力学系统主要由以下几部分组成。

（1）肩关节第一层环形弓弦力学系统是以肩胛骨关节盂、肱骨头为弓，肩关节关节囊、关节周围韧带（如盂肱前、中、后韧带等）为弦，作用是将肩关节固定于正常的位置。

（2）肩关节第二层环形弓弦力学系统是以肩胛骨、肱骨头为弓，肩袖为弦，完成肩关节外展、外旋、内收、内旋及后伸等功能。

（3）肩关节屈侧长弓弦力学系统是以喙突、肩胛骨关节盂、肱骨、桡骨粗隆为弓，以肱二头肌、喙肱肌为弦，完成屈肩、屈臂和屈肘功能。

（4）肩关节外侧长弓弦力学系统是以锁骨、肩胛骨为弓，以三角肌为弦，完成肩关节外展、前屈、内旋、外旋、后伸等功能。

（5）肩关节伸侧长弓弦力学系统是以肩胛骨关节盂、肱骨、尺骨鹰嘴等为弓，以肱三头肌为弦，完成伸肘功能。

从上面的弓弦力学系统中，可以看出，肩关节的功能主要与肩关节的环形弓弦力学系统，屈侧弓弦力学系统和外侧长弓弦力学系统有关。肩关节环形弓弦力学系统中，第一层弓弦力学系统是固定装置，外侧长弓弦力学系统由于三角肌腹宽大，起止点长而宽，所以，三角肌损伤后的代偿能力较强。而肩关节屈侧长弓弦力学系统和肩关节第二层环形弓弦力学系统是影响肩关节功能的主要因素，根据弓弦力学系统的力学原理，这两个弓弦力学系统中，肌肉的起止点（肱二头肌长短头起点、部分肩袖的止点）是应力集中点，只要调节了这些软组织的起止点的力平衡，肩关节的功能就能恢复正常。

我们设计"C"形整体松解术，就充分体现了弓弦力学系统在疾病的发生发展过程中的基础作用。"C"形针刀松解术中，针刀松解的肱二头肌长头在肱骨结节间沟狭窄部、肱二头肌短头在喙突的起点，肩胛提肌在肱骨小结节的止点及其他肩袖成分的止点和粘连瘢痕就是弓弦力学系统应力集中的弓弦结合部。

针刀医学认为，肩周炎是一种典型的自我代偿性疾病，由于局部的一个病变点，如肱二头肌短头起点损伤后，人体为了保护和修复受伤的软组织，必然限制肩关节的功能，使受伤的软组织得到休息和部分修复，但肩关节周围的结构如肱二头肌长头、冈上肌、冈下肌、小圆肌及肩关节周围的滑液囊就因为人体这种修复调节，长期在异常的解剖位置进行活动，从而导致肩关节周围的肌肉、韧带、滑液囊进一步损伤，在其内形成广泛的粘连、瘢痕，最终导致肩关节功能严重障碍，甚至引起关节强直。根据原始损伤的严重程度不同，人体对损伤的反应不同，人体的修复调节的程度和快慢也会有不同，有的患者症状轻，经过自我修复和锻炼一段时间后，没有经过医生治疗，肩关节功能得以恢复，临床表现自然消失，这就是有些学者提出的肩周炎是一种不需要治疗的自愈性疾病的原因。但有的患者，由于损伤重，自我修复功能差，肩关节周围的粘连、瘢痕就成了引起肩周炎的发病原因。

针刀之所以能在短时间内彻底治愈肩周炎，是源于针刀医学对慢性软组织的重新认识。针刀医学研究发现，人体的骨连接类似于弓箭连接，骨是弓，连接骨的软组织是弦，软组织在骨的附着部称为弓弦结合部。一副弓本身就是一个密闭的力学系统，根据弓箭的受力分析，弓弦结合部为应力集中部位，如果搭上箭，弦上又有一个应力集中点。应用于人体其应力集中点就在软组织在骨的附着处（弓弦结合部）以及软组织的行经路线与其他软组织产生摩擦的部位（弦的应力集中部）。肩关节周围有众多软组织的起止点，它们各自按照不同的方向走行。所以，当一个弓弦结合部（项韧带）受损后，就会引起邻近的弓弦结合部（如肱二头肌、三角肌、冈上肌、冈下肌、小圆肌、肩胛下肌、肩关节周围的韧带、关节囊）的粘连和瘢痕。从而形成立体网络状的病理构架，所以，只对压痛点实施的治疗方法有一定疗效，但由于不能破坏肩部的整体网络状病理构架，故疗效有限。

如将肩周炎的病理构架比喻为一幢楼房，首先应用针刀破坏整个楼房的钢筋水泥的支撑点（网眼结构的连接点——弓弦结合部），即针刀松解病变软组织的粘连、瘢痕、挛缩和堵塞集中部位；并部分切断它们彼此的连接线（网眼结构中的连线——弦的行经路线），即对不同层次、不同组织间的粘连点、瘢痕点进行闭合切割松解；再应用手法，推倒尚未完全倒塌的楼群（网眼结构中的整体层面），即用手法松解病理构架中各软组织间的残余粘连、瘢痕，挛缩点，然后应用药物理疗，预防感染，促进局部新陈代谢，加速代谢产物的吸收。通过点→线→面针刀综合治疗，破坏了肩周炎的病理构架，从而达到治疗目的。一次就能治愈该病。

综上所述，网眼理论是在人体弓弦力学系统的基础上，通过对慢性软组织损伤和骨质增生的病因病理学理论的认识和总结所提出的慢性软组织损伤的整体构架理论，这个理论对于制定针刀治疗慢性软组织损伤性疾病和骨质增生症的整体思路、确定针刀治疗的部位、针刀疗程的长短、使用针刀的数量、针刀术后手法操作都具有积极的临床指导意义。

第二节　肩部骨质增生病因病理学理论

一、骨质增生概述

（一）西医学对骨质增生的认识

关于骨质增生病因学的研究在世界范围内已有半个多世纪的历史，比较被公认的理论认为骨质增生的病因是退行性变（所谓退行性变，就是指骨质老化）。因为这种理论不能给临床提供治疗的帮助，人成年后随着年龄的增长，衰老是不可避免的，也是不可逆转的，即老化是不可逆转的。所以退行性变的理论，把骨质增生定位为一种不可逆转的疾病，另外退行性变的理论也不能完满的解释许多临床现象，许多二十多岁的人就患了骨质增生，二十多岁的人怎么就老化了呢？所以世界医学界同仁，不断地探索骨质增生的真正病因，有的从骨化学方面进行研究，对增生的骨质进行化学分析，结果发现增生的骨质和人体正常的骨质的化学成分完全一样；有的从骨内压方面进行研究，用现代先进的仪器设备对骨质增生部位的内压进行测量，结果也未发现异常；还有许多专家对骨质增生的病因进行了各种各样的研究探索，最终都毫无结果。因此骨质增生的病因成了一个世界之谜。由于骨质增生的病因搞不清楚，所以骨质增生所造成的疾病，也就成为一种无法治愈的疾病，有的人把它比喻为不死人的"癌症"。

（二）中医对骨质增生的认识

骨质增生属中医的"痹证"范畴，亦称"骨痹"。《素问·长刺节论》："病在骨，骨重不可举，骨髓酸痛，寒气至，名曰骨痹。"中医认为本病的发生发展与肝肾亏虚、外伤与劳损、感受风寒湿邪、痰湿内阻、瘀血阻络等有关。肝肾亏虚：中医认为"肾主藏精，主骨生髓"，若肾精充足则机体强健，骨骼外形及内部结构正常，且可耐劳累及一般伤损。而"肝主藏血，主筋束骨利关节"，肝血充足则筋脉流利强劲，静可保护诸骨，充养骨髓；动则约束诸骨，免致过度活动，防止脱位。若肾精亏虚，肝血不足，则骨髓发育异常，更兼筋肉不坚，荣养乏源。久之关节在反复的活动过程中，可渐渐地受到损害而过早过快地出现退变。外伤与劳损：一时性承受超强度的外力，包括扭、挫、撞、跌等，或长时间承受超强度的外力劳损，如特定状态下采取不正确姿势持续紧张地劳作等，都可造成关节的急性或慢性损伤，以发生在颈、腰段、脊柱及髋、膝、踝等负重关节较多。当这些外力作用于上述部位时，可引起受力最集中的关节局部发生气血逆乱，严重的导致筋损骨伤、血流不循常道而溢于脉外形成瘀血凝滞，导致关节骨骼结构受损，失去滋养，久之，退行性疾病便会出现。外感风寒湿邪：感受风寒、着凉、久居潮湿之地、冒雨涉水等，外邪乘隙侵犯肌表经络，客于关节、筋骨，可引起气血运行阻滞，经脉阻痹，筋骨失养，渐成骨痹。痰湿内阻："肥人多痰湿"，故体胖之人易患本病，肥胖之体，多阳虚湿盛，湿聚成痰，随经流注于关节部位；且体胖之人可加重关节之负重，二者均可造成关节局部血运不畅、筋骨失养，久则成痹。

（三）针刀医学对骨质增生病因病理的认识

过去的研究忽略了"力"在人体内的重大作用，更忽略了"力"在骨质增生发生当中的重大作用。针刀医学从人体力学解剖结构入手，提出了人体内存在一个以骨连接为中心的力学传导系统——人体弓弦力学解剖系统，通过研究人体弓弦力学解剖系统的力学特性，以及关节面软骨细胞和软组织的附着点处在持续长时间的高应力作用下的变化过程，发现一切骨质增生的真正原因是骨关节周围软组织的高应力所造成的，骨质增生是软组织损伤所造成的骨关节力平衡失调。所以提出了骨质增生的根本原因是"骨关节力平衡失调"，是慢性软组织损伤在骨关节的特殊表现形式的新理论。并且研究了人体内不同的异常力学状态（压力、拉力、张力）所造成骨质增生的不同情况，同时证明这些骨质增生的特点都是符合力学规律的（即力的三要素，作用点、方向、大小），这就全面地揭开了骨质增生病因的本质是"骨关节力学平衡失调"所致。这一理论的建立，不仅揭开了骨质增生病因病理学之谜，更重要的是对治疗骨质增生疾病找到了根本的出路，那就是恢复人体内骨关节周围软组织的力学平衡。针刀医学全面系统地阐述了恢复人体内骨关节周围软组织的力学平衡的方法和治疗原则，并且创造了一整套的治疗各种部位骨质增生的具体操作方法，已使数以百万计的骨质增生病患者恢复了健康状态。

二、人体对肩部异常力学状态的调节和适应

（一）人体的异常力学状态表现方式

知道了人体内的正常的力学状态对人体的生命活动具有重大的意义。但是，任何事物都有两面性。当人体内的力学状态发生异常时，"力"对人的生命活动就会产生不良影响，甚至引起严重的疾病。人体的异常力学状态表现方式为"力"的作用点、"力"的方向、"力"的大小的改变。

通过人体弓弦力学解剖系统，使我们认识到，人体的力学传导是通过骨连接进行传导的。不管是直接骨连接还是间接骨连接，它们的功能都是进行力的传导。所以，单关节弓弦力学解剖系统就是人体内最小的力学传导系统。后者是一个密闭的力学解剖系统。它同时传导三种力，即压应力、拉应力和张应力。

（二）人体对异常应力的三种自我调节方式

人是有生命的活体，人体内一切组织结构的力学状态都是为生命活动服务的，当这些组织结构的力学状态发生改变时，就会对人的生命活动产生影响甚至破坏，人体就会发挥自己生命的本能，对影响或者破坏生命活动的力学状态进行调整或对抗，使这种影响和破坏的程度尽量的降低或者是消失，只有当这种影响和破坏的程度完全超越了人体自身的调整和对抗的能力以外，人体的这种自身调节和对抗的能力才无法发挥作用，这时人体的生命活动必将遭受严重的破坏甚至死亡。

下面以关节为例，阐述人体对异常的应力的调节过程。在一个关节中，同时受到张应力、压应力和拉应力的共同影响（图3-7）。三者之间既有区别，又有联系，不可分割。构成关节的骨骼主要承受压应力，关节周围的软组织（关节囊、韧带、筋膜）主要承受拉应力，关节内的滑液主要承受张应力。正常情况下，三个力相互平衡，相互渗透，相互制约，它们共同维持正常的关节位置及关节的运动功能。一旦其中的一个应力发生改变，就会影响关节的整体力学环境，最终导致三个应力平衡失调，引起关节功能障碍。

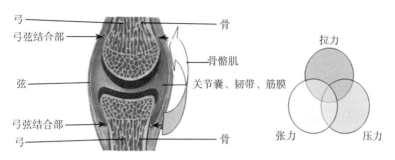

图3-7　关节力学结构示意图

绝大多数情况下，关节的损害都是从软组织开始的，根据人体弓弦力学解剖系统理论分析，弓弦结合部及弦的行经路线是应力的集中点，是最容易损伤的。临床上也是如此，外力首先损伤软组织，如肌肉、韧带、筋膜、关节囊。造成关节软组织的拉力平衡失调，出现局部软组织损伤出血、水肿、功能障碍，代谢产物堆积等，人体在损伤的同时就会自我修复和自我调节，首先动员体内凝血机制止血，同时在局部产生炎症样改变，最终通过粘连、瘢痕和挛缩形成纤维结缔组织代偿软组织所丧失的力量。如果是轻微损伤，粘连、瘢痕和挛缩的纤维组织就会剧变转变成为正常组织，恢复软组织的拉力平衡。短时间内完全恢复正常。如果损伤重，就会遗留部分粘连、瘢痕和挛缩的组织，软组织的拉力平衡不能恢复，随着病情的发展，在弓弦结合部（软组织在骨骼的附着处）的粘连、瘢痕和挛缩组织逐渐增加，当这些纤维结缔组织达到一定的面积和体积，超过人体自身的代偿和调节能力时，就会牵拉关节两端的骨骼，导致关节间隙变窄；此时就不单单是软组织的问题了，关节间隙的变窄，会使骨骼承受更大的压力，如果人体不对其进行调节，就会引起关节面的破坏，导致关节强直。此时人体动员另一种力学调节方式，即通过分泌大量滑液，达到润滑关节软骨的目的，在临床上，就会表现为关节积液，但大量的滑液又会产生巨大的张力，使周围的软组织承受更大的拉力，粘连、瘢痕和挛缩进一步加重。由于人体的代偿和调节能力是有限的，当超过人体的代偿能力和调节能力，人体就会通过将软组织变硬，甚至骨化来代偿，如果还不能代偿和调节异常应力，就会发生关节强直，以牺牲关节功能的代价来维持人体的生命活动。

综上所述，人体对异常力学损伤有三种调节方式。

第一种为，将被异常力学状态所影响和破坏的组织结构和生理功能通过自我调节功能进行纠正，使人体的组织结构和生理功能恢复正常，这样既不会造成疾病也不会产生新的病理变化而造成另一种疾病，这是最佳的结果。

第二种为，将被异常力学状态所影响和破坏的组织结构和生理功能，进行对抗性的调节，即用增生、硬化、钙化、骨化和组织重建来对抗被异常力学状态所破坏的组织结构和生理功能，并阻止这种异常力学状态的继续影响和破坏作用，这是在没有纠正异常力学状态的情况下的自身保护性调节。如人们在劳动时，双手握镐柄，时间长了，手掌接触镐柄的部位就会长出老茧，老茧是什么？是角质。这角质就是人体代偿作用的结果，手掌通过角质增生的方式来抵抗磨擦。否则，手掌这些部位表皮就会让镐柄磨破。但是这种调节容易造成新的病理因素，形成新的疾病。如骨质增生、肌肉增生和各种软组织硬化、钙化、骨化都是这种对抗性调节的结果。

第三种为，当异常的力学状态对人体的组织结构和生理功能产生影响和较大强度的破坏时，以上两种调节方法已经无效，人体则被迫采取第三种调节方法，即使其适应的调节方法，这种适应性的调节方法中间也有时夹杂着对抗性的调节，这种适应性的调节可以理解为人体的一种无可奈何的选择，因为这种调节只能保持一部分组织结构和生理功能不被破坏，但另一部分组织结构和生理功能将被破坏。

（三）人体对异常的力学状态的适应

当异常的力学状态对人体的组织结构和生理功能产生影响或较大强度的破坏，人体的自我调节功能长时间不能使其纠正时，人体则发挥另一种调节功能，使其逐渐适应，这也是人体避免进一步损伤的一种调节，这种调节可使人体相应的组织器官相对地保留一部分生命活动中必需的功能，这也可以说是人体对异常力学状态所造成的破坏无能力纠正时的一种对策。

比如，肱骨大结节骨质增生以及三角肌钙化等，均是人体为了适应这种异常应力，通过钙化和骨化代偿的结果。其根本原因仍在软组织，而并非是骨组织自身出了问题，所以无论是针刀的诊断还是治疗都应该从软组织入手，而不是将增生的骨组织切除。

了解了人体对异常力学状态的适应性调节，对临床和科研都是重要的。因为懂得适应性调节这个道理，就能够知道哪些组织结构和生理功能的异常改变是人体自我适应性调节的结果，就知道该怎样处理了，而不会盲目地蛮干。在进行科学研究的时候，懂得了人体有自身适应性调节的生理功能，就知道从何入手来研究有关问题，而不会走弯路。

过去恰恰就因为不懂人体有自我适应性调节的生理功能，对一些疾病制订了一些非常不恰当的治疗方案，使这些疾病治疗后还不如治疗前，甚至造成终生残废或死亡。对一些疾病进行病因病理的研究时花费了大量的人力、物力，而收效甚微。

三、肩部骨质增生的病因

骨质增生或称为骨刺，为临床常见的疾病。对它的发病原因，普遍说法都是退行性变，所谓退行性变就是骨骼老化退变。但是这一理论有好多临床现象无法解释，如许多年轻人踝关节、肩关节、腰椎、颈椎等部位都可能有骨质增生现象，这怎么能是老化退变呢？又如许多患风湿和类风湿关节炎的病人，他们的关节常有骨质增生，这也和老化退变联系不起来。如果把骨质增生或骨刺作为一种疾病，那么有好多中年人骨质增生很严重，但并无临床症状，这也无法解释。

那么骨质增生的根本原因到底是什么呢？通过多年的大量临床观察，并运用生物力学原理对骨性关节炎病因进行研究，发现临床的肩部骨质增生，大多都与以下几种软组织损伤或者疾病有关：

（一）软组织损伤与骨质增生的关系

1. 关节附近有软组织损伤、软组织挛缩

关于关节附近有软组织损伤，这种损伤大都是慢性的，或急性损伤后的慢性期。慢性软组织损伤中肌肉、韧带挛缩是常见的一种病理变化。挛缩的肌肉、韧带长期处于紧张状态，长时间的紧张状态，使得它们受到超常拉力的牵拉，引起肌肉或韧带损伤，甚至少量的肌纤维将被拉伤拉断。每块肌肉或韧带在被牵拉状态下，两端的肌腱及其附着点处是应力最集中的地方，所以在肌肉长期被紧张牵拉的过程中，两端的肌腱及其附着点就有可能被拉伤。这时候人体的代偿机制为了加强肌腱和附着点处的强度，避免它们被损伤，就将大量的钙质和磷输送到这儿来，就形成了骨刺或肌肉钙化、骨化。

2. 关节扭伤后遗症

关节扭伤，即中医所说之骨错缝。首先是关节周围软组织（包括肌肉、韧带、筋膜、关节囊）的损伤，如果未得到恰当治疗，必然造成关节内的力平衡失调，进而引起关节错位。

（1）从关节的形态结构可观察到人体任何一个关节都不是平面相连，关节面都是凹凸不平的，但相对的关节面都很吻合。就像每个人的上下牙齿一样，很少是平面相接触的，大多是长短不齐，厚薄不一前后倾斜的，但是一咬合的时候，都是很吻合的，如不吻合，就不能咀嚼东西。而且正常情况下，关节所承受的压力仅在很小的范围内变化，分布于关节面每一个单位面积上的压力也相对稳定。

（2）当关节骨错缝后，关节就不那么吻合了，有些地方负重增加，有些地方负重减少，甚至不负重了，然而关节承受的压力并没有变，甚至还有增大，负重区受力的量就大幅度增加。关节面的每一部分所能承受的最大压力是一个常数，不能承受增加部分的压力。按压强定律公式知道，压力不变，受力面积越小，压强越大。骨错缝以后，关节内的受力面减少了，压力没有变，受力部分的压强增高了，关节软骨不能承受，必将有大量的软骨细胞被压坏、压死。所以，关节错缝移位不需很大的距离，只要移动0.5mm以上的距离，就足以造成以上的结果。如将任何一个人的下颌骨向任何方向移动0.5mm，上下两组牙齿就不能吻合。关节错缝与这个道理是一样的。

（3）引起关节力平衡失调的原因是骨关节周围软组织损伤

外力首先损伤软组织，然后引起骨组织的损伤。这里需要说明的是除了巨大的直接暴力快速对人体的损伤可直接导致骨折、脱位外，绝大部分损伤都是从软组织损伤开始的。软组织损伤后，人体通过粘连、瘢痕和挛缩进行代偿和调节，在调节过程中，骨关节周围软组织的粘连和瘢痕就会引起关节的位置发生改变，导致关节错位，如果超过其代偿限度，人体对异常应力有三种自我调节方式，人体会通过硬化、钙化、骨化的方式来代偿异常应力，钙化、骨化在影像学上就表现为骨质增生（骨刺）。Wolff 定律也支持这个观点。Wolff 定律指出，骨骼的生长会受到力学刺激影响而改变其结构。用之则强，废用则弱。

以上从各个方面、各个角度的分析论证，只能得到这样的结论：扭伤的关节，发生骨质增生或骨刺是"骨关节力平衡失调"引起。也就是说骨质增生或骨刺发生的根本原因是"力平衡失调"，用这个理论可以圆满解释临床上所有骨质增生和骨刺这一病理现象。

3. 单独的、较大的一个骨刺生长部位，必定是某一软组织的附着点

一个孤立的骨刺生长部位，必定是某一肌肉和韧带的附着点处。如跟骨骨刺总是位于跟骨结节上跖长韧带和跖腱膜的附着点上，根据上述观点，马上可以认定这一肌肉韧带必然是挛缩变性，处在紧张的牵拉状态。采取治疗措施将肌肉和韧带的紧张牵拉状态一解除，症状即可消失。治愈后，经长时间观察，骨刺也自然变钝，变小。

4. 脊柱骨质增生

发生在颈、胸、腰椎的骨质增生是不是退行性变呢？也不是，仍然是个力学问题。

人体的重量需要骨组织来承担，但力学的传导则必须通过软组织（肌肉、韧带、筋膜、关节囊）来进行。人是一个复杂的力学结构生命体，既是生命，就会随着时间的推移，逐渐衰老。而人体的组织尤其是承担体重的脊柱骨组织与其周围的软组织长期持续受到重力的影响，脊柱周围的软组织会首先产生疲劳性损伤和积累性损伤，人体通过对异常应力的三种自我调节（见第四节），最终也产生骨质增生。而骨质增生的部位也是弓弦结合部（软组织在骨组织的附着处）。因为根据人体弓弦力学解剖系统，弓弦结合部是应力的集中部位。

一般来说，由于脊柱骨质增生都没有临床症状。一方面是因为脊柱的关节多，力学传导的方式也相应很多，而骨质增生的过程是一个很慢长的过程，在这个过程中，人体已经适应了这种异常的环境。另一方面是因为骨质增生已经代偿了异常的应力，所以没有临床表现。如果超过了人体的代偿和调节能力，就是病态了。它的特点是，骨质增生可以出现在颈、胸、腰段任何脊柱节段

（二）疾病与骨质增生的关系

类风湿关节炎或风湿性关节炎关节周围常常有骨质增生出现。这两种病，如果得

不到正确的治疗，关节周围的软组织就会由于炎性渗出、水肿、坏死，同样导致关节内三种力学平衡失调，最后引起骨质增生，可见，疾病所引起的骨质增生的原因仍然是"力平衡失调"而不是关节炎疾病的本身。

（三）骨质增生的病因是骨关节力平衡失调

通过对人体力学解剖结构以及人体对异常应力的调节机制的研究，以及对以上软组织损伤及疾病在临床是所出现骨质增生现象的分析都表明，不管情况千变万化，得出的结论都是一个："骨关节力平衡失调"是骨质增生的根本原因。搞清了这样一个根本病因，对于从根本上解决这类疾病所采取的治疗措施关系极大。可以根据这个根本病因研究出正确的治疗措施，使这一大类疾病的治疗问题迎刃而解。骨质增生有症状，有症状的称为骨质增生性疾病，是临床上需要积极治疗的范围；而没有症状的就不是骨质增生性疾病，也就没有必要去治疗它。

（四）骨质增生的本质

1. 骨质增生是人体力平衡失调的结果

力有3个要素：大小、方向、作用点。这3个要素缺一都不称之为力，没有无方向的力，没有无作用点的力，也没有无大小及没有"量"的力。力是矢"量"，它不同于一般的"量"，因此，在用F来表示力的时候，都在F的上面加上一个小箭头，即$\vec{F}$，如牛顿第一定律F=ma，当它表示力的时候，即写成$\vec{F}$=ma。骨质增生是有方向，大小和作用点的。骨质增生的作用点：均发生在弓弦结合部（软组织在骨骼的附着处）；骨质增生的纵轴方向：沿着弦的行经路线生长；骨质增生的大小：根据人体自身的条件（性别、年龄、身高、胖瘦等）不同，所受外力损伤的程度不同，部位不同，骨质增生的大小、形状也是不同的。如鹰嘴形，钳夹形，圆锥形等等各种不同的形状。

2. 骨质增生是人体代偿的产物

骨质增生的本质是骨关节周围软组织的应力异常后，人体通过粘连、瘢痕和挛缩这种代偿方式已不能对抗异常的应力情况下，启动的第二套代偿调节机制。其病理基础是弓弦结合部的软组织的力平衡失调，病理发展过程是硬化→钙化→骨化。

3. 骨质增生不是由于骨骼本身退变或者缺钙的结果，而是慢性软组织损伤在骨关节的特殊表现方式

由此可见，骨质增生（骨赘）是为适应损伤后软组织所产生的异常应力改变而发生的，它既是生理的，又可转为病理的；它既可以使增生部位增加稳定性，但也可能成为对周围神经、血管等重要器官产生刺激和压迫的因素。而当消除骨关节周围软组织的异常高应力时，骨质增生则可缩小或甚至吸收。

四、肩部骨质增生病理机制

（一）骨质增生的三个病理阶段

骨质增生形成的过程分为三个阶段：硬化、钙化和骨化。

1. 硬化

当骨关节周围软组织损伤后，人体通过粘连、瘢痕和挛缩都不能对抗异常应力时，就会通过将软组织的结构变硬对抗这种力，这就是硬化阶段。

2. 钙化

当软组织的硬化仍然抵抗不了这种持续的强大的拉力，人体就将采取进一步的对抗措施，进一步加强软组织的强度，以求不被进一步损伤，就把大量的钙质输送到该软组织应力最集中的地方，使软组织钙化，此处的软组织的强度就进一步加强了，这就是软组织对抗超过正常拉力的钙化阶段。

3. 骨化

当钙化都对抗不了这种日益加强的拉力，人体就会在应力最集中的部位，使已经钙化的软组织骨化。这就是软组织对抗超过正常拉力的骨化阶段，也就是第三阶段。

（二）骨质增生的病理过程

人体在骨关节周围软组织损伤后，人体首先通过粘连、瘢痕和挛缩对损伤软组织进行自我修复代偿，当异常力学状态已超过人体的代偿限度，无法纠正时，人体就会采取对抗性调节的对策。但是，这种对抗性调节也有三个阶段：第一阶段，当软组织受到超过正常的拉力影响时，人体首先的对抗措施是让受害的软组织本身增生大量的强度大、弹性小的新的肌肉纤维，使该软组织变粗（肌肉）、变窄（筋膜、韧带）、变短（也就是挛缩），使这种超常的拉力不能再继续拉伤该软组织，这就是软组织的硬化阶段；如果这种对抗措施仍然抵抗不了这种持续的强大的拉力，人体就将采取进一步的对抗措施，进一步加强软组织的强度，以求不被进一步损伤，就把大量的钙质输送到该软组织应力最集中的地方，使软组织钙化，此处的软组织的强度就进一步加强了，这就是软组织对抗超过正常拉力的钙化阶段，也就是第二阶段；如果这种对抗措施，仍然对抗不了这种日益加强的超常拉力，人体就要采取更进一步的对抗措施，在应力最集中的部位生成许多新的骨细胞，并调动一切有关因素使骨细胞迅速分裂，使该处软组织骨化。这就是软组织对抗超过正常拉力的骨化阶段，也就是第三阶段。

五、肩部骨质增生病因病理学理论对针刀治疗的指导作用

由于目前临床上是以退变理论为指导，认为疼痛是骨质增生本身造成的，所以对

骨质增生的治疗主要是针对骨质增生本身的局部治疗。如理疗及药物止痛，开放性手术切除骨刺等，但疗程长，后遗症多，疗效有限。

针刀医学关于骨质增生的病因病理学理论明确了骨质增生的发生发展规律，为针刀治疗奠定了形态病理学基础。针刀治疗就是通过松解相关弓弦结合部的粘连、瘢痕，达到调节骨关节的力平衡的目的。

下面还是以项韧带骨化为例，介绍头颈部骨质增生病因病理学理论对针刀治疗的指导作用。

根据针刀医学慢性软组织损伤的理论及骨质增生的理论，在弓弦结合部及弦的应力集中部位形成粘连瘢痕，如果应力持续存在，人体就会通过颈项痛来警示人体，这时并没有出现钙化或骨化，但患者已有临床表现。如果还不加以重视，随着受损的程度不断严重，人体就会启动另一种修复和调节方式对异常应力集中部位进行代偿。即硬化、钙化、骨化，也就是我们在临床上看到的项韧带钙化。最终导致项韧带的骨化。

了解人体对软组织受到超常拉力时进行对抗调节的三个阶段，对于临床诊断和治疗是极有意义的。当看到软组织硬化时，就知道这是人体进行对抗调节的开始阶段；当看到软组织钙化时，就知道这是人体进行对抗调节的中间阶段；当看到软组织骨化时，就知道这是人体进行对抗调节的最后阶段。这使在治疗时能采取一个恰到好处的治疗方法，既不会治疗过分，也不会治疗不及，既将病治好又不会给人体造成不必要的损伤。

在针刀的治疗中，对于不同的阶段，方法也不尽相同，但治疗的宗旨是相同的，均是对软组织进行松解，而非针对增生的骨组织，并且松解的部位大同小异，也都是其应力集中点（肱骨大结节、喙突、硬结、钙化或骨化点）。不同就在于，病情轻，则针刀松解的部位相对较少、针刀相对较小、手法相对较轻；病情重，则针刀松解的部位相对较多、针刀相对较大、手法相对较重。具体的操作在此不再赘述，总之，方法均为目的服务，而针刀治疗的目的就是在于松解彻底，恢复力学平衡。

第三节　针刀治疗理论与经筋理论的关系

1. 经筋理论概述

《灵枢·经筋》对十二经筋进行了详细的描述。"肌肉解利"是经筋的生理常态，经筋病主要表现为筋急、筋纵和特殊经筋病3个方面，其中筋急为病多表现为十二经筋的痹证，以经筋牵掣、拘挛、疼痛、转筋、强直、关节运动障碍为主要特征。一般的观点认为经筋包括神经和肌、腱、腱围结构、筋膜、韧带、关节囊等软组织，筋急为病多为软组织损害。经筋病按病位划分可分为经筋所过局部的经筋本身病候与内脏病候，《灵枢·经筋》首先提及手足六筋病—经筋所过部位支转筋痛的局部病候，其中阴器扭痛、舌卷、耳中鸣痛等亦属于经筋所过的局部病症，此外在手三阴筋病中还出现了胸痛息贲、胁急吐血、伏梁唾血脓等内脏病候。

2. 针刀治疗理论与经筋理论的关系

通过对经筋理论的深入探讨以及临床经验的总结，针刀医学提出软组织在人体内占有重要地位，以软组织改变为切入点横向看待疾病的发生和发展并以针刀软组织松解术为手段治疗疾病。针刀医学认为软组织纤维化、增生、肥厚等多种原因可引起软组织的力学发生变化，如长度缩短、相对运动受限、张力增高或者腔隙内压增高等异常改变等，这些异常力学改变能够参与或者导致某些疾病的发病过程。软组织异常力学改变能够对局部和外周产生影响。①对局部的影响：过高的软组织张力或腔隙内压，造成局部组织慢性缺血性损害而引起疼痛。②对外周的影响：这些异常性质改变也能通过影响病变软组织附近的神经、血管、骨关节、特殊器官等参与某些疾病的发病过程。并且通过对病变软组织的微创松解可以解除其对神经、血管、骨关节等组织器官的影响，达到治疗疾病的目的。越来越多的研究显示软组织改变可参与某些疾病的发病过程，例如：纤维化的软组织带来的缺血和牵张刺激使局部神经末梢敏感性增高，是软组织压痛点和痛性结节形成的原因之一；周围神经卡压综合征的重要原因之一就是软组织改变，可通过针刀手术切开减压治疗；牵系学说认为椎动脉型颈椎病的发病机制与椎动脉周围的纤维粘连带有关，由于反复的急慢性损伤形成的颈椎周围软组织粘连，可导致颈椎错位，引起椎动脉扭曲，产生相关的临床症状，也可采取针刀手术松解颈段粘连；髌外侧支持带挛缩可改变髌股关节力线，与髌股关节骨性关节炎关系密切，针刀手术同样可以切开外侧支持带松解手术达到治疗目的。

3. 针刀松解部位的选择与"以痛为腧"的关系

《灵枢·经筋》强调"以痛为腧"，即在疼痛点、痛性结节或者条索点进行治疗，收到良好的效果。可见"以痛为腧"是治疗经筋病的基本原则之一，但"以痛为腧"的治疗有效率高，而治愈率低的现象普遍存在，而且由于经筋的解剖定位不清，极大地阻碍了经筋理论的发展和临床应用。针刀医学在研究经筋理论的基础上，提出了疾病的形成不是一个点的问题，而是通过人体弓弦力学解剖系统在病变部位形成以点成线、以线成面，以面成体的立体网络状的病理构架。痛点治疗只是治疗点之一，更重要的要破坏疾病的病理解剖构架才能治愈疾病。

4. 针刀治疗与经筋刺法的关系

（1）针刀治疗与经筋刺法的关系 针刀治疗是采用针刀将病变的软组织切开松解，使病变软组织减张减压或延长长度，破坏疾病的病理构架，解除其对血管、神经、骨关节的影响。针刺治疗经筋病的方法可分为火针治疗、单针多向刺、多针刺3类，《灵枢·经筋》反复提到"燔针劫刺，以知为数，以痛为腧"，指出经筋挛急疼痛可用火针治疗。一般认为火针治疗具有针和灸的双重作用，可振阳气、通经络、行气血、散风寒。火针治疗有软组织松解作用：第一，火针直径较粗，甚至有三头火针，因此火针治疗形成的伤口较大，软组织松解效果比毫针好；第二，高温具有扩大伤口和止血作用，因为外科手术用的电刀就是通过高频电流对组织加热，实现对组织的分离和凝固，从而起到切割和止血的作用。多针刺是在病变局部用多支毫针刺入，一般认为可增强刺激，促使针感放散传导，《灵枢·官针》记载有傍针刺、齐刺、扬刺等刺法，是治疗经筋病的常用手法。一般认为单针多向刺可扩大刺激范围，加强针感，有关刺法为恢刺法、分刺法、合谷刺法等。

针刀与针灸治疗的相同点在于两者都是作用于人体软组织；针刀与针灸治疗的不同点在于针灸治疗以得气为主，达到疏经通络的目的，而针刀治疗点是明确的人体解剖结构；针灸是以点的刺激治疗病变，针刀是以短线切割切开、松解病变软组织。在针法和刀法操作方面也不一样，针灸可以以针灸尖为圆心作顺向或者反向的捻转，达到补泻目的。而针刀不行，因为针刀刃的作用是切割，针刀刀法操作必须与重要神经血管走行方向一致，不能随意捻转，否则就可能切断神经血管，造成医疗事故。针灸的合谷刺法通过一个针孔向不同的方向刺入，以得气为有效。针刀提插刀法也可以通过一个针孔向不同方向进行切割，但必须搞清楚刀下的组织结构，是筋膜、肌肉，韧带还是关节囊？根据不同的病变切割不同的解剖组织，才能达到治疗目的。

（2）针刀治疗是对经筋病刺法的发展 针刀治疗是对上述经筋病刺法的发展。首先，针刀治疗将经筋理论中的病变定位从"以痛为腧"的病变点治疗提升到对疾病病理构架治疗的高度上来。其次，针刀治疗将以人体解剖结构为基础，将针灸针刺法中某些模糊的概念进行了解剖学的量化。如《针灸大成·火针》："切忌太深，恐伤经络，太浅不能去病，惟消息取中耳"，何为太浅？何为太深？到达什么层次为适中？与人体的解剖关系是什么？针刀治疗是在人体弓弦力学解剖系统的基础上，对疾病进行准确定位，并确定针刀需要松解的人体解剖结构。根据病情对病变部位的不同软组织如筋膜、韧带、肌肉、关节囊、滑囊等分别进行松解或者切割。这对进一步研究经筋经理提供了解剖形态学基础。

（3）针刀医学将中医人文医学模式中的抽象部分现代化 比如，中医经过数千年的总结，提出的上病下治，左病右治的治疗方法，为不少病人解决了疾苦。头晕的病人在头颈部治疗效果不好的情况下，医生在腰骶部进行针刀松解后，症状得到有效缓解，左侧肩痛的病人，当在左侧肩部局部治疗效果不好时，医生在右侧肩部进行针刀松解后，左侧肩痛得到有效缓解。中医经筋相交理论早就解释了这种现象。"维筋相交"一词首见于《灵枢·经筋篇》："足少阳之筋……维筋急，从左之右，右目不开。上过左角、并跷脉而行，左络于右，故伤左角。右足不用，命曰维筋相交。"古人通过伤左边额角之筋，而引起右侧肢体的瘫痪现象出发，发现人体的经筋是左右交叉维系的，从而总结出"维筋相交"的理论学说，这与西医神经交叉理论不谋而合。隋代医家杨上善在所集的《黄帝内经太素》中补充到："筋既交于左右，故伤左额角右足不用、伤右额角左足不用"。这就更全面地补充说明了经筋是左右交叉的。清代医家张志聪在所著的《灵枢集注》中："盖维者，一身之纲维，从左之右、右之左，上而下、下而上，左右上下相维，故名维筋相交"，这就阐明了"维筋相交"，不仅左右交叉，而且上下相维，上部有病也可引起下肢瘫痪，下之病也可上冲为患。至于左右交叉取穴的刺法，在《内经》中就有"巨刺"和"缪刺"两种。上病治下，如头痛、眩晕刺足上太冲穴，腰背痛针委中穴；下病治上，如脱肛、阴挺灸百会穴，脘腹疼痛针内关、合谷等穴。又如口眼歪斜，针灸治疗也采取左右交叉取穴。但由于经络是在东方人文哲学的背景下形成的，与人体的解剖结构缺乏内在联系，所以，这样说法不能被现代医学所接受。针刀医学通过分析人体弓弦力学系统后发现，上病下治，左病右治与人体力学解剖结构有必然联系。头晕症状与大脑供血不足有密切关系，椎动脉是提供脑部血供的主要动脉，如果椎动脉扭曲，必然导致大脑供血不足，引发头晕。人体解剖结构显示，椎动脉2段行经颈椎横突孔中，3段行经寰椎的椎动脉沟，当颈椎错位（如颈椎生理曲度变直），必然导致横突的错位，最终引起椎动脉扭曲；但颈椎骨本身是不可能错位的，只有当附着在这些颈椎上面的软组织出现拉力异常，才会牵拉颈椎引起错位。脊柱由颈段、胸段腰、骶段四部分组成，为了适应重力以及人体的活动，它在矢状面脊柱是一段曲线，颈、腰屈向前，胸、骶曲向后，脊柱所形成曲线，与附着在脊柱上面骶棘肌有密切关系（骶棘肌起于骶骨，分为三束，分别止于肋骨、横突、枕骨）。根据数学曲率原理，一段曲线中，一个曲度的变化必然由另外两个曲度变化来代偿和调节。换句话说，颈椎生理曲度变直后，胸、腰椎的生理曲度就要变弯。通过针刀医学对人体力学解剖的研究，头晕治疗腰骶部就不难解释了。针刀通过松解腰骶部软组织（骶棘肌等）的粘连和瘢痕，调节了整个骶棘肌的拉力，改善了腰段的生理曲度，从而间接改善了颈段的生理曲度，部分或者全部纠正了椎动脉的扭曲，大脑血供增加，头晕症状缓解或者消失。

　　左侧肩痛治疗右侧的机理用针刀医学斜拉桥理论加以解释，就容易理解了。脊柱与四肢的连接就象斜拉桥（图3-8）。

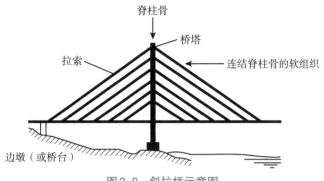

图3-8　斜拉桥示意图

脊柱骨是桥塔，肢带骨（肩胛骨、髂骨）是桥台，连接脊柱与肢带骨的软组织是拉索，根据斜拉桥原理，当一侧拉索拉力集中，最终会引起桥塔的倾斜，同时引起对侧拉索的力学异常。当左侧肩部的软组织（如肩胛提肌、斜方肌等）损伤后，出现疼痛、酸软等症状，人体通过粘连、瘢痕和挛缩进行自我修复和自我代偿，导致这些软组织的拉力增加，随着病情的发展，最终引起脊柱的倾斜错位，对侧的肩胛提肌、斜方肌等粘连、瘢痕和挛缩。所以根据斜拉桥理论，针刀松解右侧肩部软组织的粘连和瘢痕，可以缓解左侧肩部的症状。

通过对上述病例分析可以看出，针刀医学通过人体弓弦力学解剖系统将传统中医理论中很抽象理念具体化了，现代化了。

综上所述，如果说针刀医学有什么创造性、突破性的建树，那是在吸收老一辈专家开辟的中医现代化道路的结晶成果基础上的必然结果。针刀医学的主要内容之一，就是将中医学现代化，而且是从基础理论方面使之现代化。

由此，针刀医学关于中医现代化的研究并不是笔者心血来潮，而是历史的要求，时代的必然，要将中医现代化也不是笔者妄自空想，而是有它客观的条件作基础的。也就是说，针刀医学关于中医现代化的研究，是在中医现代化有其历史必然趋势的背景下，并有充分性、现实性的条件下开始和成形的。

第四章

可视化针刀技术在肩部疾病的应用

第一节 可视化针刀技术概论

一、可视化针刀治疗的概念

在影像引导或内镜明视下，运用针刀针对病变组织进行松解、减压、疏通堵塞以及调节神经电生理平衡，我们称之为可视化针刀治疗。根据临床应用镜像设备的不同我们将其区分为影像透视下针刀治疗和内镜明视下针刀治疗。影像透视下针刀治疗是应用包括肌骨超声、CT、C型臂和DSA等影像设备，通过影像指引，动态引导或静态定位等方式，引导针刀针对深部病变组织开展相应的治疗。在临床影像设备中，肌骨超声因其绿色环保无辐射，患者可以不受体位影响，便于开展动态引导，费用低廉，且不受临床检查的干扰，肌骨超声尤其便于软组织成像，对于血管、神经的显影具有无可替代的优势，是临床引导针刀治疗的主要模式。但是，由于超声影像的一些局限性，例如，深部组织衰减快，骨组织不能穿透，平面内穿刺只能采用高频探头等，导致对于深部组织和重叠较多的骨组织显影效果不好，所以临床上还要结合其他相关引导方式，CT引导是除超声引导的另一重要方式。CT引导的优势主要在于深部骨关节的显影非常清晰，例如骶髂关节、脊柱关节、蝶腭神经窝（节）、环枢关节、寰枕关节、深部关节如髋关节等，可以做到精准定位。但是，CT在软组织显影方面相比肌骨超声具有明显的缺陷，同时患者还要接受辐射照射，对于患者治疗体位有特定要求，且患者需要保证体位不动，并防范幽闭综合征，最大的问题是需要协调CT检查尤其患者急查CT的冲突，避免因CT引导针刀治疗延误急诊和急救，导致医疗事故的发生。DSA设备成本较高，绝大多数医院均不配备，即使少数三甲医院配置DSA，将其应用于针刀引导的确大材小用，同时和C型臂一样，医患均要接受射线损伤，所以，不作为我们讨论对象。明视下针刀治疗是指在内镜下开展针刀治疗，临床上运用的有关节镜、针刀镜等，在明视下针对关节内部病变组织用针刀松解粘连、疏通堵塞，以及内镜下清理病损组织，以达到治疗关节病变的目的，同时还可以明视下开展神经卡压的针刀松解，对于规避神经损伤具有很好的效果。

二、可视化针刀治疗的优势

1. 规避针刀治疗风险

针刀治疗最怕损伤重要神经、血管和内脏，针刺神经组织尚有电麻样异感，而针刀刺入血管或内脏往往无特殊感觉，一旦损伤，轻者出现严重并发症，重者影响生命体征。肌骨超声尤其适于软组织显影，对于神经、血管和内脏的显像具有无可替代的优势。如髋关节前侧入路针刀松解术可以借助于肌骨超声引导，在治疗的同时完全可以规避股动脉针刀损伤的风险（图4-1）；胸椎旁神经针刀松解术对于带状疱疹后神经痛具有显著的疗效，徒手针刀往往容易损伤胸膜，通过肌骨超声，可以引导针刀刺入胸椎旁间隙，即胸椎横突前缘、胸膜后缘、椎体外缘形成的穿刺三角，在超声动态引导下直视针刀在胸椎间孔处松解胸神经根并可规避胸膜损伤（图4-2）。同样，在CT引导下开展的胸腰椎小关节、脊神经根、蝶腭神经窝（节）针刀松解术，在深部组织针刀治疗的同时，极大地降低了损伤重要脏器和其他重要组织的风险。

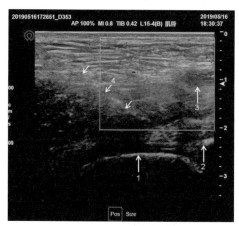

图4-1　髋关节针刀松解超声图像

1.股骨头；2.髋臼；3.股动脉；4.短箭头为针刀

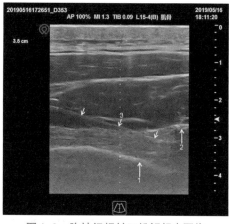

图4-2　胸神经根针刀松解超声图像

1.胸膜；2.胸椎横突；3.短箭头为针刀

2. 拓展治疗范围

超声引导下颈、胸神经根针刀松解术对于顽固性神经根型颈椎病、胸肋部带状疱疹后神经痛、重症胸椎侧弯症引发的根性神经痛具有即时、显著而稳定的镇痛效果；CT引导下针对骶髂关节、脊柱关节的针刀松解术对于中晚期强直性脊柱炎具有显著的疗效，不仅可以控制炎性疼痛，而且对于恢复脊柱功能具有明显的优势；炎性关节病变如痛风性关节炎是针刀治疗的禁忌，内镜下关节水针刀松解清理术，可以松解粘连，疏通堵塞，同时清理尿酸结晶等病损组织，填补了针刀治疗炎性关节病变的空白。

3. 提高治疗效果

将"责任疼痛源"尤其是病变神经组织纳入针刀整体松解中，对于迅速改善疼痛症状，尤其对于神经源性疾病，如神经根型颈椎病、腰椎间盘突出症、带状疱疹、三叉神经痛等具有显著而稳定的疗效。即使针对肌腱、韧带组织的针刀松解术，在超声引导下，可自起腱处骨面松解铲剥，疗效明显优于徒手针刀（图4-3）。

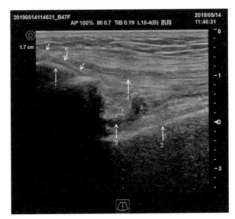

图4-3 膝股四头肌腱针刀铲剥松解超声图像

1.髌骨上缘；2.髌上囊；3.股骨干；4.股四头肌腱；5.短箭头为针刀

4. 降低不良反应

在镜像直视下针刀松解，无论单次针刀次数，还是针刀频次，均明显少于徒手针刀，同时对于正常组织的针刀损伤明显减少，降低了针刀带来的不良反应。例如，超声引导下针刀松解屈指肌腱滑车韧带和交叉韧带，可以直视针刀零度角贴着鞘膜表面切割，基本上2~3刀即可松解交锁症状，极少损伤屈指肌腱，术后恢复快，不良反应很少（图4-4）。

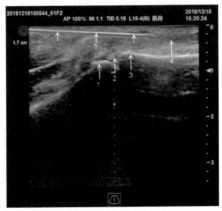

图4-4 屈指肌腱针刀松解超声图像

1.掌骨头；2.掌指关节；3.近节指骨；4.拇屈指肌腱；5.短箭头为针刀

第二节　超声引导技术在肩部疾病的应用

一、肌骨超声基础

（一）超声波的历史

1. 超声波在医学中的早期发展

超声波：指的是超过人耳听阈上限的声波，即大于20 kHz的称超声波，其基本物理量包括波长 λ 、频率f和声速C（声波的能量、强度I和阻抗Z：Z = ρ × C，固体>液体>气体）。

（1）国际方面　从19世纪末到20世纪初，人们在物理学上发现了压电效应与反压电效应，解决了利用电子学技术产生超声波的办法，从此超声技术的发展与推广进入了历史发展新篇章。1922年，德国出现了首例超声波治疗的发明专利，紧接着在1939年出现了有关超声波治疗取得临床效果的文献报道，40年代末期超声治疗在欧美兴起，直到1949年召开的第一次国际医学超声波学术会议上，才有了超声治疗方面的论文交流，为超声治疗学的发展奠定了基础，1956年第二届国际超声医学学术会议上已有许多论文发表，超声治疗进入了实用成熟阶段。

（2）国内方面　国内在超声治疗领域起步较晚，在20世纪50年代初才只有少数医院开展超声治疗工作，从1950年首先在北京开始用800kHz频率的超声治疗机治疗多种疾病，至50年代开始逐步推广，并有了国产仪器。公开的文献报道始见于1957年，到了70年代有了各型国产超声治疗仪，超声疗法普及到全国各大型医院。经过40多年来的发展，全国各大医院都已积累了相当数量的资料和比较丰富的临床经验，尤其是20世纪80年代初出现的超声体外机械波碎石术和超声外科，标志着结石症治疗史上的重大突破，现如今已在国际范围内推广应用，高强度聚焦超声无创外科，已使超声治疗在当代医疗技术中占据重要地位。如肌骨超声，它就是近年来新兴的一种超声检查技术，也可以称为肌肉骨骼系统超声，它能清楚地显示肌肉、肌腱、韧带、周围神经等浅表软组织结构及其发生的病变。①外伤或者运动所致关节周围肌肉、肌腱的急慢性损伤：如肌肉、肌腱的撕裂（完全、部分）、网球肘、高尔夫球肘、肌腱炎、腱鞘炎、肌肉损伤后的并发症（骨化性肌炎、血肿）及评价肌肉萎缩程度。②周围神经相关的病变：如腕管综合征、肘管综合征、臂丛损伤，术后钢板及瘢痕造成的手术区神经的卡压及神经源性肿瘤样病变等。③浅表软组织的病变、各种类型的软组织来源的肿瘤：如血管球瘤、皮下及肌间血管瘤、脂肪瘤、神经源性肿瘤、腱鞘巨细胞瘤、腱鞘囊肿、钙化性上皮瘤、手掌腱膜炎、足底跖腱膜炎等软组织肿物。④部分免疫风湿性疾病：如类风湿关节炎、痛风等累及关节的病变以及识别各关节的滑囊病变，关节腔积液，滑膜增生和炎症反应，关节及骨表面的侵蚀及破坏，关节及软骨肿瘤等。⑤部分骨肿瘤病变：如动脉瘤样骨囊肿、单纯性骨囊肿、骨皮质破损后的恶性骨肿瘤以及肿瘤周边的软组织、肿瘤与邻近血管、神经的关系。这些都可以得到精准的诊断，它可以和磁共振相媲美，能够精细分辨肌肉浅表神经的解剖结构，为临床诊断提供了帮助。

（二）超声影像的成像原理

我们现在临床所用的超声诊断仪都是应用回声原理，通过仪器的探头向人体发射一束超声进入人体内，并进行线形、扇形或其他形式的扫描，再根据人体不同组织的声阻抗不同的特性，当发出的超声遇到不同声阻抗的二种组织的交界面时，就会有超声反射回来，再由探头接收，再经过信号放大和信息处理后，最终显示于屏幕上，从而形成一幅人体的断层图像，称为声像图（sonograph）或超声图（ultrasonograph），供我们临床医生用于疾病的诊断，连续多幅声像图在屏幕上显示，我们便可观察到动态的器官活动，因为人体内器官组织界面的深浅不同，其回声被接收到的时间也就有先后，根据此特性，我们就可测知该界面的深度，测得脏器表面的深度和背面的深度，从而也就测得了脏器的厚度。在我们医学超声上，所有声源振动的频率为1~10MHz，常用者为2.5~5.0MHz。超声成像的原理与超声波的物理特性及人体组织对入射超声波所产生的多种物理现象有关，主要表现在以下几方面：①超声波的指向性；②反射、折射与散射；③声能的衰减与吸收；④多普勒效应。

（三）肌骨超声的基本概念

1. 超声的物理参数

（1）频率（f）　单位时间内质点振动的次数，每秒振动1次为1Hz。

（2）声速（c）　单位时间波动传播的距离，常用单位为m/s。

（3）波长（λ）　波动传播过程中相邻的两个周期中，相邻的两个波峰或波谷间的距离。

（4）周期（T）　波动传过一个波长所需要的时间，称为波的周期，各波动参数之间存在如下关系：$c=f \times \lambda$；$T=1/f$。

2. 超声的传播特点

（1）方向性　由于超声波的频率很高，而波长短，所以其在传播的过程中沿着发射的方向直线向前传播，就会有较强的方向性（即良好的指向性），其形状呈束状，因此也称束射性，这一特性是超声对人体器官进行定位探查的基础。超声波的方向性主要取决于声源的直径与波长之比，当在相同声源直径的条件下，频率越高，波长越短，方向性越好。

（2）反射、透视和折射 反射，是指声波在人体组织内按一定方向传播的过程中，遇到不同声阻抗的分界面，就会产生反射，大界面对入射声束呈反射现象，我们就是利用超声波的这一特性来显示不同组织界面和轮廓，从而分辨其相对密度。全反射，如固体或液体与气体之间声阻抗差很大，超声检查遇到气体或含钙组织时，它的声能几乎可以全部反射回来。所以超声对于诊断肺等含气组织就比较困难。折射，是在界面两侧的介质中声速不等，且入射角大于0°时，就会出现透射声束偏离入射声束的方向传播。

（3）散射和绕射 散射（Scattering），是指小界面对入射声束呈散射现象，当超声波在传播时遇到径线远小于波长λ的微小粒子会发生散射，微粒吸收入射声波能量并成为新的二次声源，向周围立体空间辐射声波，这种现象称为声波的散射。衍射（Diffraction）或绕射，是指当声波遇到一个径线为1~2个波长的障碍物时，声波会绕过该障碍物继续传播，这种现象称为衍射或绕射。

（4）衰减与吸收 衰减（Attenuation），是指声波在介质传播的过程中，声能会随着传播距离的增大而减小，这种现象我们称为声衰减。吸收，是指介质的导热性、粘滞性及介质分子之间的内摩擦，使声能转换成热能，超声能量逐渐减小的一种现象。不同组织对超声的吸收程度不同，主要与蛋白质和水含量有关。出现衰减的主要原因包括介质的吸收、小界面的散射、大界面的反射和声束的扩散等。不同组织对超声的吸收程度与蛋白质、钙和水含量有关，蛋白质或钙质成分高，就会衰减明显；而水分高，则衰减少；人体组织衰减程度规律：骨质>软骨>肌腱>肾>肝>脂肪>血液>尿液、胆汁>水；超声通过液体几乎无衰减；超声通过致密的骨组织、钙质、结石时明显衰减，其后方回声消失出现声影（acoustic shadows）。

（5）多普勒效应 指当声源和接收器之间出现相对运动时，声波的发射频率和接收频率之间将出现差别，这种现象就称为多普勒效应，而这种频率差别称多普勒频移（Doppler frequency shift，FD），当声源与物体做相对运动时，频率增高；而当声源与物体作背向运动时，频率就会减低。根据这一原理特性，多普勒技术被运用于测量血流速度、血流方向和血流性质（层流或湍流），多普勒技术包括频谱多普勒和彩色多普勒成像。

3. 超声的分辨力

（1）轴向分辨力 是指在超声束轴线上，能分辨两点间的最小纵深距离，其与频率、脉宽有关，频率高、波长短→分辨力高；脉冲愈宽→轴向分辨力愈差理论上轴向分辨力为λ/2，实际上受脉冲持续时间影响，实际为理论的5~8倍（如5MHz λ=0.3mm，理论分辨力为0.15mm，实际为0.5mm；3~3.5MHz实际分辨力为1.0mm）

（2）侧向分辨力 是指垂直于超声束轴线平面上与线阵探头长轴方向一致的轴线

上，能分辨相邻两点（两个病灶）间的最小距离。长轴方向上的声束宽度→相位聚焦 3~3.5MHz探头侧向分辨力 1.5~2.0mm。

（3）横向分辨力　为与声束轴垂直平面上，探头短轴方向，与侧向分辨力相垂方向上的分辨力。反映切面情况的真实性，又叫厚度分辨力，探头厚度方向，声束厚度与聚焦性能有关，聚焦区一般 <2mm。

4. 肌骨超声探头的选择

（1）线阵探头　在线阵探头中，换能器晶片被分割成许多小的阵元，之间相互隔离，并排成一条直线，一般用于实时的B型成像和多普勒血流检测，其缺点是探测的视野比较小（图4-5）。

（2）凸阵探头　它是一种多阵元探头，其阵元排列成凸弧形，工作时依次发射和接收超声，所获得图像为方形和扇形的结合（图4-6）。

（3）曲棍球杆状探头　形似曲棍球杆状小巧高频线阵探头，因其频率高，浅表组织结构显像清晰，能够精确分辨出细小神经、血管，而且探头小巧，易于医生操控，尤其适用于指趾关节、腱鞘炎、外周神经卡压（如腕管综合征）、三叉神经等超声引导下针刀治疗（图4-7）。

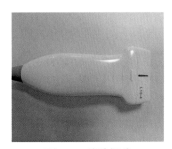 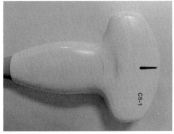 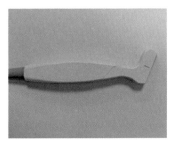

图4-5　线阵探头　　　　图4-6　凸阵探头　　　　图4-7　曲棍球杆状探头

5. 人体组织学类型

反射类型	二维超声	图像表现	组织器官
无反射型	液性暗区	无回声	正常时的血管内血液、尿液、腹水、胸腔积液
少反射型	低亮度	低回声	心、肝、胰、脾等实质器官，皮下脂肪，血管壁中膜、急性期血栓和血液淤滞时的血管腔内回声
多反射型	高亮度	高回声	血管壁、心瓣膜、脏器包膜、组织纤维化
全反射型	极高亮度	强回声（后方常伴声影）	骨骼、钙斑、结石、含气肺、含气肠

6. 超声扫描和引导的基本概念

（1）扫描轴

① 长轴切面：探头垂直放置在检查部位，沿人体长轴扫查。由浅入深：图像上方为浅部（探头侧），下方为深部（远离探头侧），左侧为头侧（探头的上方），右侧为足侧（探头的下方）。

② 短轴切面：探头垂直放置在检查部位，与人体长轴垂直扫查。图像上方为浅部（探头侧），下方为深部（远离探头侧），左侧为被检查者的右侧，右侧为被检查者的左侧。

③ 斜位：根据探头和躯体长轴的关系，分为左右斜位，根据探头与腹侧和背侧的关系分为前后斜位。

④ 冠状位：探头垂直放置在被检查者的左或右侧，与人体长轴平行扫查。图像上方为探头侧（被检查者左或右侧的浅部），下方为深部，左侧为头侧，右侧为足侧。

（2）介入轴

① 平面内穿刺技术：是指在超声引导下，穿刺针整体在超声发出的声束内进行的穿刺的过程。

具体方法：超声探头短轴扫查时，将目标区域固定至超声视野中部（左右的中部），固定探头位置，旋转探头90°，将扫查目标由短轴变成长轴，穿刺针沿着探头两端的中心线，以一定角度（具体角度取决于穿刺目标距进针点的距离）破皮进入皮下组织，观察穿刺针进入血管或到达目标区域附近停止进针即可。

② 平面外穿刺技术：是指在超声引导下，穿刺针整体或局部在超声发出的声束以外进行穿刺的过程。因平面外穿刺进针路径较多、较复杂，可利用首选探头侧方中心线。

具体方法：超声探头扫查时，将目标区域固定至超声视野中部（左右的中部），固定探头位置，穿刺针沿探头侧方中心线破皮进针，边进针，边前后晃动穿刺针，以便实时了解穿刺针进针的深度及距目标区域的距离，当穿刺针有回血或到达目标区域时停止进针即可。

二、肌骨超声仪器简介

便携式彩色多普勒超声仪主要有两部分，即设备主机及超声探头组成。超声探头具有多种选择，可以发射和接收超声，进行信号转换，便携式彩色超声系统主要对从探头接受回来的信号进行处理及显示，在主机上显示优良的图像，对肌骨超声检查有更好的使用效果。有效使用肌骨超声的关键是选择合适的探头和技术调节到最佳分辨率。

（一）肌骨超声操作面板简介（图4-8）

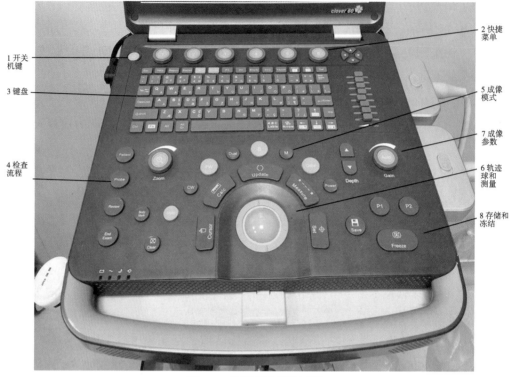

图4-8　肌骨超声操作面板

1.开关机键	6.轨迹球和测量
2.快捷菜单按钮	以用户为中心的轨迹球
3.键盘	Measure：常规测量
4.检查流程	Calc：应用测量
Patient：病人信息	Set：确认键
Probe：探头选择和检查切换	Update：启动或者刷新PW/M/CW频谱
Review：浏览图像和电影	Cursor：光标呼出键
End Exam：结束检查	7.成像参数
5.成像模式：	Auto：自动优化B，Color，PW同时可以作
B 模式	为自动彩色和自动多普勒的启动键
Color mode 彩色血流	Depth：深度调节
Power mode 能量多普勒	Zoom：前端和后端放大
M 模式	8.存储和冻结
PW 模式	Save：按照预设存储或存电影
CW 模式	Feeze：冻结和解冻
HoloTM　PW多PW取样成像	P1，P2：可设置键
Dual 双窗	

（二）肌骨超声的快速操作指导

第一步 开始

①操作前，确保机器已充电。

②按 ⬤ 按键开关，约23秒后启动。

③按【probe】按键，点击任意检查模式，进入相应检查。

第二步 扫查及结束

①辨认探头标示（此标示的方向和屏幕左侧显示的图像方向是一致的）。

②探头涂上耦合剂，然后扫查图像，扫查中有需要更多操作，可查看以下第三步操作。

③做完当前病人或者要临时扫查另一患者，可直接按【End Exam】进入下一个病人检查。

第三步 选择性操作（扫查过程中以下步骤为选择性操作，如果觉得无必要也可以省略）

①调节图像：点击【Auto】按键可一键快速调节图像质量，也可通过旋转【Gain】键手动调节。

②调节深度：按【Depth】键以放大和缩小图像。

③彩色血流：按【Color】键进入彩色模式，然后移动轨迹球调整取样框位置，对准血管即可。如果取样框大小不合适，可按【Set】，然后移动轨迹球改变取样框大小，再按【Set】确认完成。

④测量：测量前冻结图像，按【Measurement】启动常规测量，通过轨迹球移动到目标点进行测量，按【Set】键确认。

⑤图像标注：键盘直接输入注释，或者按【ABC Label】启动注释菜单，选择注释并添加。

⑥体位图：按【Body Mark】选择想要添加的某个图，移动轨迹球放置探头标记位置，旋转找到快捷旋钮可调整体位图方向。

⑦存图或电影：按【Save】存单帧，按【P1】存电影，按【P2】开始录像，再按【P2】一次结束录像。

三、肌骨组织的超声影像特点

（一）皮肤和皮下组织

由于正常的表皮和真皮层厚1~4mm，因此在超声下为均一的高回声结构，而皮下组织为低回声。

（二）肌肉、肌腱和韧带

1. 肌肉是由肌束及外周束膜、外膜、间隔和薄层纤维脂肪组织组成。其整体回声低于肌腱和皮下组织，其中肌束表现为低回声，肌束外周包绕的肌束膜、肌外膜、肌间隔及薄层纤维脂肪组织，均呈较强的线状或条状高回声。纵切面肌束排列自然有序，成羽状、带状或梭形；而横切面肌束呈低回声，肌束间可见网状、带状及点状强回声分隔。当肌肉收缩时会出现肌束的直径增加，而长度会缩短，它的回声强度常减低；相反，如果肌肉松弛或探头加大压力就会导致单位体积内的声界面增多，肌肉的回声就会随之增高。

2. 肌腱是肌肉连接在骨骼关节处的粗硬的纤维组织束，由平行致密的胶原纤维构成。肌腱主要功能是将肌肉收缩产生的应力通过止点传递到骨骼而产生运动，其在超声下呈线状或条状高回声，纵切时一般呈平行有序的羽状或梭形、带状回声，短轴呈圆形或椭圆形，断面为多数点状强回声间杂有少许点状低回声。肌腱纵切面中央呈束带紧密排列的纤维状高回声，外周由两条光滑的线样高回声包绕，横切面则呈均匀高回声。对于有腱鞘的肌腱，由于腱鞘内含有少量液体，横切面腱鞘显示为肌腱周围的无回声晕环。对于一些没有腱鞘的肌腱，则显示为肌腱周围的线状偏高回声。

3. 韧带是人体关节的重要辅助结构，由致密结缔组织构成，两端与骨骼相连，维持关节的稳定性并协助运动。它与肌腱结构不同处就在于韧带内相互交织的纤维较多，从而使其组织结构和超声表现不如肌腱规则。浅层为致密结缔组织结构，连于股骨内上髁与胫骨上段之间，浅层和深层之间则是一层疏松结缔组织组成，深层是由股骨–半月板韧带和半月板–胫骨韧带组成，超声显示下其浅层和深层结构均为偏高回声，而两层之间为带状则为低回声区。

（三）神经组织

神经组织在超声下一般常为蜂窝状或呈束状结构，它主要由低回声的神经纤维和高回声的神经内结缔组织共同构成。其影像特点：被低回声肌肉组织包绕的神经纤维边界比较清楚，通常比被脂肪组织包绕的神经纤维容易鉴别，而靠近中枢的神经在超声下常呈单束或寡束样外观，这是由于神经纤维间的结缔组织很少导致的。

（四）血管和滑囊

1. 血管是生物运送血液的管道，依运输方向可分为动脉、静脉与毛细血管，一般呈管状无回声区（动脉管壁层次清晰，而静脉由于管壁很薄，难以成像，可压闭）。

2. 而由于正常的滑囊壁一般非常薄，超声下一般很难分辨，因此，只有部分滑囊在生理情况下能在超声显示，呈片状无回声区，而滑囊的壁则呈线状高回声（其为滑囊内液体和滑囊周围组织的界面回声）。

（五）骨骼与关节

1. 骨皮质的表面是被致密的结缔组织所覆盖，因骨骼和软组织间的声阻抗差异很大，导致其界面的反射非常强，在超声下常呈现为一条亮线，但是成熟的骨组织对声波具有很强的吸收能力，因此骨骼组织后由于声波的明显衰减而呈现为黑暗的声影。

2．关节指的是骨与骨之间借助纤维组织、软骨、或骨组织以一定方式相互连接形成的结构。一般呈均匀的低回声；纤维软骨呈稍高回声；关节囊呈束带状高回声；关节腔呈无回声区；关节周围韧带呈带状均匀高回声。

（六）胸膜和腹膜

1．由于人体胸膜反射超声的能力非常强，因此其超声影像特点往往呈高回声亮线。而彗星尾样现象是超声波振荡产生的结果，一般常见于胸膜下方，而且还可以见到肺的上下运动，不过其在肺尖部不明显，在肺底部则比较明显。当发生气胸，则彗星尾样现象和肺移动征象均会消失。

2．腹膜的超声影像特点一般呈现的是细的、不连续的、平滑的单一回声线样结构，位于腹壁深面，其形成的彗星尾样现象的原因与胸膜一样，均是由于超声振荡引起的。

第三节　CT引导技术在肩部疾病中的应用

一、CT成像的基本原理

CT（Computed Tomography），即计算机断层扫描，是一种常规的医学检查技术，为临床的诊断做出了极大的贡献。现我们把CT技术与针刀相结合，应用于医学治疗领域，CT影像的成像原理包括三个连续的过程：

1．获取信息

X线束沿多个方向环绕扫描人体一定厚度的层面，透过的X线由探测器接收并转换成数字信息。探测器接受的X线的射线强度则决定了该组织显示的CT图像的密度，例如气体、脂肪等组织吸收的X线较少，由探测器接收的X线就相对较多，在CT图像则显示出灰黑的低密度区；相反，骨组织吸收的X线较多，由探测器接收的X线就相对较少，在CT图像则显示出白色的高密度区。

2．获取X线吸收系数

一定层厚的CT断面图像是由一定数目、体积相同的立方体，即所谓体素；所获得数字信息经计算机处理后得到该扫描层面各个体素的X线衰减系数，亦称X线吸收系数，再按照原来的位置排列成数字矩阵。

3．获取灰阶图像

数字矩阵的每个数字经数字/模拟转换器转换成方块，按照其数值的高低赋予不同的灰阶，所得的黑白不同灰度的方形图像单元，即为像素，并按原来的矩阵顺序排列即构成CT图像。

CT对人体的横断层面经数字转换进行成像，CT可提高密度的分辨率，CT相对于X线图像有更高的分辨能力。

二、CT的种类和检查方法

1. CT的种类

（1）普通CT　扫描方式可分为旋转式及固定式，X线管采用CT专用X线管，现临床上已逐步被螺旋CT取代。

（2）螺旋CT（Spiral CT）　扫描方式是在旋转式扫描的基础上，运用滑环技术，同时检查床沿纵轴恒速平直移动，X线扫描的轨迹呈螺旋形。螺旋CT的机型包括2层、4层、8层、16层、64层，最新的机型还有256层等；目前，多层螺旋CT广泛的运用于临床，是目前的主流机型，多层螺旋CT采集的不仅是某一个横断面的数字信息，扫描范围扩大、扫描层面更薄、扫描速度快、辐射少，采集的是一段容积内的信息，既提高了成像的时间分辨力，也进一步提高了图像的空间分辨力。螺旋CT是为可视化针刀治疗最常用的CT种类。

（3）电子束CT（EBCT）　不用X线管而是用电子枪发射X线进行扫描，在心脏大血管的检查上有优势，但价格昂贵，临床上运用也不广泛。

（4）能谱CT　X线的吸收系数可由任意两种基物质（通常是水和碘）的X线吸收系数决定，经公式计算出基物质的空间分布密度值。能谱CT通过瞬时切换高低电压（如80kVp、140kVp）进行扫描得到两组X线吸收系数，依据已知的物质不同能量下的X线吸收系数，用所计算出的物质的密度值，再经过计算从而能重建出不同物质密度的CT图像，以及各种单能量下的CT图像。能谱CT能提高图像的质量，提高病变检出率（如早期肿瘤的检出）及进行定性诊断，消除金属伪影。

2. CT的检查方法

（1）平扫检查　不用对比剂的普通扫描，一般先常规进行平扫检查；可视化针刀操作常用平扫检查。

（2）对比增强检查　经周围静脉注入水溶性有机碘对比剂后再进行扫描的检查方法，能显示平扫未能显示或者显示不清的病变；对碘过敏者、急性出血及颅脑外伤者、严重的肝肾功能损害者禁用该方法。对于颈椎、髋关节等有重要血管的针刀穿刺操作可使用对比增强检查，以避开重要血管。

（3）能谱CT检查　瞬时切变两种电压（80kVp、140kVp）进行扫描，能消除部分伪影，提高图像的显示能力。针刀是高信号影像，会产生伪影，能谱CT能消除部分由针刀引起的伪影。

（4）图像后处理技术　包括二维显示技术，三维显示技术，以及CT仿真内镜等其他后处理技术，应根据病情需要选用不同的技术。

三、CT影像的特点

CT影像的特点：

1.图像上反映的是组织结构的密度。

2.为横断面扫描，影像之间无重叠。

3.利用窗技术可在同一扫描层面上获得不同灰度的图像，从而使被扫组织结构的形态得到对比。

4.横断层的显示模式可通过图像后处理技术改变，如二维显示技术、三维显示技术等。

5.可通过增强检查改变组织结构的密度，图像上组织结构的密度可因对比剂的含量不同而发生改变。

6.CT影像相对于X线有较高的分辨率，但是CT检查的X线辐射剂量大约是传统X线的十几倍，价格也较传统X线昂贵，运用CT检查应注意防护辐射。

四、CT引导的常用术语

1. CT值

CT值代表X线穿过人体组织被吸收后的衰减值，即该体素组织对X线的吸收系数值，用亨氏单位（HU）表示，密度越高，CT值越大。人体正常脏器CT值如图所示。

2. 层厚与层距

CT断层每个层面的厚度即为层厚，用毫米（mm）表示，每个扫描层面之间的距离即为层距，用毫米（mm）表示，根据不同的部位选择不同的层厚与层距。

3. 窗宽与窗位

CT图像上有2000个或以上的灰阶分度，远超出人眼的分辨能力，为了使分段内的不同黑白灰阶所示的CT值差（人体组织密度差）为人视力所分辨，把CT值−1000~+1000HU即2000个灰阶分度按不同的观察要求分段显示，这个分段所包括的CT值范围就是窗宽范围。窗位是指窗宽位置范围内的中位数位置，窗位一般放置所要观察的组织相对应的CT值上。可视化针刀治疗常用的是骨窗和软组织窗，骨窗窗宽为1000~1500HU、窗位为250~350HU；软组织窗窗宽为300~500HU、窗位为40~60HU。

4. 平扫与增强

不使用对比剂的扫描称之为平扫，CT平扫可作为某些部位或者疾病的首选检查。

增强是经周围静脉注入水溶性有机碘对比剂后进行扫描的方法，能显示平扫未能或显示不清的病变。

　　传统针刀治疗根据解剖知识体表定位难免会有偏差，现运用CT图像高分辨率的特点及定位功能，根据CT显示图像避开重要血管、神经，选择最佳穿刺点、角度及深度并进针，再行CT扫描并检查针刀是否准确达到松解部位，若发现针刀并没有准确到达松解部位，则再行CT扫描，根据CT图像调整针刀的角度、深度，以求直达病所，直到针刀准确达到松解部位为止，这使盲视转变为相对可视，使针刀的治疗更加科学化、精确化，更有说服力，临床上也提高了针刀的疗效与安全性，促进针刀医学的进一步发展。

　　5. 激光定位线与栅栏定位器

　　（1）CT激光定位线　即CT扫描线圈内固定的红色光线。激光线与CT-X-ray扫描的切面一致，根据这一原理我们可以将CT图像上的穿刺路径及其相关数据通过激光线和栅栏定位器（后面介绍）复制到体表，从而确定穿刺点（图4-9、图4-10）。

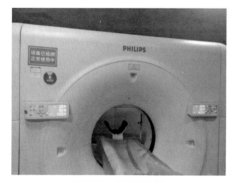
图4-9　CT激光线

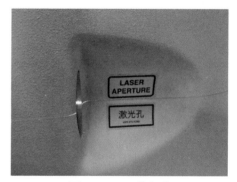
图4-10　CT激光孔

　　（2）栅栏定位器　系CT引导时用于确定穿刺点的条带样金属丝栅栏，可以手动制作（图4-11、图4-12）。

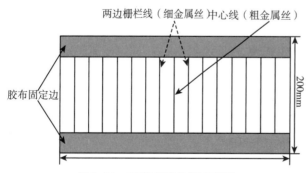
图4-11　CT栅栏定位器示意图

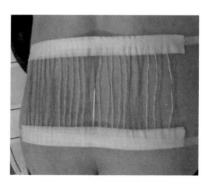
图4-12　CT栅栏定位器

（3）CT激光定位线与栅栏定位器定点原理　使用时使中心线平行于CT扫描床，位于治疗部位中轴线，CT扫描时垂直于CT扫描床的激光线扫过，就与栅栏形成"十"交叉，根据CT影像选择穿刺点（图4-13~图4-15）。

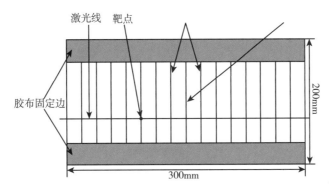

图4-13　激光线与栅栏定位器定点示意图

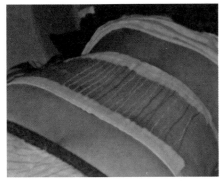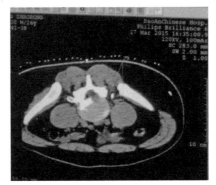

图4-14　激光线与栅栏定位器定点原理　　图4-15　CT扫描切面（激光线）CT影像

第四节　针刀镜在肩部疾病的应用

一、针刀镜的治疗机理

1. 疏通关节内粘连

利用针刀镜现代高清内镜成像技术，放大关节内细微部位的组织病变，通过钝性针刀剥离和疏通松解关节内粘连，改善关节活动。

2. 灌洗关节腔

治疗过程中通过管道向关节内持续冲洗生理盐水，使关节腔内炎性积液得到彻底清洗，顽固的关节肿痛得以缓解。

二、针刀镜的适应证和禁忌证

（一）适应证

针刀镜治疗肩部疾病的适应证范围较广泛，经过大量的临床实践，现分述疗效较好的适应证如下：

1. 顽固性肩关节炎性病变：如肩周炎、风湿性关节炎、类风湿关节炎、痛风性关节炎、创伤性关节炎、化脓性关节炎等。

2. 肩部各种慢性软组织损伤引起的局部难治性疼痛，如肩肌筋膜炎等。

3. 肩部神经卡压综合征。

（二）禁忌证

1. 绝对禁忌证

出、凝血功能障碍者。

2. 相对禁忌证

（1）关节部分或完全强直、关节间隙严重狭窄畸形、关节囊破裂者。

（2）施术部位有局部皮肤感染、深部脓肿、肌肉坏死者。

（3）施术部位有重要神经血管，或重要脏器在施术时无法避开者。

（4）一切严重内脏疾病的发作期。

（5）体质极度虚弱者。

（6）情绪紧张、血压较高者。

（7）恶性肿瘤患者。

第五章
肩部疾病体格检查方法

第一节 肩部疾病一般检查方法

1. 视诊

患者双肩应充分暴露，观察肩关节的轮廓和骨性突起，有无外伤、手术改变，有无肌肉萎缩、肿块、畸形等。注意肩和肩胛骨的高度，并在后方，对比两侧高度。

2. 触诊

分别于肩锁关节、喙突、喙肱韧带、肱骨大结节、肱二头肌长头腱等部位检查关节的稳定性及有无压痛。

3. 动诊

主要观察肩关节的主动和被动活动度。包括肩关节的前屈、外展、内旋、外旋活动度。外旋活动度需要分别观察内收位外旋度和肩外展90°位的外旋度。内旋活动度是嘱患者手心向后，手自后下向上，外展拇指，以拇指尖所能触及的脊柱棘突，作为衡量内旋活动度的标志（图5-1）。

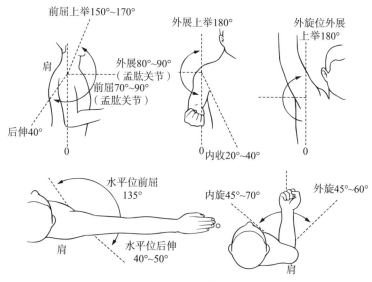

图5-1 肩关节活动度

4. 量诊

将手放在身后，可测量桡骨茎突至C₇棘突的距离，两侧可作比较，这是测量上肢全长的方法。对肩关节脱位病例，可测量肩峰至肱骨外上髁的距离，脱位侧将缩短。

第二节　肩部疾病特殊体格检查方法

（一）肩关节活动度检查

Apley摸背试验：患者用手分别从同侧肩上方向后摸对侧肩胛上缘或用手从同侧肩下方向后摸对侧肩胛下缘。判断肩关节内旋及外旋功能（图5-2）。

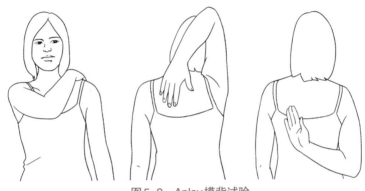

图5-2　Apley摸背试验

（二）肩袖损伤的肌力检查

1. 外展肌力

（1）Jobe试验（空罐试验）　臂部外展90°，前屈30°，拇指向下，检查者用力向下按压上肢，患者抵抗，与对侧相比力量减弱，则提示肩袖病变或者冈上肌腱病变或者断裂（图5-3）。

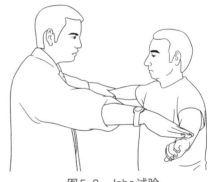

图5-3　Jobe试验

（2）落臂试验　用以诊断肌腱袖有无破裂。患者取立位，将患肢被动外展90°，然后令其缓慢放下，如果不能慢慢放下，出现突然直落到本侧，为试验阳性，说明肩部肌腱袖有破裂（图5-4）。

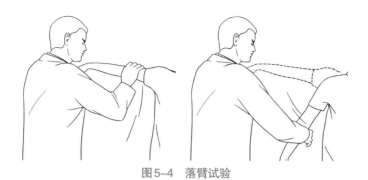

图5-4　落臂试验

2. 外旋肌力

（1）外旋抗阻试验

患者肩处于内收位，屈肘90°，肘部处于体侧并夹紧。嘱患者抗阻力将双肩外旋，使双手远离体侧，若出现肩部疼痛则为阳性，也提示冈下肌、小圆肌损伤（图5-5）。

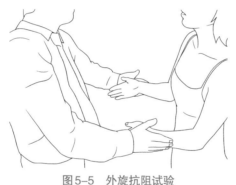

图5-5　外旋抗阻试验

（2）外旋减弱征

患者肘关节屈曲90°，肩关节在肩胛骨平面外展20°。检查者一只手固定肘关节，另一只手使肩关节外旋达最大程度，然后放松嘱患者自行保持最大外旋。若外旋度数逐渐减少，则为阳性，提示冈下肌、小圆肌损伤（图5-6）。

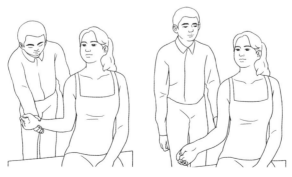

图5-6　外旋减弱征

3. 内旋肌力

（1）Lift off试验　患者将手背置于下背部手心向后，嘱患者将手抬离背部（必要时给予阻力），不能完成动作为阳性，提示肩胛下肌损伤（图5-7）。

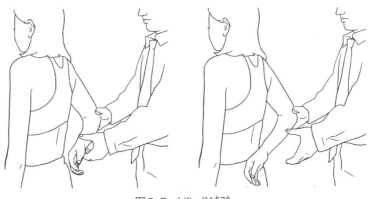

图5-7　Lift off试验

（2）Napoleon试验　患者将手置于腹部，手背向前，屈肘90°，注意肘关节不要贴近身体。检查者手向前拉，嘱患者抗阻力做压腹部动作，可能因姿势类似拿破仑的典型姿态而得名。两侧对比，阳性者力量减弱。阳性提示肩胛下肌（肩关节内旋肌）损伤（图5-8）。

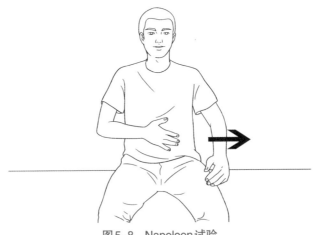

图5-8　Napoleon试验

（三）肩峰下间隙检查

肩峰下间隙结构异常导致在肩上举过程中，肩袖或/和二头肌腱受到喙肩弓的反复撞击而引起病变，成为肩峰下撞击综合征。疼痛弧在60°~90°。

1. 肩峰下撞击试验

（1）Neer撞击试验　检查者立于患者背后，一手固定肩胛骨，另一手保持肩关节内旋位，使患者拇指尖向下，然后使患肩前屈过顶，如果诱发疼痛，即为阳性，机理是人为的使肱骨大结节与肩峰前下缘发生撞击，从而诱发疼痛（图5-9）。

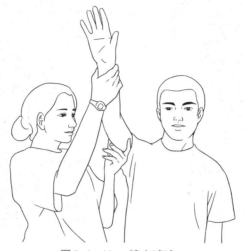

图5-9　Neer撞击试验

（2）Hawkins撞击试验　检查者立于患者背后，患者肩关节前屈90°屈肘90°，前臂保持水平，肩关节内旋出现疼痛为阳性。肱骨大结节和冈上肌腱向前内撞击肩峰喙突喙肩韧带形成的喙肩弓（图5-10）。

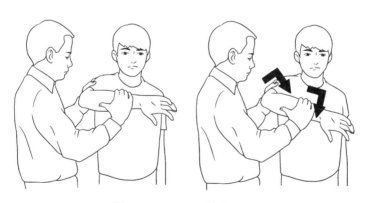

图5-10　Hawkins撞击试验

（3）疼痛弧试验　即上臂外展到达60°时开始疼痛，至120°以后则疼痛消失，故把60°~120°范围内称为"疼痛弧"。检查时，在这个范围出现疼痛者为阳性，反之为阴性（图5-11）。

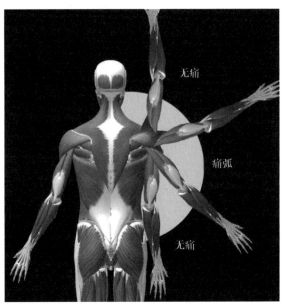

图 5-11　Napoleon 试验

2. 喙突撞击试验

肩关节在不同角度水平内收位，向前屈曲和内收时，出现疼痛并伴有咔嗒声为阳性。

3. 肩锁关节撞击试验

交臂试验：抬高双侧肩部至水平，然后使手臂内收越过身体，肩锁关节疼痛提示该处关节病变。

（四）盂肱关节稳定性试验

1. 下方不稳：沟槽征（Sulcus 征）

患者坐位，放松肩部肌肉，检查者一手固定肩胛骨，一手在患者肘部施加向下的力，如果肩峰下出现横沟，>2cm 者为阳性。阳性结果说明下方不稳，一般均有多向性不稳存在。

2. 前方不稳

（1）恐惧试验　患者仰卧位，肩关节外展90°，检查者外旋肩关节，旋转至终点之前患者出现恐惧表情为阳性。

（2）复位试验　在做恐惧试验后，于肱骨头施加向后的应力，当病人恐惧感减轻或消失，即复位试验阳性，表示盂肱关节前方不稳定。

3. 后方不稳

加载移位试验：患者仰卧位，检查者一手抓住患肢前臂近肘关节处，另一手置于患肢肱骨头下方；抓住前臂的手施力将肱骨头压迫进盂窝，然后另一手向前后方移动肱骨头，并判断肱骨头移位程度。最常采用的分级方式为修正的 Hawkins 评分：0级肱骨头无或有轻微移位；1级肱骨头移位并骑跨于盂唇缘；2级肱骨头有脱位，但可自己恢复；3级肱骨头脱位，不能自行恢复（图5-12）。

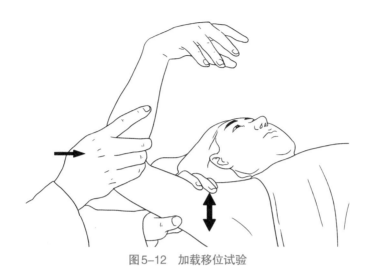

图 5-12 加载移位试验

（五）肱二头肌长头腱损伤

1. Yergason试验（叶加森氏实验）

检查时嘱患者屈肘90°，医者一手扶住患者肘部，一手扶住腕部，嘱患者用力屈肘、外展、外旋，医者给予阻力，如出现肱二头肌腱滑出，或结节间沟处产生疼痛为阳性，前者为肱二头肌长头腱滑脱，后者为肱二头肌长头肌腱炎（图5-13）。

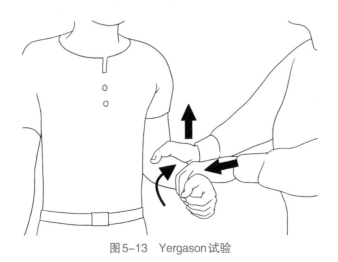

图 5-13 Yergason试验

2. Speed试验

前臂旋后，肘部伸直，患臂前屈90°，检查者施加一定阻力，嘱患者继续前屈臂部，可出现肱二头肌长头腱沟处疼痛（图5-14）。

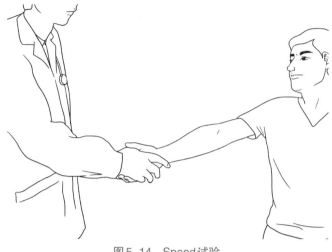

图5-14　Speed试验

3. O.Brien试验（奥布莱恩）（主动加压试验）

患肢直臂前屈90°，拇指向下内收至胸前同时抗阻向上，可出现关节前方疼痛；手掌向上做同样检查疼痛消失为阳性。提示肩关节盂上唇损伤（图5-15）。

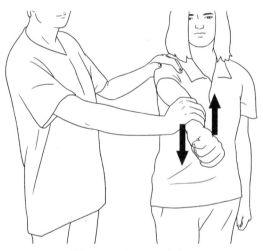

图5-15　O.Brien试验

第六章

肩部针刀影像诊断

第一节　肩部针刀影像检查的优选原则

一、X线检查的优选原则

X线检查方法包括普通检查、特殊检查和造影检查，一个合格的临床医生应了解各种检查方法的适应证、禁忌证和优缺点，根据临床初步诊断，选择恰当的检查方案。一般应按"因时因地制宜，先简单后复杂，求准确不滥用"的原则，因此，如果普通检查能达到诊断目的，应首选普通检查，若普通检查发现病变但不能明确诊断时再考虑后续补充检查，如特殊检查和造影检查。有时还需结合其他影像学检查方法，相互验证补充。对于可能产生严重副反应和有一定危险的检查方法，选择时更应严格掌握适应证，不可视作常规检查加以滥用，以免给患者带来痛苦和损失。

肩部X线检查的适应证：X线检查对肩部疾病有相当好的诊断效果，临床上对一部分肩部疾病可以根据X线表现直接作出诊断，如骨骼畸形、变异、骨折、骨质破坏、骨质疏松、脱位等。一些疾病可以根据X线表现，提示某些方面的异常，通过推理作出间接诊断或进一步检查，如：盂肱关节间隙变窄、软组织钙化等，另外，还可以利用X线检查对疾病的治疗效果进行评价。

二、CT检查的优选原则

CT图像是真正意义的数字断层图像，不同灰度反映了组织对X线的衰减或称吸收程度，X线的衰减与人体组织密度相关，因此CT图像显示的是人体某个断层的组织密度分布图，其图像清晰，密度分辨力明显高于普通X线照片，能分辨出普通X线无法分辨的密度差异较小的组织，而且无周围解剖结构重叠的干扰，从而可发现较小的病灶，提高了病变的检出率和诊断的准确率，同时也扩大了X线的诊断范围；三维CT后处理技术还能多方位显示骨关节结构的空间关系，方便临床医生制定治疗方案。

肩部CT检查的适应证：CT可以在X线的基础上对肩部疾病作出更精确的诊断，如骨折、骨质破坏、韧带钙化、脱位等。

三、MRI检查的优选原则

MRI图像的构成和对比的基础是组织内部的T_1、T_2弛豫时间和质子密度的不同，并以不同灰阶的形式显示为黑白图像。目前常规是采用加权的方法来分别显示这几种因素，即对同时出现的两个或两个以上的因素通过技术处理加强其中某一因素的表达而同时削弱另一因素的表达。在MRI中，最常采用的是T_1加权和T_2加权两种方法。另外，介入两者之间的是质子密度加权，质子密度WI上表示的是质子密度因素。水分子的弥散也是一个图像对比构成的因素，在特殊的弥散加权成像序列中，水分子的弥散可形成特殊的弥散WI（Diffusion-Weighted Imaging简称DWI）。各种不同加权因素的图像对比构成，是临床诊断中判断正常或异常的基础。T_1加权像反映的是组织间T_1弛豫的差异，有利于观察解剖结构。T_2加权像主要反映组织间T_2弛豫的差别，对显示病变组织较好。如何获取各种加权因素的MRI图像是由MRI成像序列决定的，如在SE序列中，通过调整重复时间（repetitiontime，TR）和回波时间（echotime，TE），可获得不同加权的图像。短TR、短TE可获得T_1加权像，长TR、长TE可获得T_2加权像，长TR、短TE可获得质子加权像。

肩部MRI检查的适应证：诊断肩关节囊及其附近软组织损伤、各种肩部疾病，特别是肌腱、韧带、盂唇及关节囊疾病，均可行MRI检查。此外，在诊断肌腱、韧带不全撕裂时可行肩关节造影检查，较之平扫敏感。

四、超声检查的优选原则

超声波是每秒振荡次数（即振动频率）在20000赫兹以上，超过人耳听阈的声波，简称超声。我们现在临床所用的超声诊断仪都是应用回声原理，通过仪器的探头向人体发射一束超声进入人体内，并进行线形、扇形或其他形式的扫描，再根据人体不同组织声阻抗不同的特性，当发出的超声遇到不同声阻抗的二种组织的交界面时，就会有超声反射回来，再由探头接收，再经过信号放大和信息处理后，最终显示于屏幕上，从而形成一幅人体的断层图像，称为声像图（sonograph）或超声图（ultrasonograph），供我们临床医生用于疾病的诊断。肌骨超声是常规超声诊断设备，通过专用的高频超声探头（12-5MHz、18-5MHz）对人体肌肉、软组织及骨骼病变等疾病进行明确诊断的超声检查方法。

肩部超声检查适应证：诊断肩袖病变如肩袖撕裂、肩关节撞击综合征，可行超声检查，超声图像有重要的诊断意义，此外，对创伤、软组织肿块、炎症也有一定的参考价值。相比传统的检查方法，肌骨超声具有无创、无辐射、价格便宜等特点，还具有对肌肉、肌腱的运动进行实时动态观察的独特优势。在对肩部疾病康复的随访中更有实用性，连续的超声检查可以评价康复的程度和阶段。

第二节　肩部X线检查

肩部阅片应该"全面观察，系统分析"。所谓全面观察，是指对于影像图片应该依照一定的顺序无遗漏地进行全面观察，保证获取所有信息；系统分析是指对所观察到的图像信息进行有逻辑性的综合分析，找出各种影像信息的内在关联性。

X线平片上包括了4种基本组织密度：骨骼或钙化、软组织、脂肪、气体。X线穿透人体时，骨骼对X线吸收最多，在X线片上呈白影；气体对X线吸收最少，在X线片上呈黑影；软组织包括实质性脏器、空腔脏器、肌肉以及血液等，其厚度和密度有所差别，在X线片上呈现不同程度的灰影；脂肪吸收X线的能力较差，在X线片上较软组织更暗。如正位肩关节X线片，肋骨、锁骨、肩胛骨为白色，肺含气为黑色、胸壁组织为灰色（图6-1）。

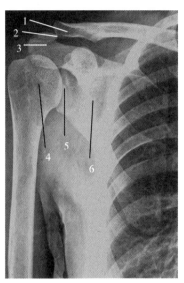

图6-1　右肩关节正位平片

1.锁骨肩峰端；2.肩锁关节；3.肩峰；4.肱骨头；5.盂肱关节；6.肩胛骨

一、肩部正常X线表现

肩关节的结构在影像学检查中大部分都能显示，常规X线检查能较好地显示肩关节骨性结构，但对肩关节的软组织如关节囊及其韧带附着点等成像效果较差。

在肩关节正位片上，肱骨头为半球状膨大阴影，关节盂皮质呈纵向环状线影，前缘在内，后缘在外，二者重叠形成梭形的致密影。肱骨头的关节面与关节盂前缘之间的灰色弧形带是清晰显示的肩关节间隙，正常成人的盂肱关节间隙宽约5~8mm（图6-1，图6-2），它基本重叠在关节盂影像内。肱骨头外侧是大结节，小结节重叠在肱骨影内。

肩锁关节在肩关节正位片上，肩锁关节间隙明显。正常情况下，锁骨外侧端影像高出肩峰影的上缘。

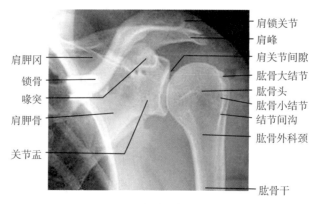

图6-2　左肩关节正位片

肩锁关节
肩峰
肩关节间隙
肱骨大结节
肱骨头
肱骨小结节
结节间沟
肱骨外科颈

肩胛冈
锁骨
喙突
肩胛骨
关节盂

肱骨干

二、肩部异常X线表现

1. 肩关节周围炎X线表现

肱骨头骨质改变，肱骨头及大结节周围骨质增生，关节囊肿胀，冈上肌腱钙化，多见于肩峰撞击综合征（图6-3）。

肱骨头外旋（图6-4），表现为肩部向后，肩胛骨沿胸壁向后转动，肩胛盂向外，盂唇前缘偏内，后唇偏外，两关节面呈平等弧线，肱骨头关节面向内侧，肱骨头大结节突向外侧。肱骨头小结节居中（向前），肱骨头颈完全呈正位（图6-4）。

肱骨头内旋表现为肩部向前，肩胛骨沿胸壁向前转动，肩胛盂向前，肱骨头转向外侧，肱骨头大小结节转向内侧，这个位置极易误认为脱位，实际上是喙肱韧带、肱二头肌腱等肩前方组织痉挛牵拉肱骨头内旋所致。

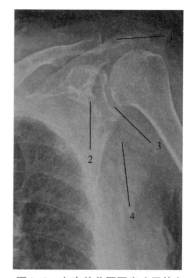

图6-3　左肩关节周围炎（平片）
骨质及关节面增生硬化（1、2、3）；
4.关节囊肿胀

肩肱间隙缩小，正常时肩峰与肱骨头之间有6~14mm的间隙，其缩小程度与肩部症状的严重程度呈正比（图6-4）。

盂肱间隙缩小，这与肩周炎时肩关节囊挛缩，关节腔减小有关。

盂肱角改变，正常时肩胛盂与肱骨头解剖颈之间有36°成角，角度发生变化时，使肱骨头与肩胛盂的对合关系发生改变，这也与肩部肌力不平衡相关。

肱骨头下降率减少，正常时肱骨头负重状态下有10%的下降率，肱骨头下降率减少是因为关节挛缩，周围组织粘连，肩关节相对固定所致。

2. 肩部骨折X线表现

锁骨呈S形架于胸骨柄与肩峰之间，是连接上肢与躯干之间的唯一骨性支架。锁骨位于皮下，表浅，受外力作用时易发生骨折，发生率占全身骨折的5%~10%。多发生在儿童及青壮年。间接暴力造成骨折多见，如跌倒时手或肘部着地，外力自前臂或肘部沿上肢向近心端冲击；肩部着地更多见，撞击锁骨外端造成骨折。

锁骨骨折常发生在中段。多为横断或斜行骨折，内侧断端因受胸锁乳突肌的牵拉常向上后移位，外侧端受上肢的重力作用向内、下移位，形成凸面向上的成角、错位缩短畸形（图6-5）。

肱骨外髁颈位于解剖颈下方2~3cm，是肱骨头松质骨和肱骨干皮质骨交界的部位，很易发生骨折。骨折有错位时，上臂较健侧略短，可有外展或内收畸形。大结节下部骨折处有明显压痛，肩关节活动受限。X线片可确诊，且可显示骨折类型及移位情况。内收或外展型损伤：本类型最常见（图6-6）。X线正位片所见骨折线为横行，骨折轻度向内或向外成角，远折端呈内收或外展状态。侧位片上均无明显向前或向后成角、错位改变。肱骨外科颈骨折常合并肱骨大结节骨折，表现为撕脱的蝶形骨折片。伸展型损伤，是间接外力引起的损伤。X线特点为骨折线横行，骨折向前成角，远折端向前错位，肱骨头后倾，关节面向后。屈曲型损伤：是较少见的间接外力引起的损伤。骨折向后成角畸形，远折端向后上移位。

3. 肩部肿瘤X线表现

肩部周围的肿瘤生长至一定阶段会引起肩痛或伴有肩臂的活动功能障碍。其与肩周炎的区别是：患部肩痛逐渐加重，疼痛的部位因肿瘤的生长、局部逐渐肿大。良性肿瘤形状多规则，质软而活动度好；恶性肿瘤多形状不规则，质硬而固定不移。由于肿物的压迫，可出现功能受限，部分病人伴肩臂及手指的麻

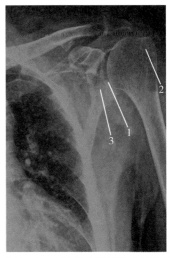

图6-4 左肩关节周围炎（平片）

1.盂肱关节间隙变小；2.肱骨头外旋；3.局部骨质疏松

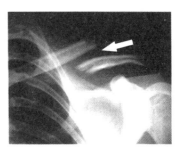

图6-5 锁骨骨折

锁骨中外1/3段完全骨折，远侧断端向下、向内移位，伴有肩锁关节脱位

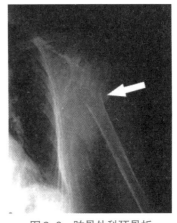

图6-6 肱骨外科颈骨折

外展型骨折，远端呈外展位，外侧皮质插入近端髓腔或向内上移位

痛。X线片表现因肿瘤的性质、生长部位和病程长短而不尽相同。一般软组织肿瘤在X线片不显影或仅见轮廓，若肿瘤侵蚀了骨组织，X线片可见不同程度的骨破坏甚至可见到病理性骨折（图6-7）。

4. 肩关节类风湿关节炎X线表现

类风湿关节炎（RA）是一种慢性、全身性炎症性疾病，所有滑膜关节部可被累及，其特点是对称性的多关节炎。肩关节发病多在起病后1~2年，多数疼痛起于盂肱关节，少数疼痛起于肩锁关节，疼痛可反复发作。大部分肩关节类风湿关节炎患者肩关节发病后初期功能仍良好，继而关节间隙变窄消失，关节逐渐呈现破坏，最终形成关节畸形，造成功能障碍（图6-8，图6-9）。

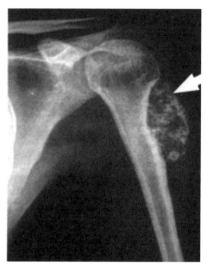

图6-7 肱骨皮质旁软骨肉瘤

X线示肱骨上端骨旁软组织肿块，长轴与肱骨长轴平行，肿块内见丛状钙化，邻近骨皮质受压呈弧形压迹，骨髓腔无受累

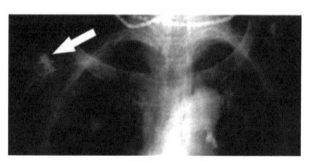

图6-8 肩关节类风湿关节炎1

双侧肩关节软骨破坏，并见骨质增生硬化，关节间隙消失

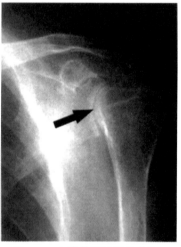

图6-9 肩关节类风湿关节炎2

肩关节间隙变窄，关节面骨质增生

5. 肩关节脱位X线表现

肩关节脱位最常见，约占全身关节脱位的50%，这与肩关节的解剖和生理特点有关。肩关节脱位多发生在青壮年、男性较多。肩关节脱位按肱骨头的位置分为前脱位和后脱位。肩关节前脱位者很多见，常因间接暴力所致，如跌倒时上肢外展外旋，手掌或肘部着地，外力沿肱骨纵轴向上冲击，肱骨头自肩胛下肌和大圆机之间薄弱部撕

脱关节囊，向前下脱出，形成前脱位。肱骨头被推至肩胛骨喙突下，形成喙突下脱位，如暴力较大，肱骨头再向前移致锁骨下，形成锁骨下脱位（图6-10，图6-11）。

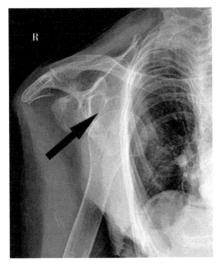 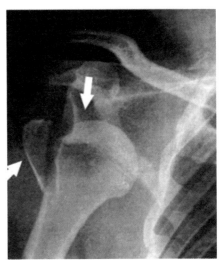

图6-10 肩关节前脱位1　　　　　　图6-11 肩关节前脱位2

右肱骨头离开肩胛盂向前下移位，伴有肱骨大结节撕脱骨折

　　肩关节后脱位很少见，可分为肩胛冈下和肩峰下脱位。肩关节后脱位时常规肩关节前后位X线摄片报告常为阴性。由于肩峰下型后脱位最为常见，且肩前后位X线摄片时肱骨头与关节盂及肩峰的大体位置关系仍存在，故摄片报告常为阴性。但仔细阅片仍可发现以下异常特征：①由于肱骨头处于强迫内旋位，即使前臂处于中立位，仍可发现肱骨颈"变短"或"消失"，大、小结节影像重叠；②肱骨头内缘与肩胛盂前缘的间隙增宽，通常认为其间隙大于6mm，即可诊断为异常；③正常肱骨头与肩胛盂的椭圆形重叠影消失；④肱骨头与肩胛盂的关系不对称，表现为偏高或偏低，且与盂前缘不平行。

第三节　肩部CT检查

　　1969年Hounsfield成功设计出计算机体层摄影（computedtomography，CT）装置，Ambrose将它应用于临床，并于1972年在英国放射学会学术会议上发表，1973年在英国放射学杂志报道。1979年Hounsfield因此获Nobel生理学和医学奖。CT装置的成功设计及应用于临床是医学影像学史上的一个重要的里程碑，它开创了数字化成像之先河，并解决了普通X线成像时组织结构相互重叠之弊端。如同X线图像，CT图像亦是用灰度反应器官和组织对X线的吸收程度。其中黑影表示低吸收区，即低密度区，如含气的肺组织；灰影表示中等吸收区，即中等密度区，如软组织的肌肉或脏器；白影表示高吸收区，即高密度区，如含钙量高的骨组织。与传统X线图像不同，CT图像的密度分辨率高，相当于传统X线图像的10~20倍。人体不同的软组织虽对X线的吸收差别小，且大多类似水的吸收系数，但在CT图像上亦可形成对比，因此易于检出病变，特别是能够较早地发现小病变和较准确显示病变范围，这是CT的突出优点。

一、肩部正常CT表现

在CT骨窗图像上观察，骨干骨皮质呈致密的带状影，外缘光滑锐利，内缘较毛糙，可清晰显示滋养血管隧道影，斜行贯穿骨皮质。骨干中央可显示髓腔影，轴位呈类圆形，矢状位及冠状位重建呈带状改变，骨髓腔因含脂肪而呈均匀的低密度。骨干两侧逐渐延续增宽为骨端，骨皮质逐渐变薄呈致密线影。其内部可显示骨小梁，表现为细密交织的网格状影。骨膜在CT上不能显示。CT骨窗能很好显示关节各组成骨的骨性关节面，表现为菲薄线样致密影，骨性关节面下为骨松质，能清晰显示骨小梁呈细线状相互交织呈网格状改变。关节软骨较薄且呈中等密度，CT显示不佳。CT软组织窗可见关节囊、周围肌肉和囊内外韧带，这些结构均呈中等密度影，在低密度脂肪的衬托下可显影。正常关节腔内的少量液体在CT上难以辨认。在学习肩部CT影像之前，了解肩部断层解剖结构是有必要的，如下图6-12、图6-13所示。

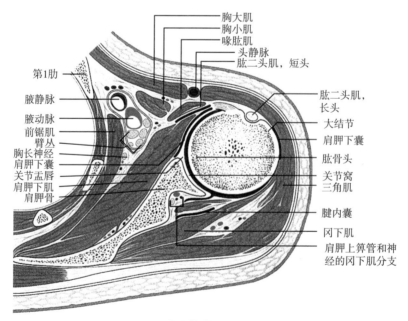

图6-12　肩关节横断面解剖示意图

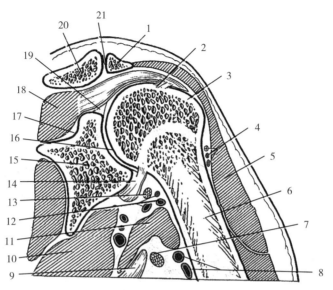

图6-13 肩关节冠状断层解剖

1.肩峰；2.肱骨解剖颈；3.肱骨大结节；4.腋神经及旋后动、静脉；5.三角肌；6.肱骨体；
7.正中神经；8.肱动、静脉；9.大圆肌腱；10.小圆肌；11.背阔肌；12.旋肱前动、静脉；13.腋神经；
14.肱三头肌长头；15.肩胛骨；16.关节腔；17.肩胛颈；18.冈上肌；19.盂唇；20.锁骨；21.肩锁关节

CT可以较为清楚地显示肩部肱骨头及关节间隙的变化。通过窗技术，可以判断骨质及周围软组织的改变。对软组织的钙化显示明显优于X线检查。而对于关节盂形态的改变也较X线清晰。

在较高位置的断面，正常肩峰位于冈上肌的后外侧平行走向，斜行的冈上肌位于冈上窝内。在喙突上方的断面，冈下肌的长轴从肩胛骨的后下方发出，经冈上肌的后方穿过盂肱关节，附着于大结节的外侧面；冈上肌、冈下肌分别位于肩胛冈的上方和下方，小圆肌位于冈下肌的后外方，起自肩胛骨的外缘上2/3，附着于大结节的下面后外侧；在肱骨头上部断面，显示肱骨大、小结节及结节间沟，大结节位于肱骨头前外侧，小结节位于肱骨头前内侧（图6-14）。

在盂肱关节断面上，可清晰显示肱盂关

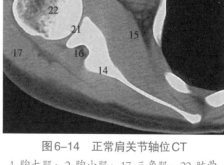

图6-14 正常肩关节轴位CT

1.胸大肌；2.胸小肌；17.三角肌；22.肱骨头；21.盂肱关节；16.冈下肌；14.肩胛骨；15.肩胛下肌

节间隙。膨大肱骨头与较小的关节盂构成肩关节间隙，肩胛盂稍偏后，关节间隙由前稍向后斜，喙突在肱盂关节内侧突向前方，与关节盂之间连肩胛颈。喙突和肱骨头的间隙内有肱二头肌腱，肱骨头的前外方有宽大的三角肌，肱骨头和肩胛骨的后方有冈上肌和冈下肌，肩胛骨前方有肩胛下肌，肩胛下肌起自肩胛窝，经过关节盂前内侧，止于肱骨小结节。冈上肌、肩胛下肌、冈上肌及其下方的小圆肌，分别经过肩关节的前、上、后方，紧贴肩关节囊形成"肩腱袖"，也称肩袖（图6-15，图6-16）。胸锁关节位于前胸部，由胸骨柄的锁骨切迹与锁骨内侧端构成，横断面显示胸锁关节间隙呈倒"v"，前窄后宽。

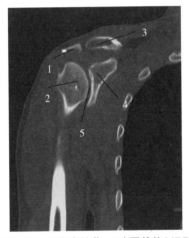

图6-15　正常肩关节CT（冠状位MPR）
（盂肱关节层面）

1.肩峰；2.肱骨头；3.锁骨肩峰端；4.肩胛骨；
5.盂肱关节

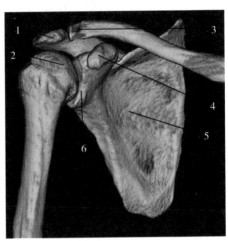

图6-16　正常肩关节CT重组图像（VRT）

1.肩峰；2.肱骨头；3.锁骨肩峰端；4.喙突；
5.肩胛骨；6.关节盂

二、肩部异常CT表现

1. 肩关节周围炎CT表现

肩部软组织钙化：关节囊、滑液囊、冈上肌腱、肱二头肌长头腱处可见钙化（图6-17，图6-18）。

骨质疏松：骨小梁稀疏、骨密度减低。

骨增生、硬化：肱骨头及大结节周围骨质增生、骨赘形成、盂肱关节间隙变小（图6-19，图6-20）。

肩峰下脂肪间隙模糊、软组织水肿。

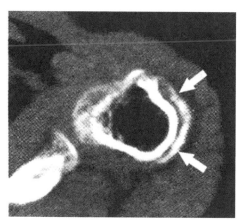

图6-17　软组织钙化

CT横轴位，三角肌深层大片钙化灶，累及肱
二头肌长头腱

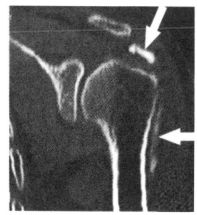

图6-18　肩关节冠状位CTMPR重建

冈上肌腱钙化（长箭头示），三角肌、
肱二头肌长头腱钙化（短箭头示）

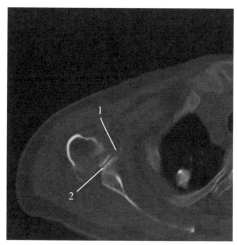

图6-19　肩关节周围炎（CT）

1.肱骨头边缘骨赘；2.盂肱关节间隙变窄

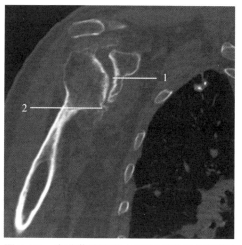

图6-20　肩关节周围炎（CT冠状位重组图像）

1.盂肱关节间隙变窄；2.肱骨头边缘骨赘

2. 肩部骨折CT表现

肩部骨折后，由于关节肿胀和肌肉的掩盖，以及损伤后活动受限，常规X线较难发现病变部位，因此行CT、MRI检查尤为重要。CT检查对证实肩部骨折损伤有特殊价值，可显示平片上由于其它骨结构重叠而未能分辨出的小的碎骨片，对移位的骨折碎片可与退行性变的边缘骨质增生和关节旁钙化鉴别。轴位CT可清晰地分辨出肱骨上段各部分骨折的移位、旋转及成角角度，同时可观察到各肌肉的损伤情况，并能发现平片上不能发现的外伤后出血、积液（图6-21）。胸锁关节脱位X线片显示不清，行CT检查可全面观察两个关节情况。

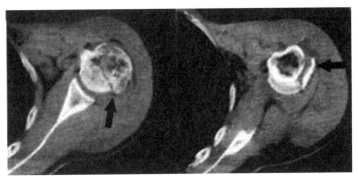

图6-21　肱骨上端骨折

左肱骨头、肱骨颈、肱骨大结节骨折

第四节　肩部MRI检查

核磁共振现象最早是由美国物理学家Bloch和Purcell于1946年发现和证实，并因此获得1954年诺贝尔物理学奖。1973年美国的保罗·C.劳特伯（PaulCLauterbur）发明了磁共振成像技术（magnetic resonance imaging，MRI），1976年英国的皮特·曼斯菲尔德（Peter Mansfield）首次成功地对活体进行了MRI成像。磁共振具有良好的软组织分辨力，能清晰地分辨肌肉、肌腱、韧带、脂肪及血管神经等软组织结构。

肌肉在T_1WI呈等或略低信号，T_2WI为低信号；脂肪在T_1WI与T_2WI上均为高信号；肌腱和韧带在各种序列上均为低信号。肌间隙充满高信号的脂肪，高信号的肌间隙脂肪与低信号肌肉形成良好的自然对比，可以辨认不同的肌肉。每一块肌肉由许多肌束构成，肌束间间隔使每块肌肉断面呈花纹样外观。每块肌肉有其特定的大小与形态，两端往往与低信号的肌腱相延续。血管呈圆形或条状结构，因其内血液的流空现象而呈黑色，如果血流速度较慢也可呈灰色，而慢速血流则产生白色信号；神经呈圆形或条状中等信号结构。在脂肪的衬托下，MRI对血管、神经的显示优于CT，可无需对比剂即可很好显示血管影像。

一、肩部正常MRI表现

MRI能显示肩关节的各组织结构。盂肱关节的肩胛骨关节盂浅而小，关节盂周缘为盂唇软骨或称关节盂唇。关节盂唇为纤维软骨，在MRI图像上呈三角形低信号。关节盂唇后部稍显圆钝，前部变锐更似三角形。肩关节囊内衬滑膜，滑膜起自盂唇缘，向周围延伸环绕肱骨头前、后部，附着于肱骨骺线或解剖颈。盂肱下韧带最易识别，其起自盂唇前缘中部延伸至肱骨颈内下部；盂肱中韧带起自盂唇和喙突，附着于肱骨小结节的前方、盂肱下韧带稍上方，盂肱上韧带于盂肱中韧带起于同一平面，与盂肱中韧带平行走行。盂肱横韧带在肱骨大、小结节间延伸，包绕滑膜腱鞘和肱二头肌长头腱。肩关节周围存在诸多滑囊，肩胛骨下滑囊与肩关节相交通，肩胛冈下滑囊有时亦可与盂肱关节相交通。其他区域滑囊正常情况下不与肩关节相交通。

1. 横轴位及其肩部正常图像

躯体横轴位，扫描线基本与冈上肌长轴平行，并垂直于肩关节盂纵轴（图6-22）。

横轴位扫描在喙突下方及关节盂层面中，肱二头肌长头腱位于结节间沟内呈低信号。肩胛上动脉和神经位于肩胛盂上缘的内后方，关节盂的前盂唇和后盂唇在横断面上呈典型的三角形，但后关节盂相对较小，呈圆形。盂肱关节软骨覆盖在整个盂肱关节窝的凹面上，在T_1WI上为低信号，在T_2WI上为高信号。肩胛下肌在关节盂的前内侧，从肩胛下窝发出，附着于小结节。肩胛下肌位于前部盂唇尖端的前方，出现于盂肱关节中上水平范围。在喙突层面，冈下肌腱从肩胛骨的后下方起源，在冈上肌的后方盂肱关节附着于大结节的外侧面，冈下肌接近肱骨大结节的后外方时，低信号的冈下肌腱同低信号的肱骨皮质一起显示，冈下肌、冈上肌分别位于肩胛冈的两侧。小圆肌位于冈下肌的后外方，它起源于肩胛骨的腋缘，附着于大结节的下面。在较高位置的层面中，正常呈斜形走向的冈上肌呈中等信号，冈上肌从肱二头肌腱长头腱后方的肱骨大结节和关节囊附着处开始，到肩胛骨的冈上窝。肌腱均为低信号（图7-1）。

2. 冠状位及其肩部正常图像

取横轴位为定位像，扫描线与肩胛骨平行，并垂直于肩关节盂（图6-23）。

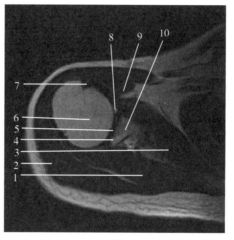

图6-22　正常肩关节MRI（横断位T_1WI）

1.冈上肌；2.三角肌；3.肩胛下肌；4.关节盂；5.关节腔；6.肱骨头；7.肱二头肌长头；8.肩胛下囊；9.肱二头肌短头；10.肩胛骨

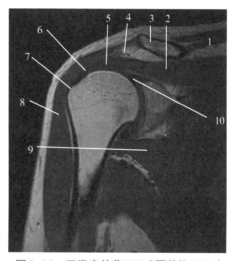

图6-23　正常肩关节MRI（冠状位T_1WI）

1.斜方肌；2.冈上肌；3.锁骨远端；4.肩峰；5.冈上肌腱6.关节软骨；7.大结节；8.三角肌；9.肩胛下肌；10.盂上唇

冠状位扫描在冈上肌腱的内上方分别为肩峰、肩锁关节和远侧锁骨。冈上肌和肩峰间可见潜在的肩峰下一三角肌滑囊，肱二头肌长头腱通过关节囊面附着于盂上结节，关节囊滑液层随肌腱延伸，在肱骨上端的结节间沟内形成双层的滑液鞘。冈上肌的外下方为冈下肌，其下面为小圆肌。肩关节外侧有三角肌附着，三角肌包绕肱骨头的上方和外侧。肩胛下肌在肩胛盂下方的肩胛窝内。肩关节周围肌肉为等信号，肌腱为低信号。关节软骨在 T_1WI 上呈低信号，在 T_2WI 上为较高信号，韧带多呈细条带或粗索样低信号影（图7-2）。

3. 矢状位及其肩部正常图像

取横轴位为定位像，扫描线与肩关节盂骨结构连线平行，并与肩胛骨垂直（图6-24）。

肩关节斜矢状面的MR表现：三角肌、冈上肌、冈下肌、小圆肌及大圆肌在矢状面图像中可很好显示。中间及靠外侧矢状面图像中，冈上肌、冈下肌以及它们联合肌腱位于肩峰和肱骨头的上端关节面之间。内侧矢状面图像中，可显示肩锁韧带，冈上肌位于肩胛下肌的前段。胸小肌及喙肱肌位于喙突的前方。腋动脉、腋静脉、臂丛在肩胛下肌的前方、胸小肌的深部。冈下肌及其肌腱处于盂肱关节囊的后部。在冈上肌腱的前下方、盂肱关节的上端，肱二头肌

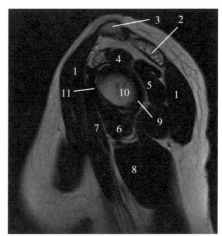

图6-24　正常肩关节MRI（矢状位 T_1WI）

1.三角肌；2.肩峰；3.锁骨；4.冈上肌；5.冈下肌；6.小圆肌；7.喙肱肌；8.大圆肌；9.盂后唇；10.关节盂；11.盂前唇

长头腱进入关节囊。盂肱上韧带位于肱骨头和肩胛盂的前方、肱二头肌长头腱之下。下部盂唇较厚，沿着关节盂的下方呈低信号。在位于肱骨关节面的矢状面中，能显示低信号盂唇。盂肱下韧带前束向前上方延伸，变成前部盂唇。盂肱中韧带位于前部盂唇的前方，而肩胛下肌腱又位于盂肱中韧带的前方，这种位置关系比较固定。在靠近肩关节的矢状面图像中，旋转肌袖很好显示，肱骨头的前方下区域有肩胛下肌腱，肱骨头上方较厚的肌腱为冈上肌的成分，而呈弓形跨过肱骨头的后半部分较扁平的肌腱则属于冈下肌腱的组成部分，肱骨头后下可见小圆肌腱。在较外侧的矢状面图像中，肱二头肌腱位于岗上肌腱的前下方，并于盂肱关节面附着于关节盂上极。当矢状面图像中出现肩胛盂时，可见低信号呈束状的喙肱韧带，从肩峰到喙突，跨过旋转肌袖的前部。内侧的矢状面则显示锁骨和肩锁关节的侧面。在矢状面中亦能显示斜行肱骨干。

二、肩部异常MRI表现

在分析肩关节的MRI图像时，很重要的一点是和普通的X线平片相比较并发现继发

性的骨质的改变，尤其肩锁关节，如肱骨头和喙锁弓间的关系、肩峰的形态，肩胛骨的正位片或轴位片对于骨质的继发性改变的观察也很有用。在常规的X线平片中，肱骨头和肩峰间的距离是≥6mm，如果少于6mm往往提示有肩袖的撕裂。

1. 肩关节周围炎MRI表现

骨质增生、硬化，关节软骨的损伤（图6-25A、图6-25B），肩关节囊和滑膜隐窝的无菌性炎症表现为充血、水肿和炎性细胞浸润，伴组织液渗出（图6-26），T_1WI呈低信号，T_2WI呈高信号，界限清楚。

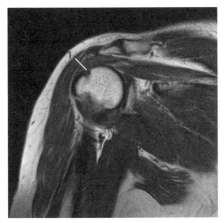 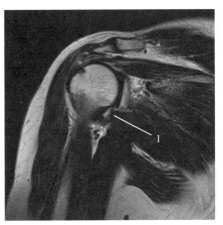

图6-25A　肩关节周围炎MRI（T_1WI）
1.关节软骨断裂

图6-25B　肩关节周围炎MRI（T_1WI）
1.骨质增生硬化

肩关节周围肌肉、韧带和深筋膜的牵拉伤或慢性劳损造成局部出血或充血水肿，炎性细胞浸润，组织液渗出，由于含血液成分，T_1WI可以表现为高信号，T_2WI呈高/低混杂信号，软组织挫伤以肌纤维肿胀为主，T_1WI和T_2WI均呈高信号。

肩关节囊下部炎性改变，常导致活动范围受限，可为特发性或继发于创伤。MRI表现为关节囊下部增厚，出现纤维化和炎性细胞（T_2WI关节囊模糊、水肿），喙肱韧带、肩袖间隙及腋隐窝等处滑膜增厚。肩峰下滑膜囊积液时引起冈上肌出口狭窄，肱骨头外展幅度受限；喙突下滑膜囊积液时，喙突和肱骨小结节的间距缩短程度受到积液影响而明显降低，内旋受限；肩胛下肌腱下滑膜囊积液与关节腔积液同时存在（图6-27）。肩峰下滑囊及喙突下滑囊正

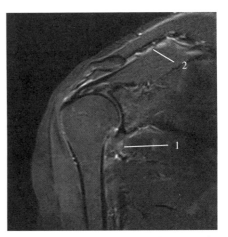

图6-26　肩关节周围炎MRI（T_2WI/FS）
1.肩胛下肌周围软组织渗出；2.冈上肌腱周围软组织渗出

常时MRI不能显示，肩袖损伤时已累及，当肩袖完全撕裂或肩袖近滑囊侧部分撕裂时会导致囊内积液，提示肩袖损伤。

2. 肩峰下撞击综合征MRI表现

肩峰形态分为3型：Ⅰ型为扁平肩峰，Ⅱ型为弧形肩峰，Ⅲ型为钩形肩峰（图6-28）。其中钩形肩峰的人群肩峰下间隙狭窄，容易产生肩峰撞击综合征，多由于反复的肩关节伸展运动造成肩峰下的滑囊和肩袖肌腱发炎，甚至造成肌腱断裂。患者常感肩关节伸展和内旋动作时疼痛，并且夜间疼痛较为显著。

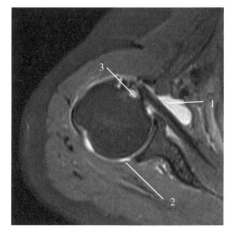

图6-27　肩关节周围炎MRI（T₂WI/FS）

1、2.关节腔积液；3.肩胛下肌腱下滑囊积液

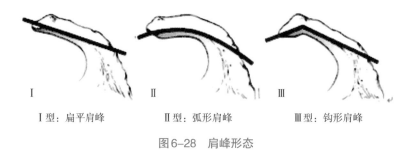

Ⅰ型：扁平肩峰　　　　Ⅱ型：弧形肩峰　　　　Ⅲ型：钩形肩峰

图6-28　肩峰形态

肩峰下撞击综合征按照肩袖组织的损伤情况可分为3期：Ⅰ期为肩袖水肿出血期；Ⅱ期为肩袖肌腱无菌性炎症期；Ⅲ期为肩袖组织撕裂损伤期。Ⅰ、Ⅱ期以疼痛症状为主，Ⅲ期患者则根据肩袖组织撕裂大小的不同出现程度不等的力弱症状（图6-29~图6-33）。

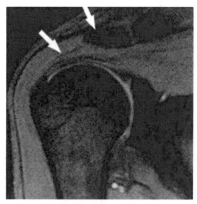

图6-29　正常Ⅰ型肩峰，冈上肌腱未见受压或损伤

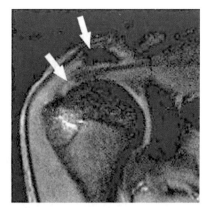

图6-30　正常Ⅱ型肩峰，冈上肌腱未见受压或损伤

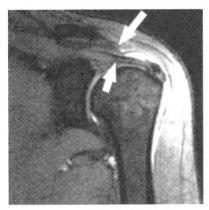

图6-31　左肩关节撞击综合征

左侧肩峰Ⅱ型（长箭头示），冈上肌腱
受压（短箭头示）

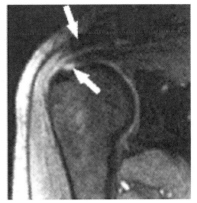

图6-32　Ⅲ型肩峰

肩峰向前下方钩入，挤压下方之冈上
肌腱，冈上肌腱轻度损伤

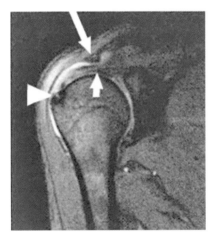

图6-33　右肩关节撞击综合征

右侧肩峰Ⅲ型（长箭头示），冈上肌腱受压（短
箭头示）、损伤，肱骨结节骨质增生（粗箭头示）

3. 肩袖损伤MRI表现

肩袖是覆盖于肩关节前、上、后方之冈上肌、冈下肌、小圆肌、肩胛下肌肌腱组织的总称。位于肩峰和三角肌下方，与关节囊紧密相连。肩袖的功能是上臂外展过程中使肱骨头向关节盂方向拉近，维持肱骨头与关节盂的正常支点关节。肩袖损伤将减弱甚至丧失这一功能，严重影响上肢外展功能。本病常发生在需要肩关节极度外展的反复运动中（如棒球，自由泳、仰泳和蝶泳，举重，球拍运动）。肩袖损伤是肩关节MRI检查的最常见疾病，其中冈上肌腱附着于肱骨大结节处约1cm为缺血危险区，最易损伤，约占肩袖损伤的90%。肩袖损伤通常以冠状位扫描为主。

（1）正常肩袖MRI表现　正常的肩袖韧带在MRI上为均匀的低信号，是肌腱的延续（图6-34）。

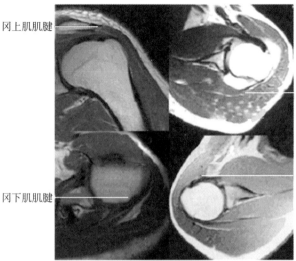

冈上肌肌腱

小圆肌肌腱

冈下肌肌腱

肩胛下肌肌腱

图6-34　正常肩袖MRI表现（冠状位）

（2）冈上肌腱损伤MRI表现　冈上肌肌腱炎好发于中青年及体力劳动者、家庭主妇、运动员，一般起病缓慢，常因轻微的外伤史或受凉史，或单一姿势工作、劳动而诱发本病。急性期或慢性肩痛急性发作者，肩部有剧烈的疼痛，肩部活动、用力、受寒时尤其加重。疼痛部位一般在肩外侧、大结节处，并可放射到三角肌止点或手指处。肩关节活动受限及压痛明显。当肩关节外展至60°~120°时，可引起明显疼痛而致活动受限，发展至急性期可在大结节处有明显压痛。正常的冈上肌腱在大结节止点处2~4mm，与肌腹交界在肱骨最高（12点钟方向）点处。冈上肌腱损伤时MRI表现：肌腱增厚、信号升高，肌腱缺损，肌腱回缩，部分或者贯穿全层的液性信号。全层撕裂的慢性患者可合并肌肉脂性萎缩（图6-35）。

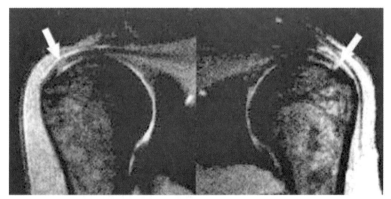

图6-35　岗上肌腱损伤MRI表现（冠状位）
冈上肌腱轻微损伤，局部轻度肿胀，T_2WI信号轻中度增高（箭头示）

（3）冈下肌腱损伤MRI表现　临床上冈下肌建单独损伤并不多见，常与冈上肌腱、肩胛下肌腱损伤并见（图6-36）。

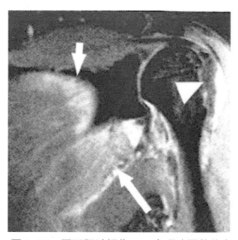

图6-36　冈下肌腱损伤MRI表现（冠状位）

冈下肌腱损伤（短箭头示），小圆肌损伤（长箭头示），肱骨结节撕脱骨折（粗箭头示）

（4）肩胛下肌腱损伤MRI表现　大多数肩胛下肌腱撕裂和冈上肌腱撕裂同时发生，偶尔可单独损伤，肩胛下肌腱撕裂以横断面显示最清楚。部分撕裂可显示肩胛下肌回缩的肌腱（图6-37，图6-38）。

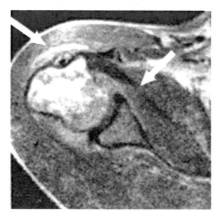

图6-37　肩胛下肌腱损伤MRI表现（横轴位）

长箭头示断裂的肩胛下肌腱，短箭头示三角肌损伤

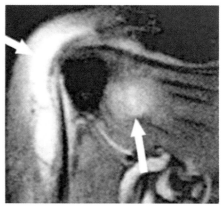

图6-38　肩胛下肌腱损伤MRI表现（冠状位）

长箭头示肩胛下肌损伤T2WI高信号，短箭头示三角肌损伤大片渗出

（5）小圆肌腱损伤MRI表现　小圆肌腱撕裂临床上不多见，可伴有小圆肌的萎缩和水肿，同时伴有卡压和腋神经撕脱（图6-39，图6-40）。

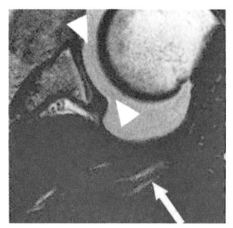

图 6-39　小圆肌腱损伤 MRI 表现（横轴位）

局部异常信号（长箭头示），关节囊大量积液（粗箭头示）

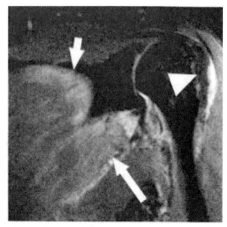

图 6-40　小圆肌腱损伤 MRI 表现（冠状位）

小圆肌腱损伤（长箭头示），冈下肌腱损伤（短箭头示）及肱骨结节撕脱骨折（粗箭头示）

（6）肩袖损伤 MRI 表现　　肩袖损伤的病理改变一般为水肿、出血、胶原变性、肌腱断裂等。有学者将肩袖的慢性病理过程分为 3 期，Ⅰ 期：肩袖的水肿或出血，尤其是冈上肌腱；Ⅱ 期：是炎性过程向纤维化过程转化；Ⅲ 期：肩袖的撕裂（图 6-41）。

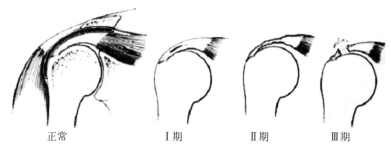

正常　　　　　　　　Ⅰ 期　　　　　　　　Ⅱ 期　　　　　　　　Ⅲ 期

图 6-41　肩袖损伤分期示意图

Ⅰ 期又称为肌腱炎，这时肩袖的连续性是完整的，但是在冈上肌肌腱内见信号的增高。Ⅰ 期的信号改变在质子加权图像中显示最为清晰，为中等信号。这种信号的改变最为可能是由于水肿、炎症反应和出血所引起。在 Ⅰ 期中，滑囊内通常是没有液体的，肩袖和三角肌间的脂肪层是清晰可见的。和 MRI 相比不同，在这一级中，关节造影检查是正常的。Ⅱ 期在 T_1WI 或 PDWI 上见有信号增高并见肩袖的变细或不规则，滑囊内通常有积液（图 6-42）。Ⅲ 期在 T_2WI 上信号增高涉及整个肌腱，肌腱连续性中断，滑囊内多有积液（图 6-43）。肩袖的滑囊面的部分撕裂的影像学检查困难，文献报道其 MRI 诊断的准确率为 20%，如果采用滑囊造影可提高诊断的准确率。用常规的 MRI 检查来鉴别小的完全性撕裂和部分撕裂也是比较困难的，尽管有报道采用脂肪抑制序列可提高诊断的准确率，但是最为准确和有效的方法是关节造影。

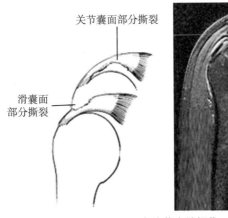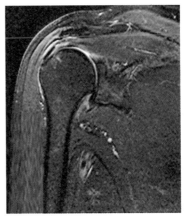

关节囊面部分撕裂

滑囊面部分撕裂

图6-42 肩关节肩袖损伤MRI表现

肩袖部分撕裂

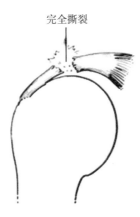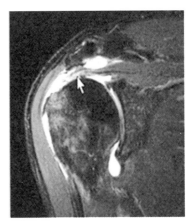

完全撕裂

图6-43 肩关节肩袖损伤MRI表现

完全撕裂连续性中断，肌腱－肌腹结合区内缩，肌腹萎缩

4. 肩部骨折MRI表现

肩部骨折以肱骨近端骨折最为常见。肱骨近端骨折根据涉及部位分为四类：肱骨解剖颈骨折、肱骨大结节骨折、肱骨小结节骨折以及肱骨干和解剖颈骨折。80%的肱骨近端骨折因肩腱袖、关节囊及骨膜的保护而没有移位或错位极小。MRI对常规X线未能检出的移位或成角的骨折很有用。T_1加权像可显示骨折的外形及关节软骨表面的连续性，脂肪抑制图像对检查出血及软骨下骨髓充血比较敏感（图6-44，图6-45）。

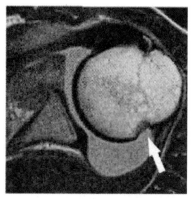
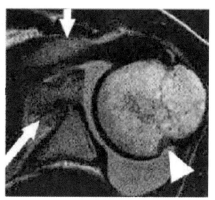

图6-44　肱骨头后上份切迹样压缩性骨折

图6-45　HillSach损伤（粗）
关节囊内大量积液及血肿（长），肩胛下肌损伤（短）

5. 盂唇损伤

骨性关节盂外围的纤维软骨环，侧面呈三角形，基底附着于关节盂的边缘，外侧面与关节囊附着，内侧面则附着于关节透明软骨，其作用为加深关节窝，增加肩关节稳定性。纤维性盂唇在T_1WI及T_2WI均为三角形低信号影，前方关节盂唇较锐利，后方关节盂唇稍圆钝，观察盂唇的最佳位置为横轴位及冠状位。盂唇前上部血供较少，易发生变性。喙突和肩胛下肌腱水平以下的前盂唇下积液代表盂唇撕裂。关节囊撕裂表现为肩胛下肌及肌腱内液性信号。盂唇损伤以横轴位扫描为主。

盂唇损伤包括退变、瓣状撕裂、纵向撕裂、上盂唇前后向撕裂（图6-46）等。虽然盂唇撕裂临床可单独发生，但是更常见的是盂唇从骨性关节盂上撕脱伴关节囊撕裂，导致肩关节失稳。盂唇病变表现为盂唇磨损，是肱骨关节盂关节退变的一部分。退变的盂唇表面不平整，导致关节摩擦增加以及肱骨头软骨软化。如果盂肱关节长期失稳或反复脱位，盂唇可被严重磨损，MRI图像上表现为萎缩。瓣状撕裂是盂肱关节急性或者亚急性外伤最常见的盂唇撕裂方式，这种撕裂可发生于任何部位，但最常见的是盂唇的后上部。

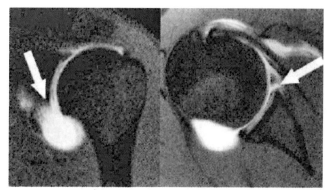

A.盂唇损伤MRI表现（冠状位）；B.盂唇损伤MRI表现（横轴位）

图6-46　箭头示前下盂唇撕脱并骨质病变

　　MRI 和 MR 关节造影均是诊断肩关节前方盂唇损伤的有效方法，MR 关节造影较 MRI 诊断肩关节前方盂唇损伤的灵敏度、特异度和准确度更高，盂唇损伤时，关节腔内没有足够的液体扩张关节囊，塌陷的关节囊以及韧带与前方盂唇紧贴，从而影响 MRI 检查结果；而 MR 关节造影检查，通过向关节腔内注射造影剂，使关节囊及撕裂口充分扩张，以便更好地显示盂唇、关节囊和盂肱韧带等病变组织，且可排除盂唇假性撕裂，发现盂唇部分损伤或无移位损伤。因此，MR 关节造影检查是盂唇病变较好选择。图 6-47、图 6-48 分别为肩部同一横轴位 MRI 与 MR 关节造影表现，图 6-49、图 6-50 分别为肩部同一横轴位 MRI 与 MR 关节造影表现。

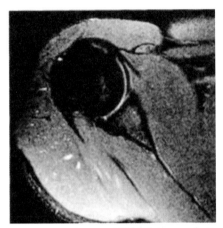

图 6-47　肩部 MRI（横轴位）T₂WI 表现

MRI 轴位 T₂ 像显示盂唇正常

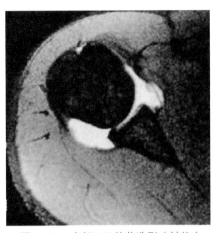

图 6-48　肩部 MR 关节造影（轴位）
T₁WI 表现

MR 关节造影 T₁ 轴位像显示前盂唇韧带骨膜袖套状撕脱，向内侧移位附着于肩胛颈

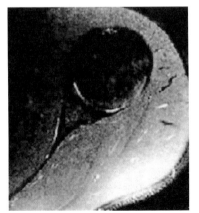

图 6-49　肩部 MRI（横轴位）T₂WI 表现

MRI 轴位 T2 像显示盂唇正常

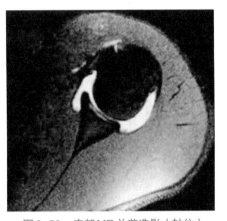

图 6-50　肩部 MR 关节造影（轴位）
T₁WI 表现

MR 关节造影 T1 轴位像显示前盂唇损伤且骨膜完整，造影剂进入撕裂口

第五节　肩部超声检查

肩关节的超声检查一般使用高分辨率的线阵探头，常用的探头频率为7.5MHZ。该频率的超声探头具有较高的近场分辨率和较强的穿透力，特别适合于如肩关节等肌肉发达部位的定位及引导。对肩关节周围软组织薄者可使用12MHZ探头，可更清楚显现肩关节周围软组织结构及发现肩关节的病变，一般不使用凸阵探头，因凸阵探头分辨率差，图像显示窄，容易出现各向异性伪影。患者行肩关节超声检查时呈侧卧位，充分暴露肩关节。

一、肩部正常超声表现

1. 肱二头肌短头腱超声影像学表现

肱二头肌短头腱起于肩胛骨喙突，在肱骨中部与肱二头肌长头汇合为肌腹，下行至肱骨下端，止于桡骨粗隆和前臂肌筋膜。行超声检查时前臂屈曲成90°，超声探头置于喙突处，探头斜向外下纵切，显示高回声喙突骨影，以及附着于喙突上条索样中低回声肱二头肌短头腱，外下方显示肱骨头（图6-51）。

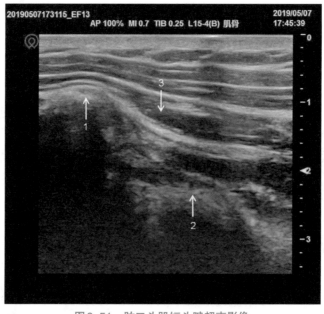

图6-51　肱二头肌短头腱超声影像
1.喙突；2.肱骨头；3.肱二头肌短头腱

2. 肩胛下肌超声影像学表现

肩胛下肌位于肩胛骨前面，呈三角形，起于肩胛下窝，肌束向上外走行，经肩关节前方，止于肱骨小结节，主要作用为使肩关节内收、内旋。超声检查时患者上臂外旋，前臂外展，超声探头由结节间构向肩关节内侧移动，可显示肩胛下肌腱长轴，超声影像表现为纤维带状高回声附着于肱骨小结节处（图6-52）。超声探头可上下移动，观察整个肩胛下肌肌腱。超声探头自上一切面旋转90°，呈矢状位扫描检查肩胛下肌腱，显示肩胛下肌腱短轴切面。

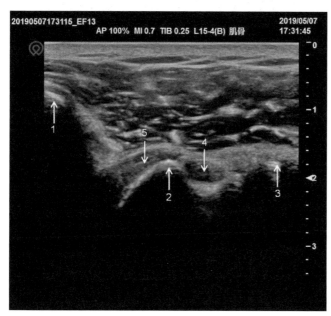

图6-52　肩胛下肌长轴超声影像

1.喙突；2.肱骨小结节；3.肱骨大结节；4.肱二头肌长头腱；5.肩胛下肌

3. 肱二头肌长头腱超声影像学表现

肱二头肌呈梭形，起端有两个头，肱二头肌腱长头起于肩胛骨盂上结节，穿过肩关节关节囊，经结节间沟下行，与肱二头肌短头在上臂下部合为一个肌腹，止于桡骨粗隆。主要为屈肘关节及使前臂后旋。肱二头肌腱长头腱平均长度约9cm。超声检查时，患者为坐位，肩关节采取中立位，前臂旋后。超声探头横切置于肱骨上，显示肱骨大结节及小结节之间的骨性凹陷，此为肱骨结节间沟，结节间沟内为肱二头肌长头腱（图5-67）。超声探头声束与肌腱垂直可获得肱二头肌长头腱图像。超声探头向近端扫描时可见该肌腱在肱骨结节间沟内横切面显示为椭圆形的高回声结构。肱二头肌长头腱鞘内可见少量积液。探头顺肱二头肌长头腱走行纵切，声像图为带状强回声连续纤维纹理结构（图6-53）。

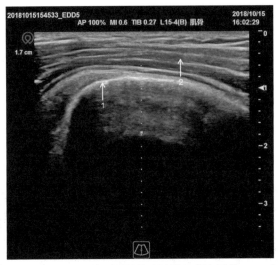

图6-53　肱二头肌长头腱纵切超声影像
1.肱骨头；2.肱二头肌长头腱

4. 冈上肌超声影像学表现

冈上肌位于斜方肌深面。起于肩胛骨冈上窝，肌束向外经过肩峰和喙肩韧带的下方，跨过肩关节，止于肱骨大结节上方。冈上肌主要外展肩关节。检查时患者上臂外展内旋，手掌后贴腰背部，使用超声高频探头，超声探头声束与肌束走行垂直。超声探头由肩胛骨冈上窝向肱骨大结节上部滑动，此断面为冈上肌图像。超声图上冈上肌呈扁平的高回声结构影像。冈上肌腱呈弧形带状高回声结构，表面光滑，边界清晰，在三角肌深部包绕肱骨头。冈上肌腱在肱骨大结节附着部位呈鸟喙状（图6-54）。冈上肌肌腱与冈下肌肌腱纤维多呈互相交织，二者在超声影像图上无明显的分界线。

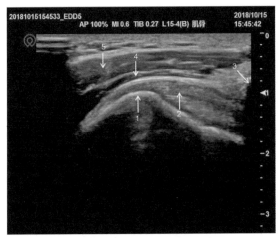

图6-54　冈上肌纵切超声影像
1.肱骨大结节；2.冈上肌；3.肩峰；4.三角肌下滑囊；5.三角肌

5. 冈下肌超声影像学表现

冈下肌解剖结构位于冈下窝内，被斜方肌和三角肌覆盖冈下肌的一部分。冈下肌起于肩胛骨冈下窝，止于肱骨大结节中部。冈下肌主要外旋肩关节。患者手放于对侧肩关节，选取高频探头放置于肩关节后方，超声探头声束与肌束走行垂直。冈下肌显示为纤维带状高回声影，超声影像下其在肱骨大结节附着部位呈鸟嘴样（图6-55）。

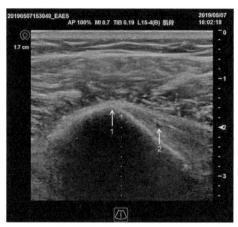

图6-55　冈下肌纵切超声影像
1.肱骨大结节；2.冈下肌

6. 小圆肌超声影像学表现

小圆肌位于冈下肌下方，冈下窝及肩关节后方，起于肩胛骨外侧缘背面，止于肱骨大结节下部，与冈下肌一起使肩关节旋外。小圆肌腱较短，在冈下肌腱长轴切面的基础上，将超声探头向下移动可显示小圆肌腱，显示为纤维带状高回声影（图6-56）。小圆肌的病变较少，一般不作为常规的超声扫查。

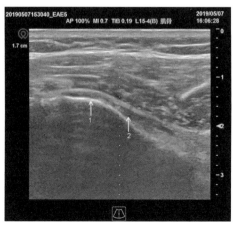

图6-56　小圆肌纵切超声影像
1.肱骨大结节；2.小圆肌

7. 肩关节超声影像学表现

肩关节由肱骨头和肩胛骨关节盂组成，又称盂肱关节，为多轴球窝关节，该关节为人体最灵活的关节。检查时将超声探头从冈下肌肌腱向外略移动，可清晰显示盂肱关节，关节软骨表现为带状低回声影像，附着于强回声的肱骨头上。盂肱关节的后盂唇呈三角形的高回声影像，位于肱骨头和关节盂之间（图6-57）。

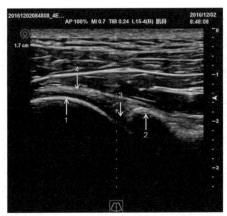

图6-57　后盂肱关节超声影像

1.股骨头；2.后盂唇；3.后隐窝；4.关节囊

8. 三角肌下滑囊超声影像学表现

三角肌下滑囊为人体最大的滑囊，覆盖大部分肩部区域。该滑囊位于肩峰、喙肩韧带和三角肌深面筋膜的下方，内侧为喙突，前侧覆盖在肱骨结节间沟处。三角肌下滑囊大部分与肩峰下滑囊相通，呈外凸隆起状。其作用相当于肩袖与肩袖上方的肩峰和三角肌之间的一个关节。该滑囊内正常情况下有少量积液，主要起润滑作用。超声声像下该滑囊显示厚度约为2mm，可见囊内低回声薄层积液及滑囊周围高回声滑囊外脂肪组织（图6-58）。

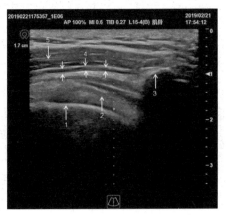

图6-58　三角肌下滑囊超声影像

1.肱骨大结节；2.冈上肌；3.肩峰；4.短箭头之间为三角肌下滑囊；5.三角肌

二、肩部异常超声表现

1.冈上肌腱炎超声影像学表现

冈上肌腱炎多因肌腱退行性改变而产生的非感染性炎症，多为慢性损伤，从而导致肩关节前屈外展等功能活动受限。超声检查时图像主要表现为肌腱肿胀、增厚，回声减低。一般双侧超声影像对比判断肌腱肿胀情况，通常患侧肌腱厚度超过健侧1~2mm可以考虑肌腱炎病变（图6-59）。

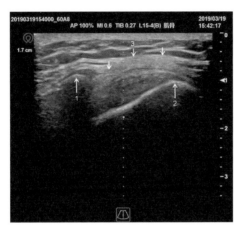

图6-59　冈上肌腱炎超声影像

1.肩峰；2.肱骨大结节；3.短箭头为肿胀的冈上肌

2.肩袖损伤超声影像学表现

肩关节的肩袖由肩胛下肌、冈上肌、冈下肌和小圆肌组成，对肩关节起稳定作用。肩袖损伤主要有以下几个方面（图6-60）：

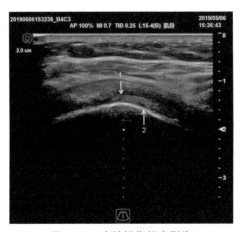

图6-60　肩袖损伤超声影像

1.肩袖；2.肱骨大结节

超声影像可见肩袖不连续，无回声或低回声的裂隙累及肌腱的全层

（1）肩袖肌腱病　肩袖肌腱病变一般首先累及冈上肌腱及其浅侧的滑囊。超声表现为受累的肌腱增厚，可表现为肌腱局部增厚或弥漫性增厚。肌腱内部回声不均匀减低。双侧对比检查，两侧肌腱厚度相差1.5~2.5mm，或者肌腱厚度大于8mm时提示肩袖肌腱病变。

（2）肩袖撕裂　肩袖撕裂损伤为中老年人常见的一种肩关节病变，据报道其发生率占肩关节病变的17%~41%，可分为部分撕裂及完全撕裂。部分撕裂为撕裂一般仅累及肌腱的部分厚度，多发于冈上肌腱前方，靠近大结节附着部。根据撕裂部位肩袖部分撕裂损伤可分为三种：①肌腱内部分撕裂；②滑囊侧部分撕裂；③肌腱外部分撕裂。肩袖撕裂超声影像多表现为病变肌肉的肌腱区肌腱变薄，无法观察到一条完整的肌腱或者部分肌腱无法探及，肌腱内出现低回声区。滑囊侧或肌腱内可见条形或不规则性无回声裂隙或条形或不规则，超声探头横切和纵切检查均可见病变。多数肩袖部分撕裂患者可见合并肌腱附着部位骨骼的异常病变，可见肌腱附着处于骨骼的改变。肩袖完全撕裂是指肩袖撕裂累及肌腱的全层，从而导致盂肱关节腔与肩峰下–三角肌下滑囊相通。根据撕裂口的前后径可将撕裂分为小撕裂和大撕裂、巨大撕裂及完全撕裂。小撕裂的前后径一般小于1cm，大撕裂的前后径一般大于3cm，巨大撕裂及完全撕裂多为严重的损伤。根据裂口的形状还可分为横向撕裂及纵裂、复合裂、层裂，纵裂表现为裂痕与肩袖纤维走行方向平行，横裂表现为裂口与纤维走行相垂直，层裂为肩袖内水平撕裂，复合裂指同时存在两种以上的类型。较为严重的肩袖损伤超声影像表现为仅剩少许肌腱组织或看不到覆盖肱骨头的肌腱。由于局部肌腱的缺失，可见无回声或者低回声的裂隙累及肌腱的全层，关节腔和滑囊内常可见到积液。

3.肱二头肌长头腱鞘炎超声影像学表现

肱二头肌长头腱鞘炎为引起肩关节疼痛的原因之一。可分为急性发病及慢性发病，急性发病多为劳损、外伤或者如运动员举重、投掷、单杠等运动所致，慢性发病多为肌腱长时间遭受磨损而发生退行性病变，累及腱鞘，多发生于40岁以上。急性期超声影像可见病变肌腱增厚、肿胀，肌腱腱鞘内可见积液，积液可表现为低回声或者无回声，肌腱周围可见丰富的血流信号。慢性期则表现为肌腱表面毛糙，内部纤维结构显示不清楚，有时可见低回声纵形裂隙，为肌腱撕裂表现（图6-61，图6-62）。

4.盂肱关节积液超声影像学表现

肩关节又称盂肱关节。盂肱关节积液为一种非特异性的关节病变，各种感染、炎症及肩关节的外伤均可引起盂肱关节积液。由于受到重力作用的影响，积液主要分布于肩关节后隐窝和腋下隐窝以及肱二头肌长头腱鞘内。腋下隐窝处检查盂肱关节积液最敏感。正常的盂肱关节外展示该隐窝内未见液体，当该关节出现少量积液时可见腋下窝出现分离。盂肱关节出现积液时，积液可流入肱二头肌腱鞘内，当积液较多时超

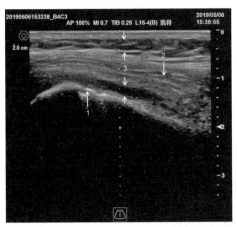

图6-61　肱二头肌长头腱鞘炎纵切超声影像

1.股骨头；2.肱二头肌长头腱；3.短箭头为肿
胀的腱鞘

病变肌腱增厚、肿胀，肌腱腱鞘内可见积液

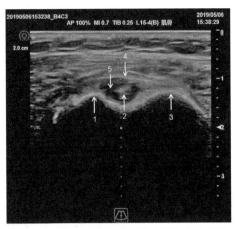

图6-62　肱二头肌长头腱鞘炎横切超声影像

1.肱骨小结节；2.肱二头肌长头腱；3.肱骨大
结节；4.肱横韧带；5.肿胀的腱鞘

声检查可见包绕肌腱周围出现环形的低回声晕。在盂肱关节的后隐窝内，正常冈下肌深层纤维与盂唇之间的液体深度小于2mm，当液体深度大于2mm时表明盂肱关节积液（图6-63）。

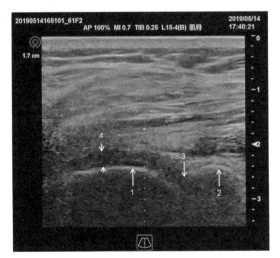

图6-63　盂肱关节积液超声影像

1.肱骨头；2.后盂唇；3.后隐窝；4.短箭头为关节积液

5.盂肱关节退行性改变超声影像学表现

盂肱关节退行性病变较少见，主要发生于以上肢活动为主的运动员及体力劳动者等，超声检查可见大结节、肩锁关节及肩峰等出现骨质增生改变，以及肱骨头软骨磨损、不光滑（图6-64）。

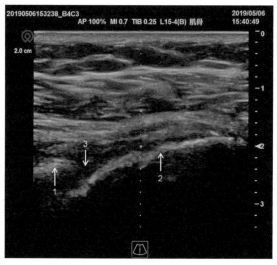

图6-64　盂肱关节退行性变超声影像
1.后盂唇；2.股骨头；3.后隐窝
超声影像可见肱骨头不光滑，后隐窝积液

6.肩峰下撞击综合征超声影像学表现

又称肩峰下疼痛弧综合征，中年以上人群常见病变。主要由于肩关节前屈及外展活动时肱骨大结节与喙肩弓反复撞击后导致肩峰下组织出现炎症和退变，甚至肩袖撕裂，导致肩部疼痛、活动障碍。超声检查主要是针对撞击产生的肩袖和肱二头肌长头腱的损伤。检查时多需要行双侧对比和动态检查，检查时臂内收、内旋，探头横切面放置于肩峰上，冠状切面显示肩峰和位于肩峰外侧的冈上肌腱，肩部外展时可动态观察肱骨头、肩峰及二者之间的软组织（即冈上肌腱及其浅侧滑囊）。超声探头斜冠状切面，位于肩锁前部和肩峰时，可显示冈上肌腱。正常情况下可见肱骨大结节从肩峰外侧平滑地移向肩峰深部，患者无肩部活动受限或疼痛，如果肱骨头移动受阻则为肩峰下撞击征阳性。肩峰下撞击可分为软组织撞击及骨性撞击。软组织撞击表现为当肱骨大结节从肩峰下滑过时，肩峰下–三角肌下滑囊可见积液，滑囊形态出现改变，或者伴有冈上肌腱形态的变化。骨性撞击表现肱骨大结节向上移位时，肱骨大结节从肩峰下经过受阻。

7.肩关节周围炎超声影像学表现

肩关节周围炎又称"五十肩""冻结肩""粘连性关节囊炎"，为临床上常见的肩关节疾病。原因多由外伤、感染、受凉及劳损等引起，多发于中老年人，病理上主要表现为肩关节挛缩、粘连及关节容积变小。肩关节周围炎患者超声声像图主要表现为腋下关节囊回声减低及增厚，同时厚度不会随肩关节活动而改变，超声动态检查时显示关节囊僵硬，肱二头肌腱鞘内多可见少量炎性积液。

第七章
可视化针刀操作技术

第一节 可视化针刀手术室的设置

针刀是一种闭合性手术，与普通手术一样，必须在无菌手术室进行，国家对手术室有严格的规定。但由于针刀是一个新生事物，由于投入少，疗效好，所以几乎所有专业的临床医生都有学习针刀的，有外科、骨科、内科、儿科、中医科、针灸科、推拿按摩科、神经内科、皮肤科等，还有一些医技人员。所以，大家对针刀手术的无菌观念不强，学习针刀的医生对针刀手术器械也缺乏严格的消毒，仅在消毒液中做短时间的浸泡，即重复使用，这样难以达到杀灭肝炎、HIV等病毒的消毒效果，极容易造成伤口感染，也容易染上肝炎和HIV等经血液传播的疾病。

有条件的医院应建立针刀专用手术室，一般医院要开展针刀，也必须有单独的针刀手术间。手术室基本条件包括：手术区域应划分为非限制区、半限制区和限制区，区域间标志明确，手术室用房及设施要求必须符合有关规定。为了防止手术室空间存在的飞沫和尘埃所带有的致病菌，应尽可能净化手术室空气。

1. 空间消毒法

（1）紫外线消毒法

多用悬吊紫外线灯管（电压220V，波长253.7mm，功率30W），距离1m处，强度>70μW/cm²，每立方米空间用量大于115W/m³，照射时间大于30min。室温宜在20℃~35℃，湿度小于60%。需有消毒效果监测记录。

（2）化学气体熏蒸法

①乳酸熏蒸法：每100m³空间用乳酸12ml加等量的水，加热后所产生的气体能杀灭空气中细菌。加热后手术间要封闭4~6小时。

②福尔马林（甲醛）熏蒸法：用40%甲醛4ml/m³加水2ml/m³与高锰酸钾2g/m³混合，通过化学反应产生气体能杀灭空气中细菌。手术间封闭12~24小时。

除了定期空间消毒法外，尽量限制进入手术室的人员数；手术室的工作人员必须按规定更换着装和戴口罩；患者的衣物不得带入手术室；用湿法清除室内墙地和物品的尘埃等。

2. **手术管理制度**

（1）严格手术审批制度，正确掌握手术指征，大型针刀手术由中级职称以上医师决定。

（2）术前完善各项常规检查如血常规检查、尿常规检查、凝血功能检查，对中老年人应做心电图、肝肾功能检查等。

（3）手术室常用急救药品如中枢神经兴奋剂、强心剂、升压药、镇静药、止血药、阿托品、地塞米松、氨茶碱、碳酸氢钠等。

（4）手术室基本器械配置应配有麻醉机、呼吸机、万能手术床、无影灯、气管插管、人工呼吸设备等。

第二节　可视化针刀手术的无菌操作

（1）手术环境　建立针刀治疗室，室内紫外线空气消毒60min，治疗台上的床单要经常换洗、消毒，每日工作结束时，彻底洗刷地面，每周彻底大扫除1次。

（2）手术用品　消毒小针刀、骨科锤、手套、洞巾、纱布、外固定器、穿刺针等需高压蒸气消毒。

（3）医生、护士术前必须洗手。用普通肥皂先洗1遍，再用洗手刷沾肥皂水交替刷洗双手，特别注意指甲缘、甲沟和指蹼。继以清水冲洗。

（4）术野皮肤充分消毒，选好治疗点，用棉棒沾紫药水在皮肤上做一记号。然后用2%碘酒棉球在记号上按压一下使记号不致脱落，以记号为中心开始逐渐向周围5cm以上涂擦，不可由周围再返回中心。待碘酒干后用75%酒精脱碘2次。若用0.75%碘伏消毒皮肤可不用酒精脱碘。之后，覆盖无菌小洞巾，使进针点正对洞巾的洞口中央。

（5）手术时医生、护士应穿干净的白大衣、戴帽子和口罩，医生要戴无菌手套。若做中大型针刀手术，如关节强直的纠正、股骨头缺血性坏死、骨折畸形愈合的折骨术，则要求医生、护士均穿无菌手术衣，戴无菌手套，患者术后常规服用抗生素3天预防感染。

（6）术中护士递送针刀等手术用具时，均应严格按照无菌操作规程进行。不可在手术人员的背后传递针刀及其他用具。

（7）一支针刀只能在一个治疗点使用，不可在多个治疗点进行治疗，以防不同部位交叉感染。连续给不同患者做针刀治疗时，应更换无菌手套。

（8）参观针刀操作的人员不可太靠近术者或站得太高，也不可随意在室内走动，以减少污染的机会。

（9）术毕，迅速用创可贴覆盖针孔，若同一部位有多个针孔，可用无菌纱布覆盖、包扎。嘱患者3天内不可在施术部位擦洗。3天后，可除去包扎。

第三节　患者的体位选择与术前麻醉

（一）患者的体位选择

1. 仰卧位（图7-1）

患者平卧于治疗床上，项部加软枕，头后仰。此体位适用于胸腹部及四肢前侧的针刀治疗。

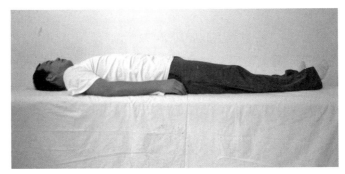

图7-1　仰卧位

2. 侧卧位（图7-2）

患者侧卧于治疗床上，下肢屈曲90°。此体位适用于身体侧面的针刀治疗。

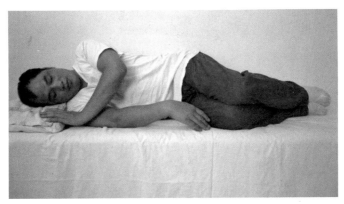

图7-2　侧卧位

3. 俯卧位（图7-3）

患者俯卧在治疗床上，此体位适用于身体背面脊柱区域的针刀治疗。

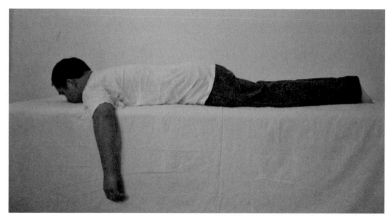

图7-3　俯卧位

4. 坐位（图7-4）

患者端坐于治疗床前，将患侧上肢屈曲90°放于治疗床上，并将前臂下置软枕。此体位适用于上肢前外侧的针刀治疗。

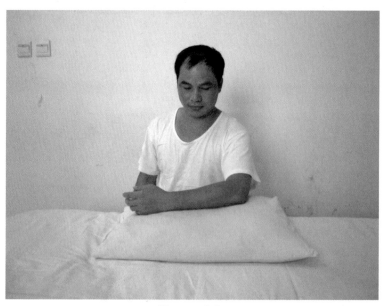

图7-4　坐位

5. 俯卧低头位（图7-5）

患者俯卧，胸部置软枕，头部突出于床缘，尽量收紧下颌，低头。此体位适用于颈项部位的针刀治疗。

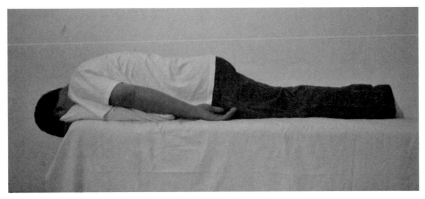

图7-5　俯卧低头位

（二）术前麻醉

1. 局部浸润麻醉

由针刀手术者完成局部麻醉。选用1%利多卡因，一次总量不超过100mg。适用于肘部单一的、局部的慢性软组织损伤的患者及部分骨质增生的患者。

2. 肌间沟臂丛神经阻滞麻醉

由针刀手术者或者麻醉科医生实施麻醉。适用于肩关节强直、肩关节类风湿关节炎等。

第四节　常用针刀刀法

（一）持针刀方法

持针刀方法正确是针刀操作准确的重要保证。针刀不同于一般的针灸针和手术刀，针刀是一种闭合性的手术器械，在人体内可以根据治疗要求随时转动方向，而且对各种疾病的治疗刺入深度都有不同的规定。因此正确的持针刀方法要求能够掌握方向，并控制刺入的深度。

以医者的右手食指和拇指捏住针刀柄，因为针刀柄是扁平的，并且和针刀刃在同一个平面内，针刀柄的方向即是刀口线的方向，所以可用拇指和食指来控制刀口线的方向。针刀柄扁平呈葫芦状，比较宽阔，方便拇、食指的捏持，便于用力将针刀刺入相应深度。中指托住针刀体，置于针刀体的中上部位。如果把针刀总体作为一个杠杆，中指就是杠杆的支点，便于针刀体根据治疗需要改变进针刀角度。无名指和小指置于施术部位的皮肤上，作为针刀体刺入时的一个支撑点，以控制针刀刺入的深度。在针刀刺入皮肤的瞬间，无名指和小指的支撑力和拇、食指的刺入力的方向是相反的，以防止针刀在刺入皮肤的瞬间，因惯性作用而刺入过深（图7-6）。另一种持针刀方法是在刺入较深部位时使用长型号针刀，其基本持针刀方法和前者相同，只是要用左手拇、食指捏紧针刀体下部。一方面起扶持作用，另一方面起控制作用，防止在右手刺入针刀时，由于针刀体过长而发生针刀体弓形变，引起方向改变（图7-7）。

以上两种是常用的持针刀方法，适用于大部分的针刀治疗。治疗特殊部位时，根据具体情况持针刀方法也应有所变化。

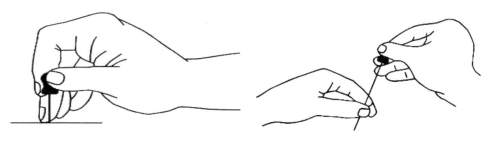

图7-6　单手持针刀法　　　　　　　　　图7-7　夹持进针刀法

（二）进针刀方法

1. 定点

在确定病变部位和精确掌握该处的解剖结构后，在进针部位用紫药水做一记号，局部碘酒消毒后再用酒精脱碘，覆盖上无菌小洞巾。

2. 定向

使刀口线和大血管、神经及肌肉纤维走向平行，将刀口压在进针点上。

3. 加压分离

在完成第2步后，右手拇、食指捏住针柄，其余3指托住针体，稍加压力不使刺破皮肤，使进针点处形成一个长形凹陷，刀口线和重要血管、神经以及肌肉纤维走向平行。神经和血管就会被分离在刀刃两侧。

4. 刺入

当继续加压，感到一种坚硬感时，说明刀口下皮肤已被推挤到接近骨质，稍一加压，即穿过皮肤。此时进针点处凹陷基本消失，神经和血管即膨起在针体两侧，此时可根据需要施行手术方法进行治疗。

所谓四步规程，就是针刀进针时，必须遵循的4个步骤，每一步都有丰富的内容。定点就是定进针点，定点的正确与否，直接关系到治疗效果。定点是基于对病因病理的精确诊断，对进针部位解剖结构立体的微观掌握。定向是在精确掌握进针部位的解剖结构前提下，采取各种手术入路确保手术安全进行，有效地避开神经、血管和重要脏器。加压分离，是在浅层部位有效避开神经、血管的一种方法。在前3步的基础上，才能开始第4步的刺入。刺入时，以右手拇、食指捏住针刀柄，其余3指作支撑，压在进针点附近的皮肤上，防止刀锋刺入过深，而损伤深部重要神经、血管和脏器，或者深度超过病灶，损伤健康组织（图7-8）。

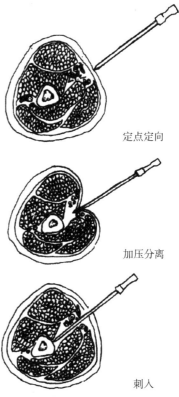

定点定向

加压分离

刺入

图7-8　针刀进针四步规程

（三）常用针刀手术入路

1. 针刀入皮法

按照针刀四步进针规程，当定好点，将刀口线放好以后（刀口线和施术部位的神经血管走行方向平行，无神经血管处和肌肉纤维的走行方向平行），给刀锋加一适当压力，不使刺破皮肤，使体表形成一长形凹陷，这时刀锋下的神经、血管都被推挤在刀刃两侧，再刺入皮肤进入体内，借肌肉皮肤的弹性，肌肉和皮肤膨隆起来，长形凹陷消失，浅层的神经血管也随之膨隆在针体两侧，这一方法可有效地避开浅层的神经、血管，将针刀刺入体内。

2. 按骨突标志的手术入路

骨突标志是在人体体表都可以精确触知的骨性突起，依据这些骨性突起，除了可以给部分病变组织定位外，也是手术入路的重要参考。骨突一般都是肌肉和韧带的起止点，也是慢性软组织损伤的好发部位。

（四）常用针刀刀法

1. 纵行疏通法

针刀刀口线与重要神经、血管走行一致，针刀体以皮肤为圆心，刀刃端在体内做纵向的弧形运动。主要以刀刃及接近刀锋的部分刀体为作用部位。其运动距离以cm为单位，范围根据病情而定，进刀至剥离处组织，实际上已经切开了粘连等病变组织，如果疏通阻力过大，可以沿着肌或腱等病变组织的纤维走行方向切开，则可顺利进行纵行疏通（图7-9）。

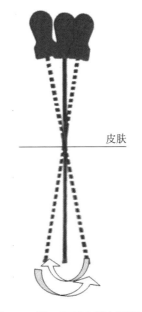

皮肤

图7-9　针刀纵行疏通法示意图

2. 横行剥离法

横行剥离法是在纵行疏通法的基础上进行的，针刀刀口线与重要神经、血管走行一致，针刀体以皮肤为圆心，刀刃端在体内做横向的弧形运动。横行剥离使粘连、瘢痕等组织在纵向松解的基础上进一步加大其松解度，其运动距离以cm为单位，范围根据病情而定（图7-10）。

纵行疏通法与横行剥离法是针刀手术操作的最基本和最常用的刀法。临床上常将纵行疏通法与横行剥离法相结合使用，简称纵疏横剥法，纵疏横剥1次为1刀。

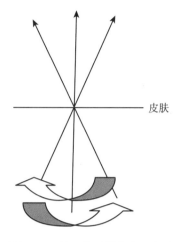

图7-10　针刀横形剥离法示意图

3. 提插切割法

针刀刀口线与重要神经、血管方向一致，刀刃到达病变部位以后，切开第1刀，然后当针刀提至病变组织外，再向下插入，切开第2刀，一般提插3~5刀为宜（图7-11）。适用于粘连面大、粘连重的病变。如切开挛缩的肌腱、韧带、关节囊等。

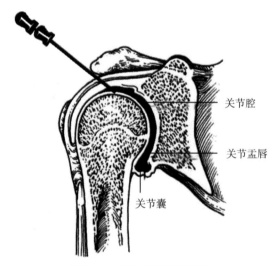

图7-11　提插切割法示意图

4. 骨面铲剥法

针刀到达骨面，刀刃沿骨面或者骨峰切开与骨面连接的软组织的方法称为铲剥法，此法适用于骨质表面或者骨质边缘的软组织（肌肉起止点、韧带及筋膜的骨附着点）病变（图7-12）。

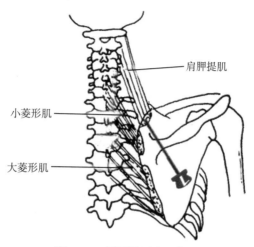

图7-12 骨面铲剥法示意图

5. 电生理线路接通法

适用于因电生理线路紊乱或短路引起的各种疾病。从病变的电生理线路的两端经皮刺入，让两支针刀的刀刃反复接触（务使两针刀在同一条直线上），一般选择2~3条这样的直线进行上述操作，操作完毕出针（图7-13）。

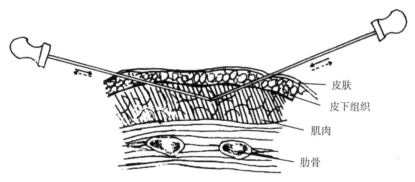

图7-13 针刀电生理线路接通法示意图

（五）常用针刀术后手法

1. 针刀术后手法的原理

针刀手法学是以西医学的解剖学、病理学为基础，经过几十年的临床反复实践形成的精细入微、疗效可靠的一整套手法治疗学体系。针刀手法是针对针刀术后对残余的粘连和瘢痕进行徒手松解的治疗手段。根据网眼理论，针刀松解病变的关键点（软组织的起止点和顽固性压痛点等），针刀手法则是在针刀手术破坏整个病理构架的结点的基础上，进一步撕开局部的粘连和瘢痕。脊柱疾病常引起内脏功能障碍，针刀术后手法主要是恢复内脏的生理功能。

2. 针刀手法的3个标准

针刀手法要达到的3个标准为稳、准、巧。

（1）稳　所谓稳就是针刀医学手法的每一个操作的设计，都以安全为第一，避免因手法设计的错误，而导致后遗症和并发症（由于不遵照针刀手法规定的操作规程而造成的事故，与手法设计的本身无关），增加患者痛苦。如第三腰椎横突综合征针刀术后的手法设计就体现了安全第一，稳为先的原则。针刀术后，患者立于墙边，背部靠墙，医生一手托住患侧腹部令其弯腰，另一手压住患者背部。当患者弯腰至最大限度时，突然用力压背部1次，然后让患者作腰部过伸，既能撕开L_3横突的粘连、瘢痕，又不损伤附近的组织。

（2）准　所谓准就是针刀手法的每一个操作，都能够作用到病变部位，不管是间接的还是直接的，尽量避免健康组织受到力的刺激，即使为了手法操作的科学性和精确性而通过某些健康组织来传递力的作用，也不能使健康组织受到损害性的刺激。

（3）巧　所谓巧是指针刀手法要达到操作巧妙，用力轻柔的目的。从手法学上来说，巧是贯穿始终的一个主题，没有巧无法达到无损伤、无痛苦而又立竿见影的效果。怎么才能达到巧呢？巧来源于对生理、病理、解剖学的熟悉和对力学知识、几何知识的灵活运用。

第五节　针刀术后处理

一、针刀术后常规处理

（一）全身情况的观察

针刀手术后，尤其是强直性脊柱炎等严重病变的针刀手术后，应注意观察患者生命体征变化，如出现生命体征异常变化，随时通知医生，及时处理。

（二）预防感染

（1）针刀术后立即用创可贴覆盖针眼，防止针眼感染，72小时后去除创可贴。

（2）术后用抗生素常规预防感染3天。

二、针刀意外情况的处理

（一）晕针刀

晕针刀是指在针刀治疗过程中或治疗后半小时左右，患者出现头昏、心慌、恶心、肢冷汗出、意识淡漠等症状的现象。西医学认为晕针刀多为"晕厥"现象，是由于针刀的强烈刺激使迷走神经兴奋，导致周围血管扩张、心率减慢、血压下降，从而引起脑部短暂的（或一过性）供血不足而出现的缺血反应。

晕针刀本身不会给机体带来器质性损害，如果在晕针刀出现早期（患者反应迟钝，表情呆滞或头晕、恶心、心慌等）及时采取应对措施，一般可避免发生严重晕针刀现象。据统计，在接受针刀治疗患者中，晕针刀的发生率约为1%～3%，男女之比约为1∶1.9。

1. 发生原因

（1）体质因素　有些患者属于过敏性体质，血管、神经功能不稳定，多有晕厥史或肌肉注射后的类似晕针史，采用针刀治疗时很容易出现晕针现象。

在饥饿、过度疲劳、大汗、泄泻、大出血后，患者正气明显不足，此时接受针刀治疗亦容易导致晕针刀。

（2）精神因素　恐惧、精神过于紧张是不可忽视的原因。特别是对针刀不了解，怕针的患者。对针刀治疗过程中出现的正常针感（酸、胀、痛）和发出的响声，如针刀在骨面剥离的"嚓嚓"声，切割硬结的"咯吱、咯吱"声，切割筋膜的"嘣、嘣"声往往使患者情绪紧张加剧。

（3）体位因素　正坐位、俯坐位、仰靠坐位等体位下针刀治疗时，晕针刀发生率较高。卧位治疗时晕针刀发生率较低。

（4）刺激部位　在肩背部、四肢末端部位治疗时，针刀剥离刺激量大，针感强，易出现晕针刀。

（5）环境因素　严冬酷暑，天气变化、气压明显降低时，针刀治疗易致晕针刀。

2. 临床表现

（1）轻度晕针刀　轻微头痛、头晕、上腹及全身不适、胸闷、泛恶、精神倦怠、打呵欠、站起时有些摇晃或有短暂意识丧失。

（2）重度晕针刀　突然昏厥或摔倒，面色苍白，大汗淋漓，四肢厥冷，口唇乌紫，双目上视，大小便失禁，脉细微。

3. 处理方法

（1）立即停止治疗，将未起的针刀一并迅速拔出，用创可贴保护针孔。

（2）扶患者去枕平卧，抬高双下肢，松开衣带，盖上薄被，打开门窗。

（3）症轻者静卧片刻，或给予温开水送服即可恢复。

（4）症重者，在上述处理的基础上，点按或针刺人中、合谷、内关穴。必要时，温灸关元、气海，一般2～3min即可恢复。

（5）如果上述处理仍不能使患者苏醒，应给予吸氧或做人工呼吸、静脉推注50%葡萄糖10ml或采取其他急救措施。

4. 预防

（1）初次接受针刀治疗的患者要先做好解释工作，打消其顾虑。

（2）选择舒适持久的体位，一般都可采取卧位治疗。

（3）治疗前应询问病史，对有晕针史的患者及心脏病、高血压病患者，治疗时应格外注意。

（4）选择治疗点要精、少，操作手法要稳、准、轻、巧。

（5）患者在大饥、大饱、大醉、大渴、疲劳、过度紧张、大病初愈或天气恶劣时，暂不宜做针刀治疗。

（6）对个别痛觉敏感部位，如手、足部、膝关节部或操作起来较复杂、较费时间的部位，可根据情况用0.5% ~1%利多卡因局麻。必要时也可配合全麻、硬膜外麻醉等。

（7）对体质较弱、术中反应强烈、术后又感疲乏者，应让患者在候诊室休息15~30min，待恢复正常后再离开，以防患者在外面突然晕倒。

（二）断针刀

在针刀手术操作过程中，针刀突然折断没入皮下或深部组织里，是较常见的针刀意外之一。

1. 发生原因

（1）针具质量不好，韧性较差。

（2）针刀反复多次使用，在应力集中处也易发生疲劳性断裂。针刀操作中借用杠杆原理，以中指或环指做支点，手指接触针刀处是针刀体受剪力最大的部位，也是用力过猛容易造成弯针的部位，所以也是断针易发部位，而此处多露在皮肤之外。

（3）长期使用消毒液造成针身有腐蚀锈损，或因长期放置而发生氧化反应，致使针刀体生锈，或术后不及时清洁刀具，针刀体上附有血迹而发生锈蚀，操作前又疏于检查。

（4）患者精神过于紧张，肌肉强烈收缩，或针刀松解时针感过于强烈。患者不能耐受而突然大幅度改变体位。

（5）发生滞针，针刀插入骨间隙，刺入较硬较大的变性软组织中，治疗部位肌肉紧张痉挛时，仍强行大幅度摆动针刀体或猛拔强抽。

2. 临床现象

针刀体折断，残端留在患者体内，或部分针刀体露在皮肤外面，或全部残端陷没在皮肤、肌肉之内。

3. 处理方法

（1）术者一定要保持冷静，切勿惊慌失措。嘱患者不要紧张，切勿乱动或暂时不要告诉患者针断体内。保持原来体位，以免使针刀体残端向肌肉深层陷入。

（2）若断端尚留在皮肤之外一部分，应迅速用手指捏紧慢慢拔出。

（3）若残端与皮肤相平或稍低，但仍能看到残端时，可用左手拇、食指下压针孔两侧皮肤，使断端突出皮外，然后用手指或镊子夹持断端拔出体外。

（4）针刀断端完全没入皮肤下面，若断端下面是坚硬的骨面，可从针孔两侧用力下压，借骨面做底将断端顶出皮肤。或断端下面是软组织，可用手指将该部捏住将断端向上托出。

（5）若针刀断在腰部，因肌肉较丰厚，深部又是肾脏，加压易造成断端移位而损伤内脏。若能确定断针位置，应迅速用左手绷紧皮肤，用2%利多卡因在断端体表投影点注射0.5cm左右大小的皮丘及深部局麻。手术刀切开0.5cm小口，用刀尖轻拨断端，断针多可自切口露出。若断针依然不外露，可用小镊子探入皮肤内夹出。

（6）若断针部分很短，埋入人体深部，在体表无法触及和感知，必须采用外科手术探查取出。手术宜就地进行，不宜搬动移位。必要时，可借助X线照射定位。

4. 预防

（1）术前要认真检查针具有无锈蚀、裂纹，左手垫小纱布捋一下针刀体，并捏住针刀体摆动一下试验其钢性和韧性。不合格的针刀不宜使用。

（2）术前应叮嘱患者，针刀操作时绝不可随意改变体位，尽量采取舒适耐久的姿势。

（3）针刀刺入深部或骨关节内治疗应避免用力过猛，操作时如阻力过大时，绝不可强力摆动。滞针、弯针时，也不可强行拔针。

（4）医者应熟练手法，常练指力，掌握用针技巧，做到操作手法稳、准、轻、巧。

（5）术后应立即仔细清洁针刀，洗去血污等，除去不合格针刀，一般情况下针刀使用两年应报废。

（三）出血

针刀刺入体内寻找病变部位，切割、剥离病变组织，而细小的毛细血管无处不在，出血是不可避免的。但刺破大血管或较大血管引起大出血或造成深部血肿的现象屡见不鲜，不能不引起临床工作者的高度重视。

1. 发生原因

（1）对施术部位血管分布情况了解不够，或对血管分布情况的个体差异估计不足而盲目下刀。

（2）在血管比较丰富的地方施术不按四步进针规程操作，也不问患者感受，强行操作，一味追求快。

（3）血管本身病变，如动脉硬化使血管壁弹性下降，壁内因附着粥样硬化物而致肌层受到破坏，管壁变脆，受到突然的刺激容易破裂。

（4）血液本身病变，如有些患者血小板减少，凝血时间延长，血管破裂后，出血不易停止。凝血功能障碍（如缺少凝血因子）的患者，一旦出血，常规止血方法难以遏制。

（5）某些肌肉丰厚处，深部血管刺破后不易发现，针刀术后又行手法治疗或在针孔处再行拔罐，造成血肿或较大量出血。

2. 临床表现

（1）表浅血管损伤　针刀起出，针孔迅速涌出色泽鲜红的血液，多为刺中浅部较小动脉血管。若是刺中浅部小静脉血管，针孔溢出的血多是紫红色且发黑、发暗。有的血液不流出针刀孔而淤积在皮下形成青色瘀斑，或局部肿胀，活动时疼痛。

（2）肌层血管损伤　针刀治疗刺伤四肢深层的血管后多造成血肿。损伤较严重，血管较大者，则出血量也会较大，使血肿非常明显，致局部神经、组织受压而引起症状，可表现局部疼痛、麻木，活动受限。

（3）大血管破裂出血　由于不熟悉脊柱解剖，或者不知道针刀的刀口线方向，可能切断血管，引起严重的医疗事故。

3. 处理方法

（1）表浅血管出血　用消毒干棉球压迫止血。手足、头面、后枕部等小血管丰富处，针刀松解后，无论出血与否，都应常规按压针孔1分钟。若少量出血导致皮下青紫瘀斑者，不必特殊处理，一般可自行消退。

（2）较深部位血肿　局部肿胀疼痛明显或仍继续加重，可先做局部冷敷止血或肌注止血敏。24小时后，局部热敷、理疗、按摩、外擦活血化瘀药物等以加速瘀血的消退和吸收。

（3）肩部大血管破裂出血，需立即进行外科手术探查。若出现休克，则先做抗休克治疗。

4. 预防

（1）熟练掌握治疗局部精细、立体的解剖知识。弄清周围血管运行的确切位置及体表投影。

（2）严格按照四步进针规程操作，施术过程中密切观察患者反应。认真体会针下感觉，若针下有弹性阻力感，患者有身体抖动、避让反应，并诉针下刺痛，应将针刀稍提起，略改变一下进针方向再刺入。

（3）术前应耐心询问病情，了解患者出凝血情况。若是女性，应询问是否在月经期，平素月经量是否较多。有无血小板减少症、血友病等，必要时，先做出凝血时间检验。

（4）术中操作切忌粗暴，应中病则止。若手术部位在骨面，松解时针刀刀刃应避免离开骨面，更不可大幅度提插。值得说明的是针刀松解部位少量的渗血是有利于病变组织修复的，它既可以营养被松解的病变组织，又可以调节治疗部位生理化学的平衡，同时又可改善局部血液循环状态等。

（四）周围神经损伤

临床上治疗时，针刀多在神经、血管周围进行操作，如对各种神经卡压综合征的治疗。但因在针刀技术培训时，已经特别强调针刀治疗的基础是精细、立体、动态的解剖知识，针刀临床医生对神经的分布、走向等情况一般都掌握较好，所以针刀损伤周围神经的案例并不很多。只有少数因针刀操作不规范，术后手法过于粗暴而出现神经损伤的，大多数也只引起强烈的刺激反应，遗留后遗症者极少。

1. 发生原因

（1）解剖知识不全面，立体概念差，没有充分考虑人体生理变异。

（2）手术部位采用局麻，特别是在肌肉丰厚处，如在腰、臀部治疗时针刀刺中神经干，患者没有避让反应或避让反应不明显而被忽视。

（3）盲目追求快针，强刺激，采用重手法操作而致损伤。

（4）针刀术后，用手法矫形时过于粗暴，夹板固定太紧、时间太久。尤其是在全麻或腰麻情况下，针刀、手法操作易造成损伤，如关节强直的矫形。

2. 临床表现

（1）在针刀进针、松解过程中，突然有触电感，或出现沿外周神经向末梢或逆行向上放散的一种麻木感。若有损伤，多在术后1日左右出现异常反应。

（2）轻者可无其他症状，较重者可同时伴有该神经支配区内的麻木、疼痛、温度觉改变或功能障碍。

①正中神经损伤：表现为手握力减弱，拇指不能对指对掌；拇、食指处于伸直位，不能屈曲，中指屈曲受限；后期大鱼际肌及前臂屈肌萎缩，呈猿手畸形；手掌桡侧半皮肤感觉缺失。

②尺神经损伤：表现为拇指处于外展位，不能内收；呈爪状畸形，环、小指最明显；手掌尺侧半皮肤感觉缺失；骨间肌，小鱼际肌萎缩；手指内收、外展受限，夹纸试验阳性；Forment试验阳性，拇内收肌麻痹。

③桡神经损伤：表现为腕下垂，腕关节不能背伸；拇指不能外展，拇指间关节不能伸直或过伸；掌指关节不能伸直；手背桡侧皮肤感觉减退或缺失；高位损伤时肘关节不能伸直；前臂外侧及上臂后侧的伸肌群及肱桡肌萎缩。

④腋神经损伤：表现为肩关节不能外展；肩三角肌麻痹和萎缩；肩外侧感觉缺失。

⑤肌皮神经损伤：表现为不能用二头肌屈肘，前臂不能旋后；二头肌腱反射丧失，屈肌萎缩；前臂桡侧感觉缺失。

3. 处理方法

（1）出现神经刺激损伤现象，应立即停止针刀操作。若患者疼痛、麻木明显，可局部先行以麻药、类固醇类药、维生素B族药等配伍封闭。

（2）24小时后，给予热敷、理疗、口服中药，按照神经分布区行针灸治疗。

（3）局部轻揉按摩，在医生指导下加强功能锻炼。

（4）对保守治疗无效的患者，应作开放手术探查。

4. 预防

（1）严格按照四步进针规程操作。尤其要确定刀口线与重要神经血管方向一致。病变部位较深者，治疗时宜摸索进针，若刺中条索状坚韧组织，患者有触电感沿神经分布路线放射时，应迅速提起针刀，稍移动针刀位置后再进针。

（2）在神经干或其主要分支循行路线上治疗时，不宜针刀术后向手术部位注射药物，如普鲁卡因、氢化可的松等，否则可能导致周围神经损害。

（3）术前要检查针具是否带钩、毛糙、卷刃，如发现有上述情况应立即更换。

（4）术后手法治疗一定不要粗暴，特别是在腰麻或全麻下手法矫形，患者没有应有的避让反应等，最易造成损伤。

（5）针刀操作时忌大幅度提插。但需注意的是，刺伤神经出现的反应与刺中经络引起的循经感传现象有着明显的区别，不可混淆。刺伤神经出现的反应是沿神经分布线路放射，有触电感。其传导速度异常迅速，并伴有麻木感。刺中经络或松解神经周围变性软组织时，患者的感觉则是酸胀、沉重感，偶尔也有麻酥酥感，其传导线路是沿经络线路，其传导速度缓慢，术后有舒适感。

第六节　超声引导下针刀操作技术

一、超声引导下针刀操作的准备工作

1. 针刀术前准备

包括完善检查、明确诊断、确定治疗方案和治疗靶点、下手术通知单、术区备皮及术前用药。

（1）完善检查　如三大常规、凝血功能检查、感染四项筛查、心电图、胸片，中老年人应行肝肾功能检查等，待明确诊断、排除治疗禁忌证后方可行针刀手术治疗，否则不但会影响手术治疗效果，还会增加手术风险，手术医师应严格把握超声引导下针刀手术治疗的适应证及禁忌证，若有治疗禁忌证者，待排除手术治疗禁忌证后方可行手术治疗。

（2）明确诊断　术前术者必须查看患者，根据患者的病史、症状、体征、影像学资料等，明确疾病诊断，评估是否属于针刀手术适应证或者禁忌证。

（3）确定方案　根据疾病诊断结果，确定麻醉方式、术中体位以及针刀手术术式及入路，同时明确术中、术后可能出现的并发症，以及相应风险的防范与处理预案。

（4）医患沟通　与患者充分沟通，讲解采用何种麻醉方式，超声引导下针刀治疗的操作方法，疗法优势及可能出现的并发症，消除患者恐惧心理，签署针刀手术知情同意书。根据手术治疗方案，在术前标记治疗靶点。

（5）提交通知单　确定手术治疗方案及手术时间后，手术医师需提前一天做好手术安排，将手术通知单提交给手术室护士，以便提前做好相关准备工作。若手术需要麻醉科医师进行手术麻醉的，需同时将手术通知单提交到麻醉科。麻醉科安排好手术麻醉医师，术前对手术治疗患者进行麻醉探访及麻醉风险的评估。病区护士及时通知患者及家属手术时间，做好术前宣教。

（6）术区备皮　病房护士在术前应给患者做好手术部位的备皮准备，备皮范围一般为手术区周围10~20cm，备皮时应避免皮肤的损伤。手术医师应在术前查看患者的皮肤准备情况，若发现手术部位皮肤有破损及感染，影响手术治疗的，要推迟甚至取消手术治疗。

（7）术前用药　根据病人的病情情况及是否有基础性疾病，进行术前用药，以稳定基础疾病，消除治疗禁忌证。通过术前用药，可消除患者紧张情绪，预防手术感染及减轻患者的疼痛。

2. **手术间准备**

作为一种闭合性手术，针刀与普通手术一样，必须在无菌手术室进行，国家对手术室的设置有着严格的规定。手术室基本条件包括：手术区域划分为非限制区、半限制区和限制区，区域间标志明确，手术室用房及设施要求必须符合有关规定。同时，为防止手术室空间存在的飞沫和尘埃所带有的致病菌，应尽可能净化手术室空气。

超声引导下针刀治疗的手术间准备包括手术间设备仪器准备、手术间急救药品准备、患者体位及体位垫准备、常规无菌物品准备及超声探头无菌准备。

（1）手术间设备仪器准备：手术间应配备麻醉机、手术床、无影灯、抢救车、气管插管、人工呼吸设备、心电监护仪、阅片灯、超声仪器等。

（2）手术间常用急救药品准备：如抗休克血管活性药物、升压药、中枢神经兴奋剂、强心剂、降压药、镇静剂、解痉止痛药、止血药等。

（3）患者体位及体位垫准备：可根据患者疾病和超声引导需要确定患者术中体位，头颈部疾病的针刀治疗多采用俯卧低头位，颈项及胸腰背部疾病的针刀治疗多采用俯卧位，髋部、膝部及踝部疾病的针刀治疗多采用仰卧位，肩部疾病的针刀治疗多采用侧卧位，肘部、前臂部及腕手部疾病的针刀治疗多采用坐位。根据患者术中体位配置合适的体位垫。

（4）常规无菌物品准备　如一次性无菌针刀、无菌穿刺针、无菌超声耦合剂、超声探头无菌贴膜、超声探头无菌套袋、一次性无菌注射器、一次性腰穿包、一次性胸穿包、纱布、棉签等。

（5）超声探头无菌准备　超声探头必须保持干燥和清洁，在使用过程中严禁敲打、跌落、碰撞。接触无菌区域的超声探头必须使用透明的无菌贴膜覆盖或无菌套袋包裹，超声探查过程中使用无菌超声耦合剂。

3. 术者、助手和护士准备

术前需严格按照外科洗手操作，特别注意指甲沟、指甲缘和指蹼，除此之外，术者、助手和护士还需分别进行以下的准备工作。

（1）术者准备　与护士、患者共同确认患者身份、手术部位及术式，依据超声引导下的针刀术式，用红色油性笔标记治疗靶点。

（2）助手准备　摆放患者体位，进行术野皮肤充分消毒。用安多福（0.5%PVP–I消毒液）消毒手术部位，手术部位至少消毒3遍。以治疗点为中心逐渐向周围至少5cm涂擦，不再由周围返回中心，第二遍和第三遍不能超出上一遍的范围，第三遍消毒完毕。待干燥后铺消毒洞巾。

（3）护士准备　协助术者核对患者身份、手术部位及术式，安装心电监护、建立静脉通道，核对术前及术中用药。

4. 术后访视

术后回访时间为手术后48小时内，术后应对患者进行以下内容的访视。

（1）生命体征　必要时监测血压、心率、血氧饱和度，如有异常，及时报告医生处理。

（2）手术部位　关注手术部位是否有红肿或炎性渗出，了解患者是否存在发热，找出发热原因，必要时予抗生素抗感染治疗。

（3）关节活动度及患肢感觉　四肢关节的超声引导下针刀治疗需关注肢体功能恢复情况，如关节活动度是否改善。同时需要留意观察患者肢体的温度、颜色、感觉、活动及脉搏搏动情况。

（4）局麻药的不良反应　了解患者在使用局麻药后是否存在迟缓性的过敏反应，如皮肤黏膜水肿、荨麻疹、胸闷、气短、呼吸困难等表现，如有异常，需及时处理。凡是患者属于过敏体质或有过敏史者需要特别注意。

（5）疼痛　了解患者术后疼痛情况，在心理疏导的同时，必要时可口服或静脉给予镇痛类药物以缓解患者术后疼痛。

（6）满意度　了解患者术中感受以及术后精神状态，征求患者及家属对超声引导下针刀治疗的意见和评价，满意度欠佳者应积极寻求原因并寻找解决办法。对患者提出的问题及时解答，对患者提出的特殊要求尽最大限度满足患者，不能达到其要求者及时上报有关部门，以提高服务质量。

（7）术后康复指导　根据患者病情进行个性化的针刀术后康复指导，如上肢抬举、握拳、屈伸肘腕关节、股四头肌收缩锻炼、踝关节主动伸屈和旋转活动、各足趾屈伸运动等，以促进肢体末端静脉回流，防止关节僵硬粘连。鼓励患者自主活动，需以最大耐力维持，但以不引起疼痛为原则。

二、超声引导下针刀操作的基本模式

超声引导因其无辐射，对患者体位要求不严格，不占用场地，不影响影像科检查，其对于软组织显影尤其血管、神经、内脏的显影具有无比优越性，逐渐成为临床影像介入尤其针刀介入治疗的主要方式，但因为超声衰减快，高频探头对于超过3cm的深部组织成像困难，低频探头能显影深部组织，却只能行平面外穿刺技术，对穿刺的把控远没有高频探头平面内穿刺技术效果好，另外，超声对于骨组织不能穿透，对于复杂骨关节影像往往不理想。我们在临床开展多种引导模式，包括超声动态引导、超声静态定位和超声定位结合画线三种方式，能够解决临床绝大多数浅、深部组织针刀治疗的需求。

（一）超声动态引导

1. 超声平面内动态引导

（1）概念　超声动态引导是运用高频探头平面内穿刺技术，可以直观、动态地看见针刀的针体和针尖全程穿刺和治疗过程，是针刀超声引导的最佳模式。在超声动态引导下的针刀治疗，可以显示各种针刀手法，例如肱二头肌长头腱的针刀松解可在结节间沟处行骨面铲剥法（图7-14），在肌腱粘连处行横行剥离法，在滑囊针刀治疗行通透剥离法（图7-15）。因其全程动态显示针刀的运动轨迹，不仅在穿刺过程中可以规避重要组织的损伤，在针刀松解过程中，完全可以监控针刀的治疗行程，避免神经、血管和内脏的损伤（图7-16）。

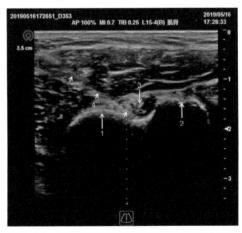

图7-14　针刀在结节间沟铲剥松解肱二头肌长头腱超声影像

1.肱骨大结节；2.肱骨小结节；3.肱二头肌长头腱；4.短箭头为针刀

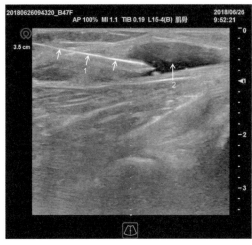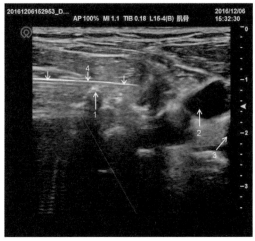

图7-15　针刀切割通透剥离腘窝囊肿超声影像
1.短箭头为针刀；2.腘窝囊肿

图7-16　颈7神经根针刀松解超声影像
1.颈7横突后结节；2.颈内静脉；3.颈总动脉；
4.短箭头为针刀

（2）操作方法　患者取术式体位，术区常规消毒、铺单，取高频探头，套一次性无菌探头套，术区涂布无菌耦合剂，术者左手紧握探头，置于术区扫描，认真识别并确认待针刀松解的靶组织，选择穿刺路径和穿刺点，一般穿刺点位于探头的一侧，穿刺路径的选择要求：①选择最短的穿刺路径；②避开重要组织如神经、血管、内脏等；③避开超声显影不好的组织，如骨组织。穿刺点局麻，右手取Ⅰ型3号针刀，自穿刺点刺入，穿刺路径与探头平行，轻微滑动或摆动探头，仔细寻找针刀影像，并确认针刀与穿刺靶点的位置关系，慢慢调整针刀的穿刺轨迹，至针刀与靶组织位于超声同一平面，引导针刀至靶组织后，行针刀手法松解，监控针刀治疗过程至针刀手法结束，退针，压迫针眼，贴敷无菌贴（图7-17）。

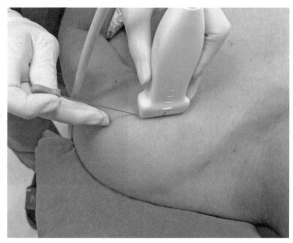

图7-17　超声平面内引导针刀治疗图

（3）适用范围：主要适用于浅层组织的针刀松解，如浅层韧带、肌腱和滑囊、肩关节，肘关节、膝关节、腕踝关节、指趾关节、腕管、踝管、外周神经、三叉神经外周支、颈神经根、胸神经根等。

2. 超声平面外动态引导

（1）概念　对于超过3cm的深部组织高频探头无法清晰成像，需要运用低频探头（凸阵探头）显影，低频探头可以清晰地显示8~10cm甚至更深的脏器组织，但因为超声声像特点，无法运用凸阵探头行平面内穿刺，在临床上，我们采取低频探头平面外穿刺引导技术。因为是平面外穿刺，不能连续显示针体，只能断续显示针尖。

（2）操作方法　患者取术式体位，术区常规消毒、铺单，取低频探头，套一次性无菌探头套，术区涂布无菌耦合剂，术者左手紧握探头，置于术区扫描，认真识别并确认待针刀松解的靶组织，选择穿刺路径和穿刺点，一般穿刺点位于靶组织的体表投影点，穿刺路径的选择要求同上。穿刺点局麻，将低频探头置于穿刺点一侧，穿刺点与探头中线对齐，右手取Ⅰ型3号针刀，自穿刺点刺入，针刀紧贴探头体部，与之平行，轻微滑动或摆动探头，使超声显示针尖影像，并确认针刀与穿刺靶点的位置关系，慢慢调整针刀刀口的位置，保持针刀刀口与靶组织位于超声同一平面，引导针刀至靶组织，行针刀手法松解后，退针，压迫针眼，贴敷无菌贴（图7-18）。

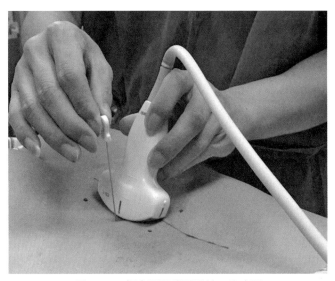

图7-18　超声平面外引导针刀治疗图

（3）适用范围　主要适用于深层组织的针刀松解，如深层韧带、肌腱和滑囊、脊柱关节、腰骶部神经根、腰椎横突、髋关节等。

（二）超声静态定位

（1）概念　超声平面外动态引导在临床上有时并不便捷，尤其在术区不开阔的部位例如颈椎小关节，因为低频探头较大，往往影响针刀治疗的操作，对于穿刺靶点较多的针刀治疗，显得非常繁琐。我们在传统徒手针刀治疗体表定点的基础上，结合超声影像定位的优势，将深部待治疗组织投影在体表，确定体表针刀穿刺点。

（2）操作方法　患者取术式体位，运用低频探头，声像显示深部靶区组织，开启探头中线，将穿刺点与中线对齐，用记号笔在体表标记。

（3）适用范围　主要适用于深层组织的针刀松解，如深层韧带、肌腱和滑囊、脊柱关节、腰骶部神经根、腰椎横突、髋关节等。

（三）超声定位结合画线

（1）概念　有些复杂结构的深部组织，叠加较多的骨组织，例如腰椎穿刺三角、骶髂关节或者重度骨质疏松骨组织，超声影像不能清晰显影和定点，我们采取可显影组织超声体表定位，例如腰椎横突、髂骨最高点，结合DR、CT或MR画线测量，并将数据复制在体表，确定靶组织的体表穿刺点。

（2）操作方法　以骶髂关节定位为例，患者取俯卧位，腰臀部垫平，取低频探头，确定腰5横突的体表投影点（方法同超声静态定位），并用记号笔标记，取患者近期骨盆平片，测量骶髂关节下端穿刺点至腰5横突的垂直距离，以及骶髂关节至脊柱中轴线的水平距离，以体表腰5横突定点为标志，将数据复制到患者体表，确定骶髂关节体表穿刺点（图7-19、图-20）。

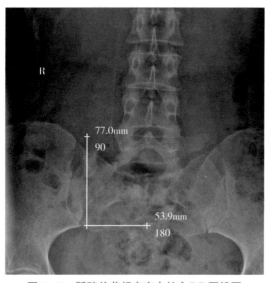

图7-19　骶髂关节超声定点结合DR画线图

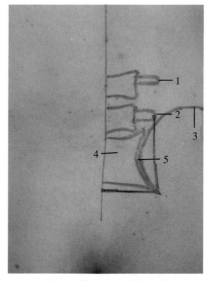

图7-20　骶髂关节超声定点结合体表画线图
1.L_4横突；2.L_5横突；3.髂骨；4.骶骨；5.骶髂关节

（3）适用范围　适用于超声显影不清晰或难显影的组织，如骶髂关节、腰椎穿刺三角、腰椎小关节、重度骨质疏松等。

三、超声引导下针刀治疗的操作技巧和注意事项

1. 操作技巧

（1）穿刺角度　针刀体与超声波的接触面积决定针刀的成像效果，研究表明针刀体与超声波接近直角，针刀体反射超声波截面越大，针刀成像效果越好，声像图显示为连续的针体和针尖声像；反之，针刀体与超声波平行，针刀体反射超声波截面最小，针刀声像最微弱，仅显示点状高信号影像（图7-21、图7-22）。在选择针刀穿刺路径时，尽可能使针刀与超声波呈正交直角关系。

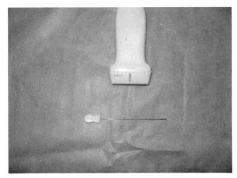 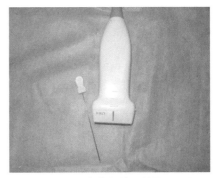

图7-21　超声束与针刀体直角垂直　　　　图7-22　超声束与针刀体接近平行

（2）针刀粗细　一般来说，针刀针体越粗，反射超声波截面越大，针刀成像效果越好，也就是说，直径1.0mm针刀显像效果优于0.4mm针刀，所以，在可接受针刀松解不适感的基础上，尽可能选择较粗的针刀，有利于针刀成像。

（3）增益调节　增益过高或者过低使得超声图像组织间层次分辨不清，不利于辨别针刀的高信号影像，适度的增益能提高针刀的可见度（图7-23~图7-25），如果针尖分辨困难时，可适当调低增益，锁定针尖后，再回调增益以显示相关组织。

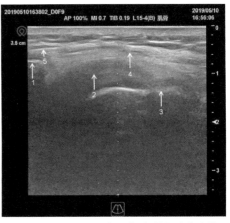

图7-23　针刀松解三角肌超声增益过高声像图

1.肩峰；2.冈上肌；3.肱骨大结节；4.三角肌；
5.短箭头为针刀

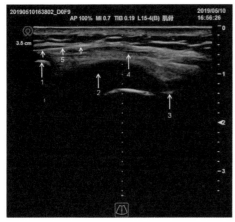
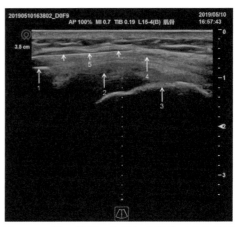

图7-24　针刀松解三角肌超声增益过低声像图　　　图7-25　针刀松解三角肌超声增益适度声像图
1.肩峰；2.冈上肌；3.肱骨大结节；4.三角肌；　　　1.肩峰；2.冈上肌；3.肱骨大结节；4.三角肌；
5.短箭头为针刀　　　　　　　　　　　　　　　　5.短箭头为针刀

（4）针刀改良　有报道经过改良的穿刺针可提高超声下成像效果，在今后的针刀研制过程中，可以将相关技术应用于针刀改良上，提高针刀超声下显影效果。

（5）穿刺增强　有些超声仪器带有穿刺增强功能，通过调整声波偏转角度以及空间复合成像等多项技术，提高穿刺针体的显影效果，有助于提升针刀的分辨率。

2. 超声引导下针刀治疗的注意事项

（1）严格无菌操作　超声引导下针刀多涉及深部重要组织，如胸腰神经根、脊柱关节、骶髂关节、外周关节内治疗等，如果消毒不严格，一旦感染，将会导致严重并发症。在准备超声下针刀治疗时，不仅需要术区严格消毒、铺单，手术人员无菌操作，对于探头要贴无菌膜或套无菌套，使用无菌耦合剂，以保证针刀治疗的严格无菌。

（2）适应超声立体思维　针刀从业人员往往更习惯于放射影像的立体解剖，对于超声影像立体结构很不适应，在行超声引导时往往不理解内外上下等图像方位的变换，难以将针刀调整至待治疗靶点位置。所以，刚刚接触超声影像的针刀医生需要反复研习超声图像，尤其需要将图像与解剖比对理解，在头脑中形成超声立体思维模式，有助于提高超声引导水平。

（3）尽可能采用平面内穿刺技术　平面内针刀声像为一连续高信号影像，便于引导针刀至靶位，以及把控针刀治疗风险，所以在选择穿刺路径和穿刺方案时，尽可能选择平面内穿刺技术，非不得已再采用平面外穿刺技术和静态定点穿刺技术。

（4）要时刻关注针尖位置　超声引导下针刀穿刺时，需要时刻关注针尖位置，避免因针刀位置偏斜而导致针尖显示不全，误把针体看成针尖，导致针刀损伤重要组织而引发严重并发症。解决方法一是在针刀穿刺时不断调整超声探头，辨别针体还是针尖；二是可以轻微摆动针刀以确认针尖位置。

第七节　CT引导下针刀操作技术

一、CT引导下针刀操作的准备工作

1. 针刀术前准备

（1）完善辅助检查　术前需完善相关辅助检查，包括影像学检查、三大常规、肝肾功能、凝血功能及传染病筛查、心电图等以明确诊断，排除治疗禁忌证。待明确诊断、排除治疗禁忌证后方可行针刀手术治疗。否则不但会影响手术治疗效果，还会增加手术风险。手术医师应严格把握CT引导下针刀手术治疗的适应证及禁忌证。若有治疗禁忌证者，待排除手术治疗禁忌证后方可行手术治疗。

（2）确定手术方案　术前手术医师应根据患者病情，制定出一个详细且针对性强的手术治疗方案。方案应包括手术治疗的部位、手术方式及麻醉方式等。对于病情复杂、疑难的患者，必要时可进行术前讨论或者请相关科室会诊。

（3）提交手术申请　确定手术治疗方案及手术时间后，手术医师需提前一天做好手术安排，将手术通知单提交给CT治疗室的工作人员，以便提前做好相关准备工作。若手术需要麻醉科医师进行手术麻醉的，需同时将手术通知单提交到麻醉科。麻醉科安排好手术麻醉医师，术前对手术治疗患者进行麻醉探访及麻醉风险的评估。

（4）加强医患沟通　管床医师及手术医师在术前要跟患者做好沟通工作，包括患者病情及手术治疗方案的告知，签署手术治疗同意书。跟患者做好有关手术的宣教，消除患者紧张情绪，让患者保持良好的心态配合医生的手术治疗。

（5）术前备皮护理　病房护士在术前应给患者做好手术部位的备皮准备，备皮范围一般为手术区周围10~20cm，备皮时应避免皮肤的损伤。手术医师应在术前查看患者的皮肤准备情况，若发现手术部位皮肤有破损及感染，影响手术治疗的，要推迟甚至取消手术治疗。

（6）建立静脉通道　根据病人的病情及是否有基础性疾病，进行术前用药，以稳定基础疾病，消除治疗禁忌证。通过术前用药，可消除患者紧张情绪，预防手术感染及减轻患者的疼痛。

（7）靶点初步定位　结合患者的病情及手术治疗方案，术前做好手术部位的标记。根据患者的病变部位及影像检查结果，选择患者的体表标志（常用的有骨性标志、肌性标志及皮肤标志等）在患者体表进行治疗靶点的初步定位，并用记号笔标记。再根据患者治疗部位，在CT引导下根据CT扫描的数值进行治疗靶点的精准定位。

2. 手术物品准备

（1）手术常规物品的准备　包括患者的病历及影像资料、定位用的塑料直尺1把、黑色及红色油性记号笔各1支、靶点定位栅栏1个、治疗车2台。记录CT引导下靶点定位数值的卡片1张。

（2）手术无菌物品的准备　包括碘伏、无菌棉球2包、无菌纱块2包、无菌换药碗1副、、无菌棉签2包、无菌输液贴2包及胶布1卷、无菌外科手套2套、胸穿包1个、20ml及10ml注射器若干个、无菌孔巾1个及无菌治疗方巾4个、0.8mm×80mm注射器针头2个、一次性无菌汉章牌0.8mmⅠ型4号针刀及Ⅰ型3号针刀各若干把、0.8mm 3号及4号的无菌钝性经筋刀各1把、无菌钢制量角器1个、无菌钢制直尺1把。

（3）急救物品的准备　心电监护仪、氧气瓶、电除颤仪、胸穿包、吸痰管、气管切开包、导尿包、喉镜及气管插管配件等。急救药品包括：降压药物（硝苯地平、依那普利、硝普钠等）、脱水剂（甘露醇、呋塞米等）、硝酸甘油、氯化钾注射液、5%葡萄糖注射液、0.9%氯化钠注射液、盐酸异丙嗪注射液、盐酸阿托品注射液、去甲肾上腺素注射液、盐酸多巴胺注射液、盐酸胺碘酮、地塞米松注射液、凝血酶、盐酸肾上腺素及10%葡萄糖酸钙等。

3. CT室的准备

（1）CT室的消毒准备　CT引导下的针刀手术治疗前1天，需对CT室进行空间消毒，以确保CT室的无菌环境。消毒期间禁止任何人进入及进行CT检查操作，空间消毒方法有以下几种：

①紫外线消毒法：多用悬吊的紫外线灯管（电压220V，波长253.7mm），距离1m处，照射时间应大于30min，消毒室内温度在20℃~35℃，湿度小于60%，并对消毒效果进行专门的监测记录。

②化学气体熏蒸法：①福尔马林（甲醛）熏蒸法　用40%甲醛4ml/m³予高锰酸钾2g/m³混合，通过化学反应产生气体能杀灭空气中细菌，CT治疗室需封闭消毒12~24小时。

③乳酸熏蒸法：每100m²空间用乳酸12ml加等量水，放入治疗碗内，加热后所产生的气体能杀灭空气中的细菌，需封闭消毒4~6小时。

（2）CT室的工作协调　CT室的CT检查工作与在CT室行针刀手术治疗是需要提前协调解决的问题。在CT室进行针刀手术治疗时，由于CT室同时承担医院门急诊及住院病人CT检查的工作。所以在CT室进行针刀手术治疗时，有时会碰到与急诊CT检查相冲突的情况。CT引导下的针刀手术治疗一般为择期手术，手术治疗多需要较长的操作时间，故在CT室行针刀手术治疗前，手术医生需提前一天向CT室工作人员下达手术通知单，同时将手术治疗安排时间向医务科报备，医务科根据手术治疗时间，提前在医院内网通知或下达文件通知临床科室工作人员，在该时段内临床医师不开在该CT室执行的CT检查申请。如有急诊CT检查，可安排至其他CT室。

（3）患者手术体位及体位垫的选择

①俯卧低头位：适用于头颈部疾病的针刀手术治疗。患者俯卧在CT操作平台上，胸前部置软枕垫高，低头，尽量收下颌，额头垫U型软硅胶垫枕，使头颈部充分暴露，以便于头颈部针刀手术治疗的操作。

②俯卧位：适用于胸背部及腰臀部、足部的针刀手术治疗。患者俯卧在CT操作平台上，头部垫软枕，放松身体，患者身体躺平直。充分暴露胸背部及腰臀部、足部。

③仰卧位：该体位适用于头面部及前胸部、腹部的针刀手术治疗。患者仰卧在CT操作平台上，头枕部垫软枕，患者身体保持平直。

④侧卧位：患者侧卧于CT操作平台上，下侧上肢平放于CT操作平台上，上侧上肢置于胸前部。下肢屈髋屈膝成90°，头部垫软枕。该体位适用于人体侧部的针刀手术治疗，如肩关节、耳部、髋关节等。

⑤仰卧屈膝位：患者仰卧于CT操作平台上，膝关节屈曲呈30°~60°，膝关节腘窝部垫软枕或者硅胶软枕，充分屈曲膝关节，暴露手术部位。

（4）CT操作技师的配备　CT室应根据手术情况，配备1名经验丰富的CT操作技师，以确保手术靶点的精准定位及配合医师手术的顺利进行。CT操作技师需在治疗前及治疗中确保CT的正常运转。

4. 术者、助手和护士准备

（1）术者的准备　包括术前探视病人，了解病人的病情及再次确认手术治疗方案。术者进入CT治疗室穿戴口罩及手术帽，遵循手术无菌操作原则，术前外科洗手，穿无菌手术衣，戴无菌手套。手术前及手术时与手术护士、麻醉师核对患者的相关情况，并填写好手术安全核查表及手术风险评估表。

（2）手术助手的准备　手术助手主要是配合术者共同完成手术治疗，配合好术者做好手术准备工作，进入CT治疗室穿戴口罩及手术帽。遵循手术无菌操作原则，术前外科洗手，穿无菌手术衣、戴无菌手套。配合术者及手术护士做好手术用品的清点工作。

（3）手术护士的准备　手术护士要做好手术物品的准备及清点等工作，配合医生的手术治疗。进入CT治疗室穿戴口罩及手术帽。根据手术需要，遵循手术无菌操作原则，术前进行外科洗手，并穿好手术衣、戴无菌手套。术前及术中巡视病人。

5. 术后访视

术后术者应当及时回病房访视病人，以了解患者的手术疗效，观察是否有出现术后不良反应及手术并发症，以便及时处理。术后应重点访视病情较重、手术复杂及术中有出现不良反应及并发症的患者。术后访视内容应当包括以下几个方面：

（1）了解患者疼痛等临床症状的缓解情况，以评估手术的疗效。

（2）观察患者的生命体征（包括血压、脉搏、呼吸、心率等）及精神状态等。

（3）术中有出现休克、晕针、出血量多、血压不稳定、心率不稳定等不良反应以及怀疑有气胸及神经血管损伤等可能的患者，应当重点访视。询问病人术后情况，评估术后病情，必要时采取相关处理措施。

（4）观察患者术口情况，有无手术部位红肿发热及渗血渗液，是否需要及时更换术口敷料。患者术后是否有神经、血管损伤等症状体征，有无术后发热等并发症。观察患者术后疼痛情况，及时作出相应处理。

（5）交待患者及陪同家属术后需要注意的事项，指导患者进行术后功能康复锻炼。

二、CT引导下针刀操作的基本步骤

1. 适应证

适用于所有肩部疾病患者，尤其适用于：

（1）肩周炎伴重度骨质疏松，超声关节显影困难者；

（2）肩周炎伴重度肩关节退变，超声关节显影不清者；

（3）创伤性肩周炎，肩关节骨性结构明显改变者；

（4）重症肥胖者，超声下肩部结构显示不清。

2. 禁忌证

（1）有焦虑症或"幽闭恐惧症"者，惧怕独自在CT室里。

（2）因肩部疼痛或功能障碍导致强迫体位，不能摆放规定体位者。

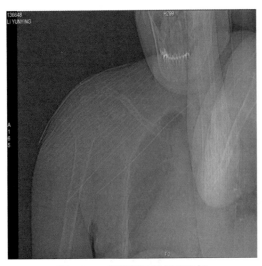

图7-26　肩部摆放栅栏定位相

3. 基本步骤

（1）信息核对　手术医生和护士核对患者相关信息和治疗方案。

（2）体位　CT引导下的肩关节针刀治疗主要采用侧卧位，头部垫枕，患者侧卧于CT台上，暴露患侧上肢及肩部，患侧肢体朝上，腋下垫薄枕，放于患侧中线，并用绷带固定患肢，防止患肢向两侧滑落。

（3）根据患者病变位置，并结合近期影像片，于拟穿刺病位体表放置栅栏定位器，扫描定位相（图7-26）。

（4）设计并记录穿刺路径　穿刺路径一般所见即所得，要求：①穿刺路径短；②避开重要组织；③没有骨组织遮挡（图7-27），同时记录穿刺路径、穿刺点的相关数据。

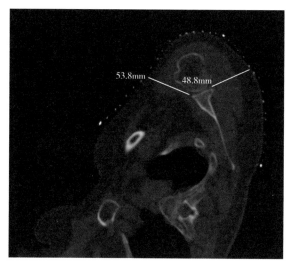

图7-27　设计穿刺路径

（5）体表定点　调整CT床，并打开激光线，将相关数据复制到体表，确定穿刺点（图7-28）。

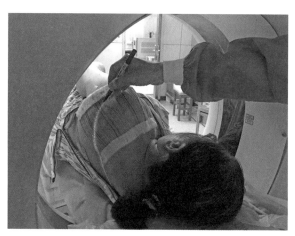

图7-28　确定肩关节体表穿刺点

（6）消毒　施术部位用碘伏消毒3遍，上至颈根部，前至锁骨中段，后至肩胛冈中段，下至肱骨干中段，铺四方巾，充分暴露术野。

（7）麻醉　1%利多卡因逐层浸润麻醉。

（8）刀具　Ⅰ型3号直形针刀。

（9）穿刺　依据数据逐个穿刺针刀至相应区域，CT扫描复查，确认针尖与靶点的位置，调整并引导针尖至靶点。

（10）针刀松解3~5刀至针下松解后出针，按压针眼，贴无菌贴膜。

三、CT引导下针刀操作的注意事项

1. 防止患者移动体位

患者固定体位对CT引导下针刀治疗的成败具有关键作用。术前首先应向患者宣教保持固定体位的意义，告知患者应保持正确的体位、术中尽量不要说话、不要咳嗽、不要移动身体，取得患者的理解和配合。同时帮助患者创建舒适的感受，告知患者术中可能出现的不适症状，如咳嗽、胸闷、局部发热、出汗等；必要时使用镇咳药和镇痛药；术中密切观察患者的血氧变化，关注其意识状况，避免发生意外。

颈胸背部的CT引导下针刀治疗还可能出现气胸、咯血、血胸等并发症，术前应对患者进行屏气训练，可防止在穿刺过程中损伤胸膜。同时在穿刺前要务必确认患者已很好地掌握屏气。对于老年人及肺功能低下者应予以吸氧，如果患者存在咳嗽，则需在止咳后再进行穿刺。

2. 防范患者幽闭综合征

虽然CT引导下针刀治疗属于在局麻下进行的微创操作，但患者除承受局部疼痛外，还要体验一系列复杂的心理活动，如焦虑、恐惧、紧张、抑郁等。特别是在CT室这样相对密闭的空间，若患者出现幽闭综合征的表现将影响手术的顺利进行及预后。人的焦虑情绪与疼痛之间有密切关系，焦虑情绪越严重，机体的痛阈越低，导致术中不能充分配合，易出现严重并发症。

患者入院后，应主动与患者及家属进行沟通，解答疑惑，为其留下良好的印象，争取其信任与配合。可采用脊柱模型大致讲解CT引导下针刀治疗的操作步骤及术中配合的注意事项，详细告知患者可能出现的并发症。如有操作录像可供患者观看，或者带患者熟悉CT室环境，以便患者更好地认识该项操作，减轻内心的恐惧与疑虑。对术前仍有恐惧和精神高度紧张者，可术前适当使用镇静药物。

3. 做好无菌和急救防范措施

CT作为引导设施具有精准引导的优势，尤其对于复杂的组织结构，穿刺的准确性明显优于超声影像。但是CT室常规用于临床检查，每天接诊数十人至数百人次，很难达到无菌治疗室的标准，另外，有些医院CT室急救设施配置也不到位。如果医院有条件，可以专门设置CT介入治疗室，如果不行，要求CT室配置等离子空气消毒机，术前消毒两小时，配备专门急救设备和急救药物，以备不需。

4. 协调CT检查和CT引导的冲突

CT作为影像科主要的检查设备，每天会有大量的检查人群，尤其涉及一些急重症外伤和颅脑疾病的急查，所以在实施CT引导之前，要协调好与CT检查尤其是急查的衔接问题。一般来说，开展CT引导的医院至少能够配置一台CT和一台核磁共振仪器，或者两台CT，如果条件不具备，又确实要开展CT下引导，需要协调急诊科或相关科室，在有相关急查患者时可提前告知，以免针刀穿刺进入体内后，因急查CT而引起尴尬局面。另外，在准备实施CT引导之前，最好通过医务科界定治疗时间，一般选择患者较少的时间段，并发文通知相关科室，避免冲突。

第八节　针刀镜操作技术

一、针刀镜治疗的准备工作

1. 手术室场地要求、硬件设备

针刀镜手术室场地要求应参照门诊手术室或洁净手术室国家标准执行。针刀镜手术室可通过正压净化送风气流控制洁净度，或采用紫外线和药物进行室内消毒。手术室中应配置抢救用麻醉机、呼吸机、气管插管等装置，以应对紧急情况。

2. 器械台准备

手术刀柄（配尖刀刀片）、持针器（带角针、线）、治疗碗（带纱块）、弯钳（消毒用）、铺巾用巾钳（4把）、线剪、5ml（2%利多卡因）及20ml（1%利多卡因）注射器（局麻用、配黄色穿刺针头）、输液器×2（连通冲洗用盐水及冲吸泵、连通冲吸泵及针刀镜鞘）、储液袋手术薄膜、蓝色长穿刺针头（胸穿包内）、光导纤维（配无菌镜套）、微创光镜、光学镜头（配无菌镜套）、微创针刀镜鞘（中长号）（及芯）、剥离针（斜圆口）、剥离针（圆口）、平口刀、经筋刀（最大号、备用）。

3. 常规检查、签署同意书等

完善术前相关常规检查，如三大常规、药物过敏试验等，排除针刀镜禁忌证，综合评估术前身体状况，患者术前应签署手术知情同意书。

4. 手术部位准备

术前对施术部位的皮肤进行清洗和备皮，严格按照手术要求，备皮范围应至少包括施术切口为中心周围20cm。

5. 设备调试准备

打开主机电脑，将无菌套包绕在光源线和摄像头线上，固定光源线、摄像头线、输液器和吸引管于手术台，连接光源线、打开冷光源开关，连接摄像系统。配制局麻药、冲洗用水。输液器1连接冲吸泵及针刀镜鞘；输液器2连接冲洗用盐水及冲吸泵。启动软件，录入患者信息及操作项目资料。

二、肩关节针刀镜治疗的基本操作流程

1. 体位

侧卧位，患肩朝上，躯体向后倾斜20°~30°，使关节盂表面与地面平行，腋下垫软枕，使患肩外展45°，前屈15°，手臂自然下垂放置在躯干上，此体位可获得最大的手术视野，且对于臂丛神经的牵拉力最小，减少了臂丛神经麻痹的风险，同时针刀镜更容易进入关节囊内（7-29）。

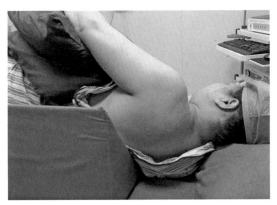

图7-29　肩关节针刀镜体位

2. 手术入路和定点

根据施术部位及病情选择合适的入路，做好定点标记。肩关节针刀镜手术的入路选择主要有后方入路、前方入路、标准外侧入路。①后方入路：肩关节针刀镜手术的常用入路，后方入路位于肩峰后外角下方2cm，再向内侧1cm，此处是个软的空隙，刚好在冈下肌与小圆肌之间。一种常用的定位方法是把一只手放在肩部的骨性标志处，中指放在喙突，示指放在肩锁关节后方肩胛冈前方的切迹处，拇指放在"软点"的位置，又称为Romeo三指定位法（图7-30）。②前方入路：前方入路位于喙突外侧，处于喙突与肩峰前缘连线的中点，事实上是处于肩袖隙，在肱二头肌肌腱前方

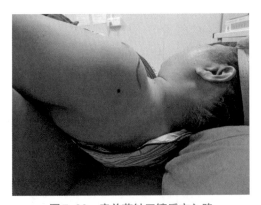

图7-30　肩关节针刀镜后方入路

（图7-31）。③标准外侧入路：标准外侧入路是指肩峰下入路，沿肩锁关节及肩峰前外角的连线，在肩峰前外角下方3~4cm处（图7-32）。

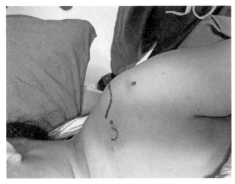

图7-31　肩关节针刀镜前方入路

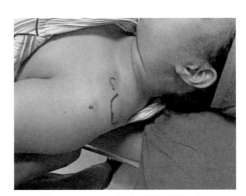

图7-32　肩关节针刀镜外侧入路

3. 消毒铺巾

用碘伏对局部皮肤进行常规消毒3次，常规铺无菌防水敷巾（图7-33）。

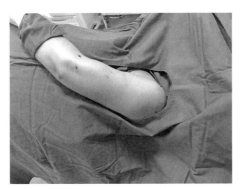

图7-33　消毒铺单

4. 局部麻醉

使用2%的利多卡因10~20ml进行局部逐层浸润麻醉（图7-34）。

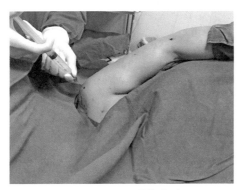

图7-34　逐层浸润麻醉

5. 建立通道

使用手术刀片切开皮肤。用针刀镜切入平刀将浅筋膜、肌层、关节囊逐层切开。通过钝性剥离器对通路进行扩口及疏通，扩大手术通路及关节囊切口（图7-35）。

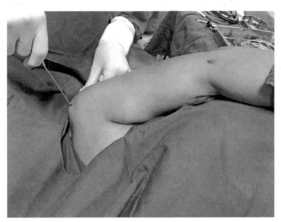

图7-35　开创建立通道

6. 腔内灌洗及检查

首先将针刀镜合体套管抵达关节面，拔出针芯后置入针刀合体光镜，连接灌洗液入路通道，注入灌洗液，运用生理盐水反复灌洗。顺时针方向详细观察关节内相关结构，重点观察内容有滑膜（增生、充血水肿、绒毛或息肉样改变）、软骨（磨损、剥离）、韧带（撕裂、断裂）等，根据病情需要抽取关节积液（图7-36）。

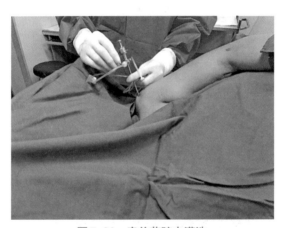

图7-36　肩关节腔内灌洗

7. 镜下治疗

根据术中的需要实施粘连松解、钝性剥离、疏通堵塞、软骨修复、异物清除、滑膜刨削、活体组织取出等操作（图7-37）。

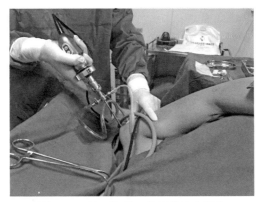

图7-37　镜下经筋刀松解粘连和堵塞

8. 创口缝合

术后运用灌洗液清除关节内异物，缝合手术创口（图7-38）。

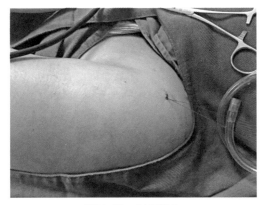

图7-38　创口缝合

9. 置入药物

根据病情置入相应药物（图7-39）。

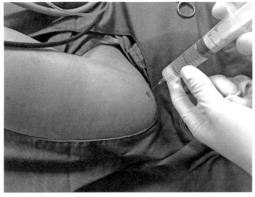

图7-39　置入药物

10. 创口包扎

消毒术口后贴无菌敷料，并使用弹力绷带合理包扎术口（图7-40）。

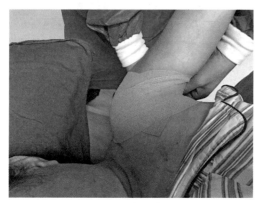

图7-40　创口包扎

第八章
可视化针刀治疗肩部疾病

第一节　肩关节周围炎

【概述】

　　肩关节周围炎，简称肩周炎，俗称肩凝症、五十肩、漏肩风。本病好发于50岁左右的人群，女性高于男性，多见于体力劳动者。肩关节活动时疼痛、功能受限为其主要临床表现。

　　针刀是治疗肩周炎的最有效的方法之一。根据网眼理论，我们明确了肩周炎的病理机制是肩关节囊及周围软组织发生广泛的粘连、瘢痕及保护性的挛缩，这是它的整体病理构架。

【病因病理】

　　关于肩周炎的病因病理，历来众说纷纭。从软组织损伤的角度来说，它确实在发病后，呈现炎性渗出、细胞坏死、软组织增生、瘢痕粘连等病理变化。而中医学认为，该病由经脉空虚外邪侵入引起。针刀医学认为，肩周炎是一种典型的自我代偿性疾病，由于局部的一个病变点，如肱二头肌短头起点损伤后，人体为了保护和修复受伤的软组织，必然限制肩关节的功能，使受伤的软组织得到休息和部分修复，但肩关节周围的结构如肱二头肌长头、冈上肌、冈下肌、小圆肌及肩关节周围的滑液囊就因为人体这种修复调节，长期在异常的解剖位置进行活动，从而导致肩关节周围的肌肉、韧带、滑液囊进一步损伤，及其关节囊形成广泛的粘连、瘢痕，最终导致肩关节功能严重障碍，甚至引起关节强直。根据原始损伤的严重程度不同，人体对损伤的反应不同，人体的修复调节的程度和快慢也会有不同，有的患者症状轻，经过自我修复和锻炼一段时间后，没有经过医生治疗，肩关节功能得以恢复，临床表现自然消失，这就是有些学者提出的肩周炎是一种不需要治疗的自愈性疾病的原因。但有的患者，由于损伤重，自我修复功能差，肩关节周围的粘连、瘢痕就成了引起肩周炎的发病原因。其发病的关键部位是肱二头肌短头的附着点喙突处、肩胛下肌在小结节止点处、肱二头肌长头经过结节间沟处、小圆肌的止点和关节囊内广泛的粘连，此时就需要针刀加以松解和调节，才能治愈疾病。

【临床表现】

1. 症状

患者主诉肩部疼痛，活动时疼痛加剧，严重者肩关节的任何活动都受限制。某些患者的疼痛在夜间会加重，影响睡眠。

2. 体征

肩关节肱二头肌短头的附着点喙突处、肩胛下肌在小结节止点处、肱二头肌长头经过结节间沟处、小圆肌的止点有明显压痛。

【诊断要点】

（1）慢性劳损，外伤筋骨，气血不足复感受风寒湿邪所致。

（2）好发年龄在50岁左右，女性发病率高于男性，右肩多于左肩，多见于体力劳动者，多为慢性发病。

（3）肩周疼痛，以夜间为甚，常因天气变化及劳累而诱发，肩关节活动功能障碍。

（4）肩部肌肉萎缩，肩前、后、外侧均有压痛，外展功能受限明显，出现典型的"扛肩"现象。

（5）X线检查多为阴性，病程久者可见骨质疏松。

【可视化针刀治疗】

（一）治疗原则

依据软组织损伤病因病理学理论和软组织损伤病理构架的网眼理论，肩周炎是由于关节囊挛缩和粘连，以及关节周围软组织如肩袖、喙突部韧带、三角肌下滑囊、肱二头肌长头腱炎性水肿、挛缩所致肩关节功能障碍和顽固性疼痛，笔者在传统肩关节"C"形针刀松解术式恢复动态力学平衡的基础上，考虑肩关节内广泛的粘连和挛缩，分别予以超声或CT引导下的肩关节内松解，或在针刀镜直视下松解，不仅能够迅速缓解肩关节顽固性疼痛，对于改善肩关节功能具有立竿见影的疗效。

（二）操作方法

1. 第一次肩关节内针刀松解术

1）超声引导下肩关节内针刀松解术　超声能够清晰地显示肩关节及其部分关节囊，可以动态引导针刀分别从外侧、前侧和后侧进入关节囊内松解关节腔粘连。

（1）**体位**　侧卧位，患肩朝上，患肢自然下垂，掌心朝内侧自然贴于臀腿侧。

（2）**体表定位**　①肩关节外侧入路穿刺点：肩峰前外侧角外下方2cm；②肩关节前侧入路穿刺点：结节间沟体表投影点；③肩关节后侧入路穿刺点：肩峰后外侧角外下方2cm（图8-1）。

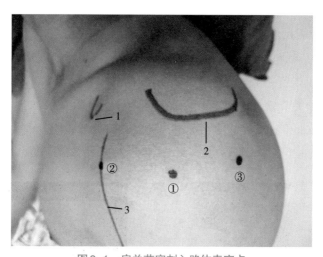

图8-1　肩关节穿刺入路体表定点

1.喙突；2.肩峰；3.肱二头肌长头腱

①肩关节外侧入路穿刺点；②肩关节前侧入路穿刺点；③肩关节后侧入路穿刺点

（3）**消毒**　施术部位用碘伏消毒3遍，上至颈根部，前至锁骨中段，后至肩胛冈中段，下至肱骨干中段，铺四方巾，充分暴露术野（图8-2）。

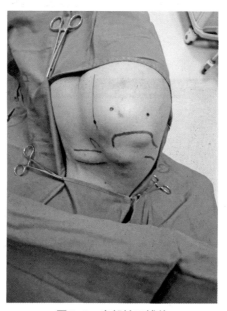

图8-2　肩部针刀铺单

（4）超声及探头准备　选用肌骨超声模式，取高频探头，探头频率7.5MHz–15MHz，探头套无菌镜套。

（5）麻醉　1%利多卡因穿刺点浅层浸润麻醉，然后在超声引导下予以关节腔和深层组织浸润麻醉（超声引导方法见后面针刀治疗）。

（6）刀具　Ⅰ型3号直形针刀。

（7）可视化针刀操作

①第一支针刀自肩关节外侧入路穿刺点刺入，方向朝向肩锁关节，探头置于肩峰外侧端，与冈上肌走行一致（图8-3），超声图像显示肩峰、三角肌、三角肌下滑囊、冈上肌、大结节和关节软骨（图8-4）。取平面内穿刺技术，超声下显示针刀体部和刀口，刀口线与关节面平行，在超声引导下，针刀紧贴关节表面刺入关节囊，纵疏横剥3刀，深度不超过1cm（图8-5）。术毕，拔出针刀，压迫止血。

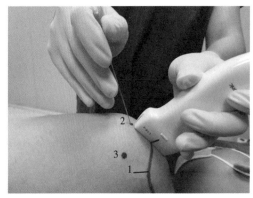

图8-3　超声下肩外侧入路针刀穿刺

1.肩峰；2.肩关节外侧入路穿刺点；3.肩关节后侧入路穿刺点

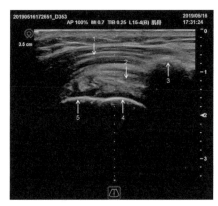

图8-4　超声下肩外侧入路超声影像

1.三角肌；2.冈上肌；3.肩峰；4.肱骨头；5.肱骨大结节

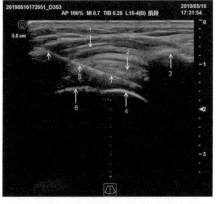

图8-5　超声下肩外侧入路针刀治疗影像

1.三角肌；2.冈上肌；3.肩峰；4.肱骨头；5.短箭头为针刀；6.肱骨大结节

②第二支针刀自肩关节前侧入路穿刺点（结节间沟）刺入，方向朝向喙突，探头置于喙突下端与穿刺点连线上（图8-6），超声图像显示肱骨小结节、肩胛下肌、关节软骨和喙突（图8-7）。取平面内穿刺技术，超声下显示针刀体部和刀口，刀口线与关节面平行，在超声引导下，针刀紧贴关节表面刺入关节囊，纵疏横剥3刀，深度不超过1cm（图8-8）。术毕，拔出针刀，压迫止血。

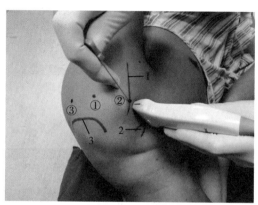

图8-6　超声下肩前侧入路针刀穿刺

1.肱二头肌长头腱；2.喙突；3.肩峰

①肩关节外侧入路穿刺点；②肩关节前侧入路穿刺点；③肩关节后侧入路穿刺点

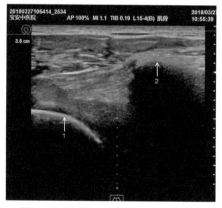

图8-7　超声下肩前侧入路超声影像

1.肱骨头；2.喙突

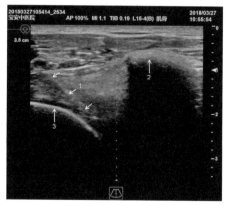

图8-8　超声下肩前侧入路针刀治疗影像

1.短箭头为针刀；2.喙突；3.肱骨头

③第三支针刀自肩关节后侧入路穿刺点刺入，顺肩胛冈走行方向穿刺，探头置于肩胛冈下，与肩胛冈平行（图8-9），超声图像显示冈下肌、肱骨头、关节软骨、盂肱关节、后盂唇、盂肱关节后隐窝（图8-10）。取平面内穿刺技术，超声下显示针刀体部和刀口，刀口线与关节面平行，针刀紧贴关节表面刺入关节囊，纵疏横剥3刀，深度不超过1cm（图8-11）。术毕，拔出针刀，压迫止血。

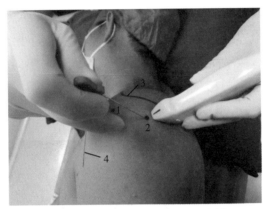

图8-9 超声下肩后侧入路针刀穿刺
1.肩关节外侧入路穿刺点；2.肩关节后侧入路穿刺点；3.肩峰；4.肱二头肌长头腱

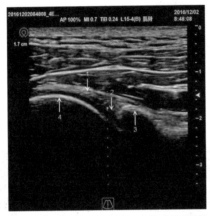

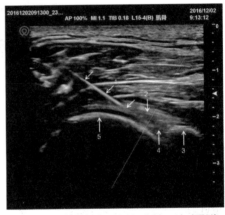

图8-10 超声下肩后侧入路超声影像图
1.关节囊；2.后隐窝；3.后盂唇；4.肱骨头

图8-11 超声下肩后侧入路针刀治疗影像
1.短箭头为针刀；2.关节囊；3.后盂唇；4.后隐窝；5.肱骨头

2）CT引导下肩关节内针刀松解术 对于肩关节严重退化，或重度骨质疏松，或伴有肩关节创伤的患者，超声影像有时不能清晰地显示关节间隙，CT相比较超声引导具有明显的优势，因为CT对于骨关节能够清晰地显示其细微形态，可以引导针刀进入非常狭窄的肩关节间隙内。

（1）体位 侧卧位，患肩朝上，患肢自然下垂，掌心朝内侧自然贴于臀腿侧。

（2）体表定位 肩部放置定位栅栏，行肩关节CT扫描（图8-12），根据CT影像制定肩关节前后入路的穿刺点和穿刺路线，一般所见即所得，但要求穿刺路径最短；穿刺路径上无重要神经、血管和重要脏器；穿刺路径无骨骼阻挡。记录激光线的位置、穿刺点至靶点的距离、角度，制定穿刺方案，具体操作详见CT引导技术（图8-13）。

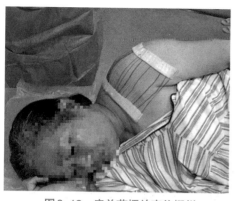
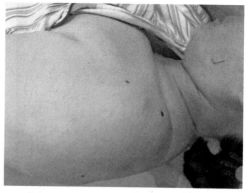

图8-12　肩关节摆放定位栅栏　　　　图8-13　肩关节CT引导下体表穿刺点

（3）消毒　施术部位用碘伏消毒3遍，上至颈根部，前至锁骨中段，后至肩胛冈中段，下至肱骨干中段，铺四方巾，充分暴露术野。

（4）麻醉　1%利多卡因局部浸润麻醉。

（5）刀具　Ⅰ型3号直形针刀。

（6）可视化针刀操作

①第一支针刀自肩关节前侧入路穿刺点刺入，根据术前制定的穿刺方案，按照规定的穿刺角度和方向穿刺针刀进入相应的深度，刀口线与肱骨头平行。

②第二支针刀自肩关节后侧入路穿刺点刺入，穿刺方法同上。

③第三支针刀自肩关节外侧入路穿刺点刺入，穿刺方法同上（图8-14）。

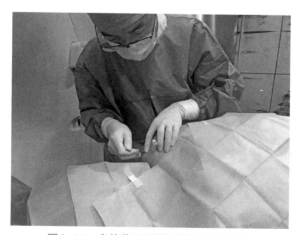

图8-14　肩关节CT引导肩部针刀穿刺图

④行CT扫描，调整并确认针刀进入肩关节前后缘关节间隙内，行针刀纵疏横剥3刀，（图8-15~图8-17）。

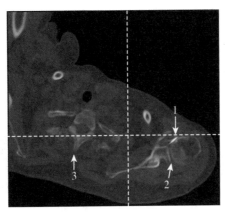 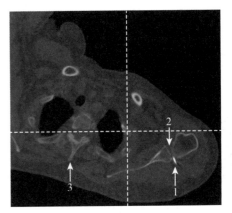

图8-15　肩关节前侧入路针刀治疗影像　　　图8-16　肩关节后侧入路针刀治疗影像
1.针刀；2.肩关节；3.颈椎棘突　　　　　　　1.针刀；2.肩关节；3.颈椎棘突

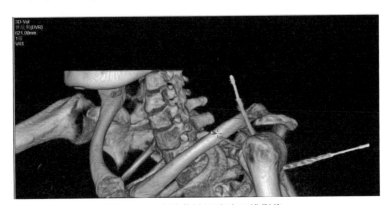

图8-17　肩关节针刀治疗三维影像

⑤术毕，拔出针刀，局部压迫止血3min后，创可贴覆盖针眼。

3）针刀镜下肩关节松解术　对于肩周炎伴发炎性关节病变如类风湿关节炎、痛风性关节炎、反应性关节炎或肩周炎伴有炎性积液者，首选针刀镜肩关节松解术。针刀镜不仅能在直视下松解肩关节内粘连，同时通过反复冲洗，清理关节积液和坏死组织，对于清除关节炎症，恢复关节功能具有显著的优势（操作流程详见第七章第八节）。

4）注意事项

①麻醉选择除轻度患者（肩关节功能无明显障碍的患者）外，中、重度患者需在臂丛神经阻滞麻醉下做针刀松解，一是针刀松解较彻底，二是针刀术后手法很容易松解残余的粘连和瘢痕。如果在局部麻醉下进行松解和手法，尤其是强行手法松解粘连，容易引起骨折和肩关节脱位。

②关节内针刀松解建议采用头部圆钝形针刀，一是关节内滑膜血供丰富，避免

针刀损伤滑膜引起关节内大量渗血；二是圆钝形针刀在松解时不易损伤关节软骨（图8-18）。

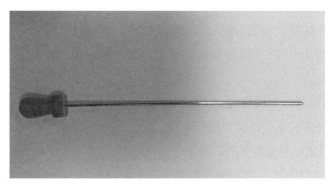

图8-18　圆头针刀图

2. 第二次改良"C"形针刀操作术式

（1）术式设计　在传统肩部"C"形针刀松解术式的基础上，改良"C"形针刀术式，具体为：①为肱二头肌短头起点——喙突点；②为肩胛下肌止点——小结节点；③为肱二头肌长头腱结节间沟的骨纤维管道部——肱骨结节间沟点；④为针刀穿刺点——肱骨大结节前下部。从肩胛骨喙突中点横行向外经肱骨结节间沟，向后止于肱骨大结节下端，为一贯穿体表四个定位点的横行"C"形（图8-19）。

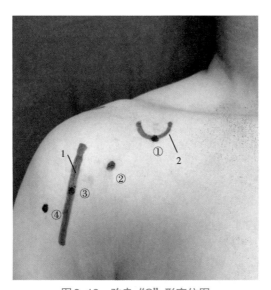

图8-19　改良"C"形定位图

1.肱二头肌长头腱；2.喙突

①肱二头肌短头腱起点，②肩胛下肌止点，③肱骨结节间沟点，④针刀穿刺点

（2）体位　仰卧，患肩中立位，前臂手心朝上置于体侧，该体位有助于结节间沟

位于肩前方。

（3）体表定位　喙突点、肱骨小结节点、肱骨结节间沟点、肱骨大结节下端。将选定的治疗点用记号笔标明。

（4）消毒　术区碘伏消毒3遍，然后铺四方巾，充分暴露术野。

（5）超声及探头准备　选用肌骨超声模式，取高频探头，探头频率7.5~15 MHz，探头套无菌镜套。

（6）麻醉　1%利多卡因穿刺点浅层浸润麻醉，然后在超声引导下自起腱处逐层浸润麻醉（超声引导方法见后面针刀治疗）。

（7）刀具　I型3号直形针刀。

（8）可视化针刀操作　针刀自大结节下端穿刺点刺入，探头置于喙突点和结节间沟点的连线上（图8-20），声像显示结节间沟为一骨性凹陷，内侧骨突为小结节，附着于小结节上三角形中强回声为肩胛下肌腱，外侧为大结节，附着于大结节的为冈上肌腱，结节间沟内椭圆形高信号影像为肱二头肌长头腱的横切面，肱横韧带显示为附着于大小结节之间的条索样高回声影像，在小结节的内上缘可见高回声骨突影像为喙突（图8-21）。取平面内穿刺技术，超声显示针体和刀口，刀口线平行于骨面，首先紧贴大小结节肱横韧带附着处，纵疏横剥3刀，手下有切透感觉为度（图8-22）；然后，稍退针，针刀紧贴肱骨小结节肩胛下肌附着处刺入，至腱肌结合部纵疏横剥3刀（图8-23）；退针，针刀稍向头侧偏斜，在超声引导下，针刀抵到喙突上，然后在喙突外1/3骨面纵疏横剥3刀（图8-24）。术毕，拔出针刀，压迫止血。

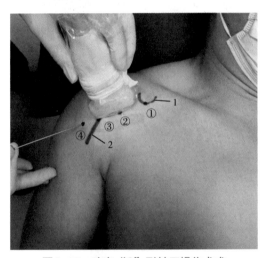

图8-20　改良"C"形针刀操作术式

1.肱二头肌长头腱；2.喙突

①肱二头肌短头腱起点；②肩胛下肌止点；③肱骨结节间沟点；④针刀穿刺点

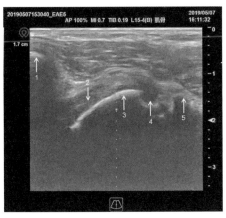

图8-21　改良"C"形超声影像

1.喙突；2.肩胛下肌；3.肱骨小结节；4.肱骨结节间沟；5.肱骨大结节

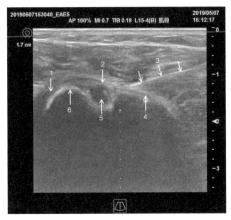

图8-22　"C"形针刀松解肱二头肌长头腱超声影像

1.肩胛下肌；2.肱横韧带；3.短箭头为针刀；4.肱骨大结节；5.肱骨结节间沟；6.肱骨小结节

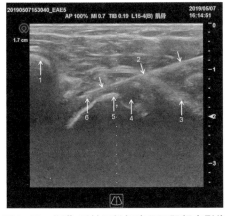

图8-23　"C"形针刀松解肩胛下肌超声影像

1.喙突；2.短箭头为针刀；3.肱骨大结节；4.肱骨结节间沟；5.肱骨小结节；6.肩胛下肌

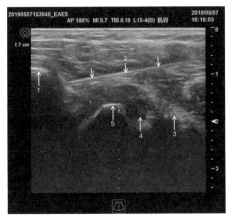

图8-24　"C"形针刀松解肱二头肌短头腱超声影像

1.喙突；2.短箭头为针刀；3.肱骨大结节；4.肱骨结节间沟；5.肱骨小结节

（9）注意事项

①喙突处松解：喙突顶点范围只有0.8cm左右，但却有5个肌肉、韧带的起止点，针刀对肩周炎的喙突松解部位位于喙突的外1/3处，以松解肱二头肌短头腱起点为主。如果在中1/3或者内1/3松解，则难以起效，还可能引起其他组织的损伤。

②防止头静脉损伤：头静脉起于手背静脉网的桡侧，沿前臂桡侧、上行至肘窝，在肱二头肌外侧沟内继续上行，经过三角肌胸大肌间沟，再穿锁胸筋膜汇入腋静脉或者锁骨下静脉。在做肱骨小结节处肩胛下肌止点松解及肱骨结节间沟处肱二头肌长头起点松解时，表面是头静脉的走行路线（图8-25）。预防头静脉损伤的方法是先用超声

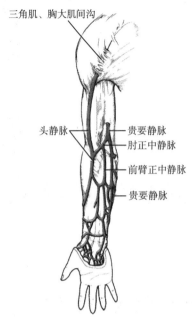

图8-25　头静脉走行方向示意图

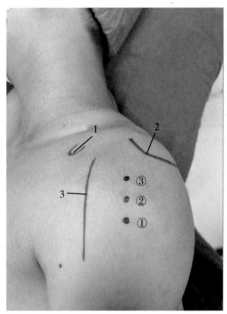

图8-26　冈上肌、冈下肌、小圆肌穿刺
体表定位图

1.喙突；2.肩峰；3.肱二头肌长头腱
①冈上肌针刀穿刺点；②冈下肌针刀穿刺点；
③小圆肌针刀穿刺点

显示头静脉的位置，并在体表标记画线，避开头静脉进针刀，同时在超声引导下穿刺，即可避免损伤头静脉。

3. 第三次针刀松解冈上肌、冈下肌、小圆肌止点及三角肌滑囊操作术式

（1）体位　侧卧位，患肩朝上，患肢自然下垂，掌心朝内侧贴于臀腿侧。

（2）体表定位　①冈上肌针刀穿刺点：肱骨大结节下部；②冈下肌针刀穿刺点：肱骨大结节中部；③小圆肌针刀穿刺点：肱骨大结节顶部（图8-26）。

（3）消毒　术区碘伏消毒3遍，然后铺四方巾，充分暴露术野。

（4）超声及探头准备　选用肌骨超声模式，取高频探头，探头频率7.5~15 MHz，探头套无菌镜套。

（5）麻醉　1%利多卡因穿刺点浅层浸润麻醉，然后在超声引导下自起腱处逐层浸润麻醉（超声引导方法见后面针刀治疗）。

（6）刀具　Ⅰ型3号直形针刀。

（7）可视化针刀操作

①第一支针刀自冈上肌针刀穿刺点刺入，方向朝向肩峰端，探头置于肱骨大结节顶部和肩峰之间（图8-27），图像可显示近端肩峰的高信号骨影和远端三角形高信号的大结节骨影，冈上肌呈中强信号回声，自肩峰下穿出，覆盖肱骨头解剖颈，附着在大结节部呈"鸟喙"状，三角肌滑囊位于三角肌和冈上肌之间，呈低回声影像（图8-28）。取平面内穿刺技术，超声下显示针刀体部和刀口，引导针刀穿刺至大结节冈上肌起腱处，刀口与骨面平行，自起腱处至腱肌结合部纵疏横剥3刀（图8-29），退针至皮下，

针尖向体表稍倾斜，超声引导针刀刺透滑囊，反复3刀。术毕，拔出针刀，压迫止血。

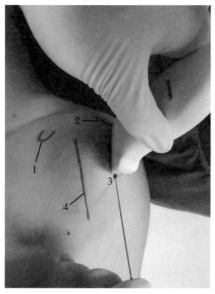

图8-27　冈上肌超声引导下针刀治疗

1.喙突；2.肩峰；3.冈上肌针刀穿刺点；4.肱二头肌长头腱

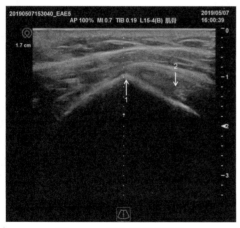

图8-28　冈上肌超声影像

1.肱骨大结节；2.冈上肌

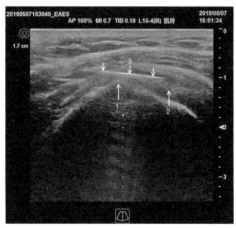

图8-29　冈上肌针刀治疗超声影像

1.肱骨大结节；2.冈上肌；3.短箭头为针刀

②第二支针刀自冈下肌针刀穿刺点刺入，方向朝向肩胛下窝，探头置于大结节中部和肩胛下窝的连线上（图8-30），图像显示高信号影像的大结节骨影，以及三角肌下附着于大结节的中强回声条索样冈下肌，探头向内侧移位，可见肱骨头和后盂唇，以及之间的肩关节后隐窝（图8-31）。取平面内穿刺技术，超声下显示针刀体部和刀口，引导针刀穿刺至大结节冈下肌起腱处，刀口与骨面平行，自起腱处至腱肌结合部纵疏横剥3刀（图8-32）。术毕，拔出针刀，压迫止血。

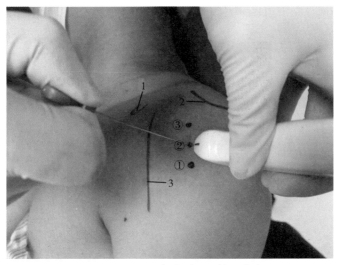

图8-30　冈下肌超声引导下针刀治疗

1.喙突；2.肩峰；3.肱二头肌长头腱

①冈上肌针刀穿刺点；②冈下肌针刀穿刺点；③小圆肌针刀穿刺点

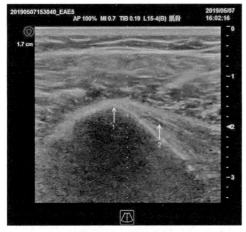

图8-31　冈下肌超声影像

1.肱骨大结节；2.冈下肌

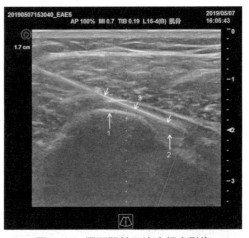

图8-32　冈下肌针刀治疗超声影像

1.肱骨大结节；2.冈下肌；3.短箭头为针刀

③第三支针刀自小圆肌针刀穿刺点刺入，方向朝向肩胛骨外缘中点，探头置于肱骨大结节和肩胛骨外缘中点的连线上（图8-33），图像显示高信号影像的大结节骨影，以及附着于大结节上较冈下肌纤细的小圆肌（图8-34）。取平面内穿刺技术，超声下显示针刀体部和刀口，引导针刀穿刺至大结节小圆肌起腱处，刀口与骨面平行，自起腱处至腱肌结合部纵疏横剥3刀（图8-35）。术毕，拔出针刀，压迫止血。

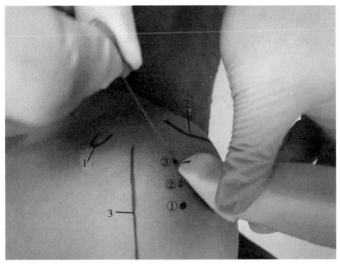

图8-33　小圆肌超声引导下针刀治疗

1.喙突；2.肩峰；3.肱二头肌长头腱

①冈上肌针刀穿刺点；②冈下肌针刀穿刺点；③小圆肌针刀穿刺点

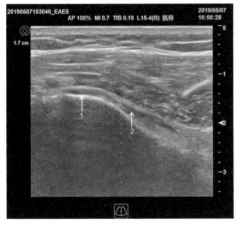

图8-34　小圆肌超声影像

1.肱骨大结节；2.小圆肌

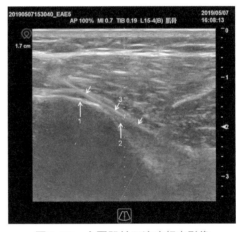

图8-35　小圆肌针刀治疗超声影像

1.肱骨大结节；2.小圆肌；3.短箭头为针刀

4. 第四次针刀松解三角肌操作术式

（1）体位　侧卧位，患肩朝上，患肢自然下垂置于体侧，掌心朝前。

（2）体表定位　①三角肌前束针刀穿刺点：肩峰前外侧角；②三角肌中束针刀穿刺点：肩峰前外侧角与后外侧角的中点；③三角肌后束针刀穿刺点：肩峰后外侧角（图8-36）；④三角肌止点针刀穿刺点：三角肌粗隆（图8-37）。

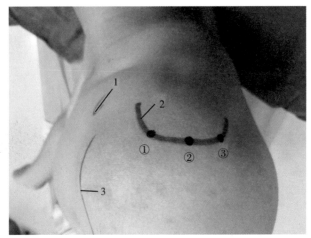

图8-36　三角肌前、中、后束针刀穿刺体表定位图

1.喙突；2.肩峰；3.肱二头肌长头腱

①三角肌前束针刀穿刺点；②三角肌中束针刀穿刺点；③三角肌后束针刀穿刺点

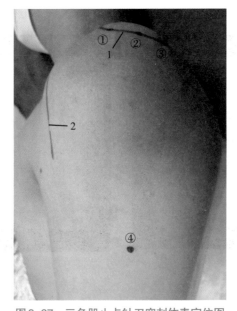

图8-37　三角肌止点针刀穿刺体表定位图

1.喙突；2.肩峰；3.肱二头肌长头腱

①三角肌前束穿刺点；②三角肌中束针刀点；③三角肌后束穿刺点；④三角肌止点穿刺点

（3）消毒　术区碘伏消毒3遍，然后铺四方巾，充分暴露术野。

（4）超声及探头准备　选用肌骨超声模式，取高频探头，探头频率7.5~15 MHz，探头套无菌镜套。

（5）麻醉　1%利多卡因穿刺点浅层浸润麻醉，然后在超声引导下自起腱处逐层浸润麻醉（超声引导方法见后面针刀治疗）。

（6）刀具　Ⅰ型3号直形针刀。

（7）可视化针刀操作

①第一支针刀自三角肌前束针刀穿刺点刺入，方向朝向三角肌粗隆，探头置于肩峰前外侧角至三角肌粗隆连线上（图8-38），图像可显示附着于肩峰端低信号的三角肌影像（图8-39）。取平面内穿刺技术，超声下显示针刀体部和刀口，引导针刀穿刺至锁骨端三角肌起腱处，刀口与骨面平行，自起腱处至腱肌结合部纵疏横剥3刀（图8-40）。术毕，拔出针刀，压迫止血。

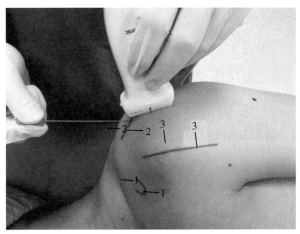

图8-38　三角肌前束针刀穿刺图

1.喙突；2.肩峰；3.肱二头肌长头腱

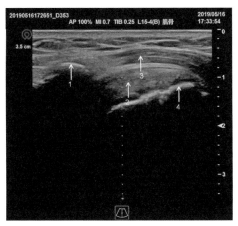

图8-39　三角肌前束超声影像

1.肩峰；2.冈上肌；3.三角肌；4.肱骨大结节

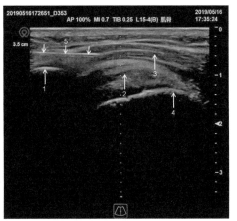

图8-40　三角肌前束针刀治疗超声图像

1.肩峰；2.冈上肌；3.三角肌；4.肱骨大结节；
5.短箭头为针刀

②第二支针刀自三角肌中束针刀穿刺点刺入，方向朝向三角肌粗隆，探头置于肩峰外侧端至三角肌粗隆连线上（图8-41），图像可显示高信号肩峰骨影，以及附着于肩

峰上低信号的三角肌影像。取平面内穿刺技术，超声下显示针刀体部和刀口，引导针刀穿刺至肩峰端三角肌起腱处，刀口与骨面平行，自起腱处至腱肌结合部纵疏横剥3刀。术毕，拔出针刀，压迫止血。

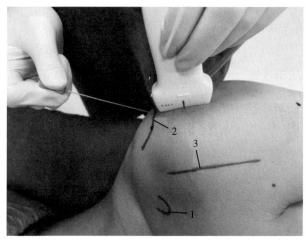

图8-41　三角肌中束针刀穿刺图

1.喙突；2.肩峰；3.肱二头肌长头腱

③第三支针刀自三角肌后束针刀穿刺点刺入，方向朝向三角肌粗隆，探头置于肩峰后外侧角至三角肌粗隆连线上（图8-42），图像可显示高信号的肩峰骨影，以及附着于肩峰上低信号的三角肌影像。取平面内穿刺技术，超声下显示针刀体部和刀口，引导针刀穿刺至肩胛冈三角肌起腱处，刀口与骨面平行，自起腱处至腱肌结合部纵疏横剥3刀。术毕，拔出针刀，压迫止血。

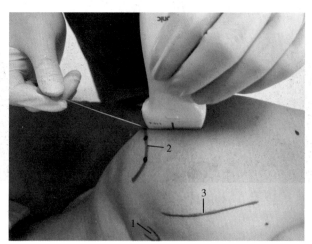

图8-42　三角肌后束针刀穿刺图

1.喙突；2.肩峰；3.肱二头肌长头腱

④第四支针刀自三角肌止点针刀穿刺点刺入，方向朝向肩峰外侧端，探头置于三角肌粗隆至肩峰外侧端连线上（图8-43），图像可显示高信号稍突起的三角肌粗隆骨影，以及附着于三角肌粗隆上中低信号的三角肌影像（图8-44）。取平面内穿刺技术，超声下显示针刀体部和刀口，引导针刀穿刺至三角肌粗隆三角肌起腱处，刀口与骨面平行，自起腱处至腱肌结合部铲剥3刀（图8-45）。术毕，拔出针刀，压迫止血。

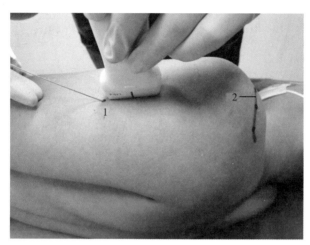

图8-43　三角肌止点针刀穿刺图

1.三角肌止点针刀穿刺点；2.肩峰

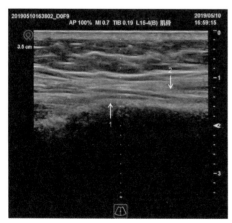

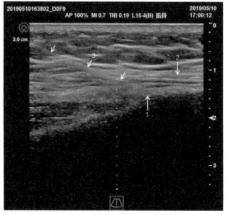

图8-44　三角肌止点超声影像　　　　图8-45　三角肌止点针刀治疗超声图像

　1.三角肌粗隆；2.三角肌　　　　　1.三角肌粗隆；2.三角肌；3.短箭头为针刀

【针刀术后手法治疗】

大部分肩周炎通过针刀关节内松解和"C"形针刀松解术后即可基本恢复肩关节的功能，但是对于重症冻结肩患者，仍需要根据肩关节功能障碍程度，选择臂丛神经麻醉下手法治疗。

（1）上举位粘连松解手法　患者仰卧位，肘关节屈曲90°，术者一手托住患肘，另手托住患肩后外缘，紧贴耳侧上举，均匀用力，手下有撕开松动感觉，至患肩上举到位（图8-46）。

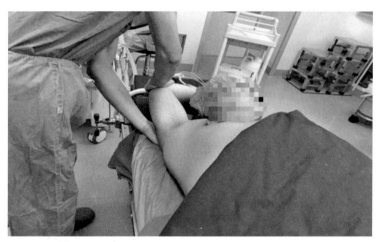

图8-46　上举位粘连松解手法

（2）外展位粘连松解手法　患者仰卧位，肘关节屈曲90°，术者一手托住患者前臂，另手托住患肩上前缘，外展，均匀用力，手下有撕开松动感觉，至患肩与手术床平（图8-47）。

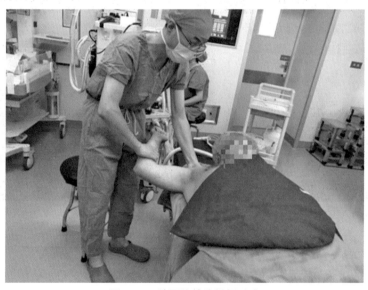

图8-47　外展位粘连松解手法

（3）旋后位粘连松解手法 患者侧卧位，患肩朝上，患侧上臂内旋后伸，手背贴腰背部，术者一手握住患者于腕，一手托住患肩上缘，牵拉前臂向健侧肩关节松解，均匀用力，手下有撕开松动感觉（图8-48）。

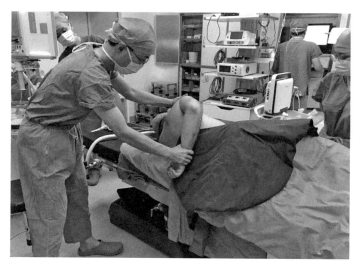

图8-48 旋后位粘连松解手法

第二节 肩袖损伤

【概述】

肩袖亦称旋转袖，是覆盖于肩关节前、上、后方的由冈上肌、冈下肌、肩胛下肌及小圆肌所形成的一个袖套样结构。这些肌腱的损伤及无菌性炎症或冈上肌腱的断裂即为肩袖损伤。

【病因病理】

导致肩袖撕裂的病因大致有：①急性创伤：肩关节突然外展上举或在极度内收位时过度牵拉均可引起肩袖撕裂。多发于青壮年或运动员。锐器直接刺伤肩袖为一种少见的类型；②慢性撞击性损伤：冈上肌腱在距大结节止点1cm处有一个乏血管区，是肩袖撕裂的危险区。该处肌腱易于发生退行性变，尤其在中老年患者。肩袖组织在肩峰下长期反复撞击，使肌腱遭受磨损，在退变的基础上易于发生断裂。此外，肩关节处的解剖学撞击因素如钩状肩峰、肩峰下骨赘形成、肩锁关节肥大及肱骨大结节过大或位置过高均可导致肩峰下结构、冈上肌、冈下肌、肩峰下滑囊及肱二头肌长头腱的撞击性损伤。

根据损伤时间的长短，一般认为3周以内的损伤属于新鲜损伤，3周以上属于陈旧性损伤。新鲜撕裂肩袖的局部肌肉水肿、组织脆弱，可有出血。陈旧破裂者的断端已瘢痕化，表面光滑。

肩袖撕裂按损伤的程度可分为挫伤、不完全撕裂和完全撕裂。①挫伤：损伤部位的局部出现水肿、充血、出血、渗出，此种损伤一般是可复性的；②不完全撕裂：是肩袖组织发生部分断裂，没有累及肩袖的全层；③完全性撕裂：是肩袖组织的全层断裂，以发生于冈上肌处最为多见。

肩袖撕裂的裂口大部分与肌纤维的方向垂直，为横形撕裂。裂口方向也可与肌纤维方向平行，为纵形撕裂。

【 临床表现 】

肩前方疼痛，急性期疼痛剧烈，肩部活动时明显加重，慢性期多为钝痛。肩关节内外旋时疼痛加重。肱骨大结节与肩峰间有明显的压痛。肩袖完全撕裂者，肩关节外展及上举功能明显受限，而部分撕裂者，肩关节仍能外展，但范围较小。

【 诊断要点 】

（1）有急性损伤史或重复的损伤及累积性劳损史。

（2）疼痛与压痛　肩前方痛且累及三角肌前方及外侧，急性期疼痛剧烈，呈持续性；慢性期为自发性钝痛。疼痛在肩部活动后或增加负荷后加重。

（3）上举功能障碍　有肩袖大型断裂的患者，上举及外展功能均明显受限。外展及前举范围小于45°。

（4）撞击试验阳性　患肩被动外展30°，前屈15°~20°，向肩峰方向叩击尺骨鹰嘴，使大结节与肩峰弓之间发生撞击，肩峰下间隙出现明显疼痛为阳性。

（5）臂坠落试验阳性。

（6）疼痛弧试验阳性　患臂上举60°~120°范围内出现疼痛为阳性。但仅对肩袖挫伤及部分撕裂的患者有一定诊断意义。

（7）盂肱关节内摩擦音　盂肱关节在被动或主动运动中出现摩擦或砾轧音，常由肩袖断端瘢痕引起。

（8）肌肉萎缩病史超过3周，肩周肌肉出现不同程度萎缩，以冈上肌、冈下肌及三角肌最为常见。

（9）X线检查对诊断本病无特异性，但通过观察肩峰、肱骨大结节的形态，肩峰下间隙的宽窄对诊断有参考价值，并对鉴别诊断有帮助。肩关节造影对诊断肩袖完全撕裂是一种可靠的方法，可见造影剂外溢于肩峰下滑囊或三角肌下滑囊。

（10）超声诊断肩袖撕裂者可显示断端及缺损的范围。

【可视化针刀治疗】

（一）治疗原则

依据软组织损伤病因病理学理论和软组织损伤病理构架的网眼理论，肩袖损伤是由于外伤后引起肩袖周围广泛的粘连、瘢痕，造成以肩关节疼痛和功能障碍为主要临床表现的病症。超声检查不仅可以无创、直观和动态观察肩袖损伤的部位和程度，同时超声可以引导针刀准确地针对肩袖止点松解，调节肩袖的动态力学平衡，以及针对病灶瘢痕组织松解，破坏其病理构架，从而治愈疾病。

（二）操作方法

1. 第一次针刀松解肩袖止点的粘连瘢痕

参考本章第一节肩关节周围炎第二次改良"C"形针刀术式进行操作。

2. 第二次针刀松解肩袖病损处瘢痕组织

（1）体位　侧卧位，患肩朝上，患肢自然下垂，掌心朝内侧自然贴于臀腿侧。

（2）体表定位　高频探头置于肩峰外侧缘，行肩关节矢状位横切肩袖，超声显示病损组织肌纤维不连续，局灶性低回声，或高信号的钙化灶。以病损处为中心，旁开3cm为穿刺点。

（3）消毒　施术部位用碘伏消毒3遍，铺四方巾，充分暴露术野。

（4）超声及探头准备　选用肌骨超声模式，取高频探头，探头频率7.5~15 MHz，探头套无菌镜套。

（5）麻醉　1%利多卡因穿刺点浅层浸润麻醉，然后在超声引导下自深部逐层浸润麻醉（超声引导方法见后面针刀治疗）。

（6）刀具　Ⅰ型3号直形针刀。

（7）可视化针刀操作　3号针刀自穿刺点刺入，方向朝向病损处，探头置于病损处和穿刺点的连线上（图8-49），图像可显示病损肩袖的超声影像。取平面内穿刺技术，超声下显示针刀体部和刀口，引导针刀穿刺至病损处，刀口平行于骨面，在病损处纵疏横剥3刀（图8-50）。术毕，拔出针刀，压迫止血。

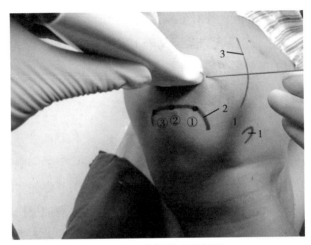

图8-49　肩袖针刀穿刺图
1.喙突；2.肩峰；3.肱二头肌长头腱
①三角肌前束针刀穿刺点；②三角肌中束针刀穿刺点；③三角肌后束针刀穿刺点

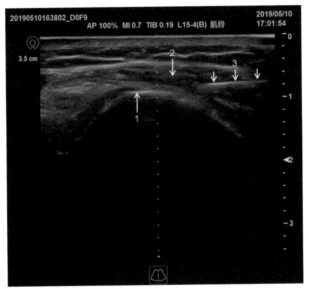

图8-50　肩袖针刀治疗超声图像
1.肱骨大结节；2.肩袖肌；3.短箭头为针刀

【针刀术后手法治疗】

本病采用上举外展手法，在端坐位进行。医者站于患侧，患者应充分放松，左手按住患肩关节上端，右手托扶患肢肘关节，嘱患者尽量外展上举患肢，当达到最大限度时，右手迅速向上提拉肘关节，可听到患肩关节有"喀叭"的撕裂声，推弹速度必须要快，待患者反应过来时，手法已结束。

第三节　冈上肌损伤

【概述】

冈上肌位于肩关节囊中，是肩部应力集中的交叉点，故此肌常发生损伤。摔跤、抬重物，或其他体力劳动均可成为病因。损伤的部位大多在此肌起点，也有肌腹部损伤。若损伤位于该肌在肱骨大结节的止点处，三角肌深面，常被误诊为肩周炎；若损伤在肌腹，常被笼统诊断为肩痛，中医药也常用祛风散寒药来治疗；若损伤在冈上窝起点时，常被诊为背痛。

以上种种原因，导致冈上肌损伤各方面的混乱，当然也就谈不上正确的治疗。即使有明确的诊断，由于瘢痕粘连较重，一般的治疗方法也很难奏效。

【病因病理】

冈上肌损伤大多由上肢突然猛力外展造成。严重者造成冈上肌断裂。损伤之后，日久会造成损伤处瘢痕粘连。上肢外展时，使瘢痕处受到牵拉，而引起急性发作。

【临床表现】

外伤后，冈上肌发生肌腱断裂，有剧烈疼痛，肩关节外展受限（仅能达到70°）。急慢性均有此临床表现。慢性期，有持续性疼痛，受凉加重，甚至影响睡眠。

【诊断要点】

（1）患者有明确的冈上肌外伤史或间接造成冈上肌受损的病史。
（2）在冈上肌肌腱或肌腹处有明显的压痛点。
（3）患者自主外展患侧上肢，引起压痛点处的疼痛加剧。

【可视化针刀治疗】

（一）治疗原则

依据针刀医学关于慢性软组织损伤的理论和网眼理论，冈上肌损伤后，引起粘连、瘢痕和挛缩，造成肩背部软组织的动态平衡失调，产生肩痛、背痛等临床表现。慢性期急性发作时，病变组织有水肿渗出刺激神经末梢使症状加剧。冈上肌损伤的部位主要是肌肉的起止点，即冈上窝内2/3和肱骨大结节，同时也会累及腱肌结合部和肌腹。

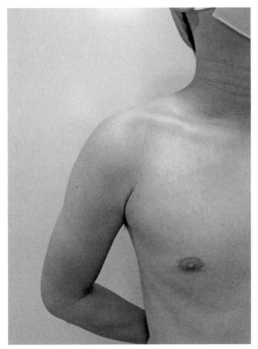

图8-51　Middleton体位

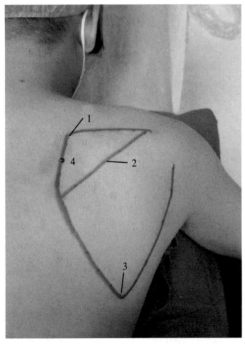

图8-52　冈上肌起点针刀穿刺点

1.肩胛内上角；2.肩胛冈；3.肩胛下角；4.冈上肌起点针刀穿刺点

针刀治疗适应于损伤在3周以上的陈旧性冈上肌损伤，时间越久，治疗效果越明显。超声检查不仅可以无创、直观和动态观察冈上肌损伤的部位和程度，同时超声可以引导针刀准确地针对冈上肌起止点起腱处松解粘连，使冈上肌的动态平衡得到恢复，以及针对病灶瘢痕组织松解，破坏其病理构架，从而治愈疾病。

（二）操作方法

（1）体位　端坐位，肘关节屈曲，上臂后伸指向后方，手掌放于同侧臀部裤兜部位，即Middleton体位（图8-51），由于冈上肌腱部分位于肩峰下面，该体位能尽可能多地显示该肌腱和腱肌结合部。如患者疼痛剧烈，影响肩部活动，或年老体弱者也可以选择侧卧位，患肩朝上，患肢自然下垂，掌心朝内侧自然贴于臀腿侧。

（2）体表定位　①冈上肌止点针刀穿刺点：肱骨大结节下部；②冈上肌病损处针刀穿刺点：在冈上肌走行处寻找明显压痛点，运用高频探头检查，超声声像显示病损组织肌纤维不连续，局灶性低回声，或高信号的钙化灶，以此点为中心，顺肌纤维走行旁开2cm为穿刺点；③冈上肌起点针刀穿刺点：肩胛内上角与肩胛冈内缘连线中点为穿刺点（图8-52）。

（3）消毒　施术部位用碘伏消毒3遍，铺四方巾，充分暴露术野。

（4）超声及探头准备　选用肌骨超声模式，取高频探头，探头频率7.5～

15 MHz，探头套无菌镜套。

（5）麻醉　1%利多卡因穿刺点浅层浸润麻醉，然后在超声引导下且深部逐层浸润麻醉（超声引导方法见后面针刀治疗）。

（6）刀具　Ⅰ型3号直形针刀。

（7）可视化针刀操作

①第1支针刀松解冈上肌止点：具体操作见本章第一节第三次针刀松解冈上肌止点的可视化针刀操作方法。

②第2支针刀松解冈上肌病损处：自冈上肌病损处针刀穿刺点刺入，方向朝向冈上肌病变部位，探头以病损处为中心，顺冈上肌肌纤维走行，声像显示肩胛上窝高信号骨面，以及不连续肌纤维低回声或高回声钙化灶的冈上肌影像。取平面内穿刺技术，超声下显示针刀体部和刀口，顺肌纤维走行，刀口与肩胛冈骨面垂直，直达损伤或钙化冈上肌病灶处，纵疏横剥2~3刀。术毕，拔出针刀，压迫止血。

③第3支针刀松解冈上肌起点：自冈上肌起点针刀穿刺点刺入，方向朝向肩峰端，探头置于肩胛上窝，顺冈上肌肌纤维走行（图8-53），声像显示肩胛上窝高信号骨面，以及附着于肩胛上窝的中强信号的条索样冈上肌回声（图8-54）。取平面内穿刺技术，超声下显示针刀体部和刀口，顺肩胛骨内上缘，达冈上窝骨面，纵疏横剥2~3刀（图8-55）。术毕，拔出针刀，压迫止血。

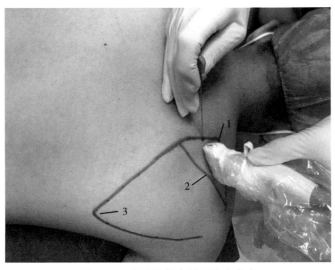

图8-53　冈上肌起点针刀治疗术式
1.肩胛内上角；2.肩胛冈；3.肩胛下角

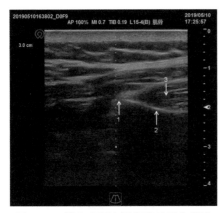

图8-54 冈上窝冈上肌起腱处超声影像

1.肩胛内上角；2.肩胛上窝；3.冈上肌

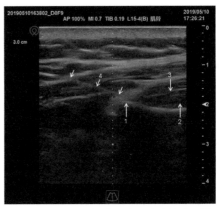

图8-55 冈上肌起腱处针刀治疗超声影像

1.肩胛内上角；2.肩胛上窝；3.冈上肌；

4.短箭头为针刀

（8）注意事项　若冈上肌损伤经针刀治疗疗效不佳时，有以下2种原因。

①神经根型颈椎病：因为冈上肌受肩胛上神经支配，而肩胛上神经来自于C_5~C_6脊神经根，所以C_5~C_6脊神经受压迫引起的神经根性颈椎病也可以引起冈上肌部位的疼痛和酸胀。冈上肌损伤和神经根型颈椎病的鉴别要点如下：

a. 神经根型颈椎病痛且多有麻木，并向上肢放射，达手指。冈上肌损伤仅痛至肩部，很少有麻木。

b. 冈上肌损伤在冈上肌走行区都有明显痛点。神经根型颈椎病在冈上肌走行区，痛点不明确，患者主诉从颈至肩，从肩至臂都有疼痛，呈块状或线状分布。

c. 冈上肌有明显的外伤史。神经根型颈椎病多无明显的外伤史。

d. 神经根型颈椎病颈椎棘突旁多有明显压痛点。冈上肌损伤，在颈椎棘突旁多无压痛点。

②肩胛上神经卡压综合征：冈上肌受肩胛上神经支配，肩胛上神经受损伤时除出现冈上肌走行处疼痛外，多伴有冈上肌、冈下肌萎缩，肩部外展和外旋肌力明显减弱，肌电图有助于鉴别。

【针刀术后手法治疗】

（1）针刀术后，患者正坐位，在肩关节下垂并稍内收的姿势下，稍外展肩关节，医生一手托肘上部，一手在冈上肌处用大拇指按压1~2次，并过度内收患侧上肢1次，以牵拉冈上肌。

（2）患者正坐位，医生立于患者患侧与患者并排，面向前。医生以左手前臂自后侧插于患者腋下，右手持患者手腕，两手做对抗牵引。牵引时，将前臂向前旋转，徐徐下落。医生两膝分开屈曲，将患侧腕部夹于两膝之间。同时，医生用插于腋下的左前臂将患者上臂向外侧牵拉，使肱骨大结节突出。用右手拇指掌面压于肱骨大结节前下方，用力向后上部按揉、弹拨冈上肌肌腱。与此同时，两腿松开夹住的手腕，医生两手握住患者手腕向上拔伸，分别向前、后活动其肩关节2~3次。

第四节　冈下肌损伤

【概述】

冈下肌损伤在临床较为常见，且损伤多位于该肌起点。慢性期疼痛非常剧烈，患者常诉在肩胛冈下有钻心样疼痛。此种剧痛采用一般治疗方法，无明显疗效，严重者给予吗啡、杜冷丁也只能缓解片刻。针刀对该病有明显的疗效。

【病因病理】

冈下肌大多由于上肢突然过度外展或内旋而遭受损伤。起始部的损伤多于止端的损伤。起始部损伤初期，在冈下窝处多有电击样疼痛，常累及肩峰的前方。止点损伤，在肱骨大结节后面有明显的疼痛。腱下滑液囊，大多数也是损伤引起，可以一并治疗。

冈下肌起始部损伤，慢性期疼痛较剧烈，其原因为：第一，肩胛上神经止于冈下窝，冈下肌起始部神经末梢较多，且敏感；第二，冈下肌在起始部损伤多较重。随着时间的延长，瘢痕粘连较重，挤压神经末梢也较严重。

【临床表现】

损伤初期，在冈下窝及肱骨大结节处多有明显胀痛，若在冈下肌起始部损伤，冈下窝处常发作钻心样疼痛。上肢活动受限，若被动活动患侧上肢，有时会引起冈下肌痉挛性疼痛。

【诊断要点】

（1）患者有明确的冈下肌外伤史或间接引起冈下肌损伤的病史。

（2）在冈下窝和肱骨大结节处疼痛且有压痛。

（3）让患者上肢自主内收外旋，引起疼痛加剧，或根本不能完成此动作。

【可视化针刀治疗】

（一）治疗原则

依据针刀医学关于慢性软组织损伤的理论，冈下肌损伤后，可引起粘连、瘢痕和挛缩，造成肩背部软组织的动态平衡失调，产生冈下窝钻心样疼痛和肩痛等临床症状。慢性期急性发作时，有水肿渗出刺激神经末梢，可使上述临床表现加剧。依据上述理论，冈下肌损伤的部位主要是冈下窝、该肌在肱骨大结节上的起止点，也会波及腱肌结合部和肌腹处。超声不仅能够直观、无创和动态观察冈下肌的损伤部位和程度，以及在超声引导下针刀可以自起止点起腱处和附着处做彻底的松解，恢复冈下肌的动态力学平衡，同时通过切开损伤处瘢痕，破坏其病理构架，修复肌肉组织损伤，从而治愈疾病。

（二）操作方法

（1）体位　端坐位，患者背朝术者，患手放于对侧肩部，如患肩疼痛影响活动，患手可以放置于同侧大腿部。老年或体弱患者可以选择侧卧位，患肩朝上，患肢自然下垂，掌心朝内侧自然贴于臀腿侧。

（2）体表定位　①冈下肌止点针刀穿刺点：肱骨大结节中部（图8-26）；②冈下肌病损处针刀穿刺点：在冈下肌走行处寻找明显压痛点，运用高频探头检查，超声声像显示病损组织肌纤维不连续，局灶性低回声，或高信号的钙化灶，以此点为中心，顺肌纤维走行旁开2cm为穿刺点；③冈下肌起点针刀穿刺点：位于肩胛骨内缘上，自肩胛冈内缘至肩胛下角连线均分，确定为三个穿刺点（图8-56）。

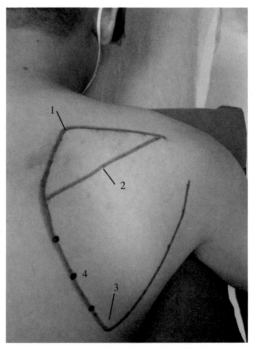

图8-56　冈下肌起点针刀穿刺点
1.肩胛内上角；2.肩胛冈；3.肩胛下角；4.冈下肌起点针刀穿刺点

（3）消毒 施术部位用碘伏消毒3遍，铺四方巾，充分暴露术野。

（4）超声及探头准备 选用肌骨超声模式，取高频探头，探头频率7.5~15MHz，探头套无菌镜套。

（5）麻醉 1%利多卡因穿刺点浅层浸润麻醉，然后在超声引导下自深部逐层浸润麻醉（超声引导方法见后面针刀治疗）。

（6）刀具 Ⅰ型3号直形针刀。

（7）可视化针刀操作

①第1支针刀松解冈下肌止点：具体操作见本章第一节第三次针刀松解冈下肌止点的可视化针刀操作方法。

②第2支针刀松解冈下肌病损处：自冈下肌病损处针刀穿刺点刺入，顺肌纤维走行，方向朝向病变处，探头以病损处为中心，顺冈下肌肌纤维走行置于穿刺点和大结节后缘连线上，声像显示肩胛下窝高信号骨面，以及不连续肌纤维低回声或高回声钙化灶的冈下肌影像。取平面内穿刺技术，超声下显示针刀体部和刀口，顺肌纤维走行，刀口与肩胛冈骨面垂直，直达损伤或钙化冈下肌病灶处，纵疏横剥2~3刀。术毕，拔出针刀，压迫止血。

③第3支针刀松解冈下肌起点：自冈下肌起点针刀穿刺点刺入，方向朝向大结节中部，探头顺冈下肌肌纤维走行置于穿刺点和大结节连线上（图8-57），声像显示肩胛下窝高信号骨面，以及附着于肩胛下窝的中强信号的条索样冈下肌回声（图8-58）。取平面内穿刺技术，超声下显示针刀体部和刀口，自肩胛骨内缘，达冈下窝骨面，铲剥2~3刀（图8-59）。术毕，拔出针刀，压迫止血。

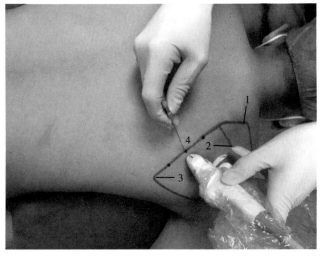

图8-57 冈下肌起点针刀穿刺术式

1.肩胛内上角；2.肩胛冈；3.肩胛下角；4.冈下肌起点针刀穿刺点

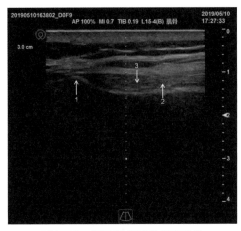 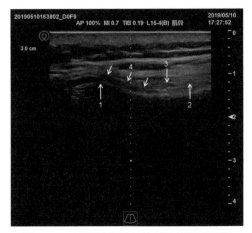

图 8-58　冈下肌起腱处超声图像　　　图 8-59　冈下肌起腱处针刀治疗超声图像
1.肩胛骨内缘；2.肩胛下窝；3.冈下肌　　1.肩胛骨内缘；2.肩胛下窝；3.冈下肌；4.短
　　　　　　　　　　　　　　　　　　　　　　箭头为针刀

【针刀术后手法治疗】

应用阻抗抬肩手法。患者端坐位，医生用手掌压住患侧肘关节，嘱患者用力抬肩，当抬到最大位置时，医生突然放开按压的手掌，使冈下肌最大限度地收缩，1次即可。

第五节　小圆肌损伤

【概述】

小圆肌的损伤多在运动员进行训练或比赛时发生，容易误诊，理疗、按摩有效，但不能治愈。针刀精确松解，1~2次即可治愈。

【病因病理】

小圆肌损伤多见于投掷运动时引起局部急性损伤，人体在修复过程中形成粘连、瘢痕、挛缩和堵塞，影响肩关节功能。

【临床表现】

肩背部疼痛或酸痛，严重者伤侧不能卧位，在肩胛骨外缘该肌肌腹部会发生隆起、变硬，且压痛明显，以肱骨大结节后方小圆肌止点处的压痛为主。

【诊断要点】

（1）患者有明确的小圆肌损伤病史。

（2）肩胛骨外缘该肌肌腹变硬，压痛明显。

（3）将肩关节过度外展时，可于该肌触及条索状异物，按之可有疼痛。

【可视化针刀治疗】

（一）治疗原则

依据针刀医学关于慢性软组织损伤的理论，小圆肌损伤后，可引起粘连、瘢痕和挛缩，造成肩背部软组织的动态平衡失调。超声不仅能够直观和动态显示损伤部位和程度，同时超声引导下针刀将其附着处及肌腹部的粘连松解、瘢痕刮除，使小圆肌的动态平衡得到恢复。

（二）操作方法

（1）体位 端坐位，患者背朝术者，患手放于对侧肩部，如患肩疼痛影响活动，患手可以放置于同侧大腿部。老年或体弱患者或取侧卧位，患肩朝上，患肢自然下垂，掌心朝内侧自然贴于臀腿侧。

（2）体表定位 ①小圆肌止点针刀穿刺点：肱骨大结节顶部（图8-26）；②小圆肌病损处针刀穿刺点：在小圆肌走行处寻找明显压痛点，运用高频探头检查，超声声像显示病损组织肌纤维不连续，局灶性低回声，或高信号的钙化灶，以此点为中心，顺肌纤维走行旁开2cm为穿刺点；③小圆肌起点针刀穿刺点：肩胛骨外缘中点（图8-60）。

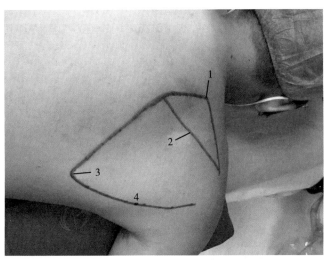

图8-60 小圆肌穿刺点体表定点

1.肩胛内上角；2.肩胛冈；3.肩胛下角；4.小圆肌起点针刀穿刺点

（3）消毒　施术部位用碘伏消毒3遍，铺四方巾，充分暴露术野。

（4）超声及探头准备　选用肌骨超声模式，取高频探头，探头频率7.5~15 MHz，探头套无菌镜套。

（5）麻醉　1%利多卡因穿刺点浅层浸润麻醉，然后在超声引导下自深部逐层浸润麻醉（引导方法见后面针刀治疗）。

（6）刀具　Ⅰ型3号直形针刀。

（7）可视化针刀操作

①第1支针刀松解小圆肌止点：具体操作见本章第一节第三次可视化针刀松解小圆肌止点的操作方法。

②第2支针刀松解小圆肌病损处：自小圆肌病损处针刀穿刺点刺入，方向朝向病变部位，探头以病损处为中心，顺小圆肌肌纤维走行置于穿刺点和大结节顶部的连线上，声像显示不连续肌纤维低回声或高回声钙化灶的小圆肌影像。取平面内穿刺技术，超声下显示针刀体部和刀口，顺肌纤维走行，刀口与体表垂直，直达损伤或钙化小圆肌病灶处，纵疏横剥2~3刀。术毕，拔出针刀，压迫止血。

③第3支针刀松解小圆肌起点：自小圆肌起点针刀穿刺点刺入，方向朝向大结节顶部，探头顺小圆肌肌纤维走行置于肩胛骨外缘中点与肱骨大结节连线上（图8-61），声像显示肩胛骨外缘高信号骨面，以及附着于肩胛骨外缘的中强信号条索样小圆肌回声（图8-62）。取平面内穿刺技术，超声下显示针刀体部和刀口，刀口与肩胛骨平行，超声引导针刀穿刺至肩胛骨外缘后侧，透视下贴骨面纵疏铲剥2~3刀（图8-63）。术毕，拔出针刀，压迫止血。

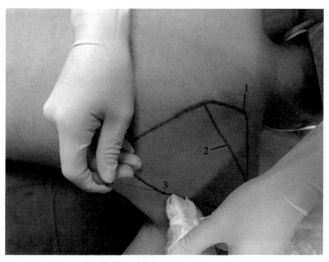

图8-61　小圆肌起腱处针刀穿刺术式

1.肩胛内上角；2.肩胛冈；3.小圆肌起点针刀穿刺点

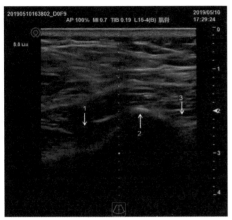

图 8-62　小圆肌起腱处超声图像

1.肩胛下窝；2.肩胛骨外缘；3.小圆肌

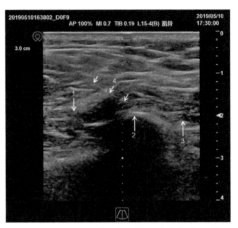

图 8-63　小圆肌起腱处针刀治疗超声图像

1.肩胛下窝；2.肩胛骨外缘；3.小圆肌；4.短箭头为针刀

【针刀术后手法治疗】

应用阻抗抬肩手法。患者端坐位，医生用手掌压住患侧肘关节，嘱患者用力抬肩，当抬到最大位置时，医生突然放开按压的手掌，使小圆肌最大限度地收缩，1次即可。

第六节　肩峰下撞击综合征

【概述】

肩峰下撞击综合征又称肩疼痛弧综合征，是肩关节外展活动至一定范围时，肩部和上臂出现疼痛的综合征。

【病因病理】

肩峰的上方为喙肩穹，包括肩峰、喙突及连接两者的喙肩韧带，下方为肩袖和肱骨结节，肩峰下滑囊起到润滑和缓冲撞击的作用。肩峰下间隙前窄后宽，撞击时病变主要发生在前、中部。在肩峰下关节内，任何引起肱骨头与喙肩穹反复摩擦、撞击的疾病均可引起肩峰下综合征，如肩峰下滑囊炎、冈上肌腱炎、冈上肌腱钙化、肩袖撕裂、肱二头肌长头腱鞘炎、肱骨大结节骨折等。肩关节过度频繁外展，使肩峰下关节的各种组织反复摩擦和碰撞，尤其是肩峰下滑囊及肩袖组织发生充血、水肿、炎性渗出，此时往往伴有急性肩痛症状。反复的撞击性损害使肩峰下组织发生退行性变，滑囊肥厚，肩袖纤维变性，增生肥厚。病变进一步发展，肩袖可发生撕裂，肱二头肌长头腱病理性断裂。肩袖损伤后肩袖对肱骨头的稳定作用减弱，不能有效地控制肱骨头上移，使肩峰下间隙变小。肱骨头与肩峰的反复撞击可致骨性结构的改变，肩峰及肱骨大结节骨赘形成。

【临床表现】

（1）症状以肩部和上臂外侧疼痛为主，可累及整个三角肌区。疼痛为持续性、夜间尤其明显。主动外展上臂60°~120°时疼痛明显，但被动活动时疼痛较轻或不痛，患者常喜欢下垂上肢以减轻疼痛。患肢无力，活动受限。个别患者肩关节外展时有阻挡的感觉。

（2）体征

①体检时在肩峰下端及肱骨大结节处有明显的压痛，肩关节活动时可听到捻发音和触及捻发感。

②疼痛弧征阳性：肩关节主动外展活动时出现60°~120°范围内的疼痛弧征，检查者用手固定肩胛骨，嘱患者外展肩关节，当外展至60°时出现明显的肩峰部疼痛，继续外展超过120°时疼痛又明显减轻或消失。当上臂从上举位放下至120°~60°时又出现疼痛。

③肩部撞击征阳性：患者取坐位，检查者一手稳定肩关节，另一手托住肘关节并向上方用力使肱骨大结节与肩峰间产生撞击，如出现疼痛即为阳性。病程长者，肩关节周围的肌肉萎缩，肩关节活动受限，尤以外展、外旋、后伸为著，严重者可呈冻结肩。

【诊断要点】

根据病史和临床表现、特殊检查，及肌电检查，对典型病例不难做出诊断。X线检查有辅助诊断作用。肩峰下表面可见骨赘形成及骨质硬化，密度增高，冈上肌钙化阴影，肱骨大结节骨折或骨赘形成，肩峰下间隙变小。

【可视化针刀治疗】

（一）治疗原则

肩峰下撞击综合征是由于肱骨头与喙肩弓的反复摩擦导致肩峰下滑囊炎性肿胀，以及以冈上肌为主的肩袖炎性水肿，从而引发肩关节外展时炎性疼痛和软组织或骨性撞击。超声不仅能够直观显示冈上肌等肩袖组织的炎性水肿和三角肌-肩峰下滑囊的炎性肿胀，同时可以动态显示肩外展时软组织或肱骨头经过肩峰时的撞击过程。超声引导下针刀松解冈上肌和肩峰下滑囊，破坏其病理架构，促进炎性组织修复，同时通过透视下松解肩袖止点，恢复肩关节力学平衡，从而治愈疾病。

（二）操作方法

1. 第一次针刀松解肩峰下滑囊和冈上肌

（1）体位 端坐位，肘关节屈曲，上臂后伸指向后方，手掌放于同侧臀部裤兜部位，即Middleton体位，由于冈上肌腱部分位于肩峰下面，该体位能尽可能多地显示该肌腱和腱肌结合部。如患者疼痛剧烈，影响肩部活动，或年老体弱者也可以选择侧卧位，患肩朝上，患肢自然下垂，掌心朝内侧自然贴于臀腿侧。

（2）体表定位 肩峰前外侧角外下方2cm（同肩关节外侧入路穿刺点）。

（3）消毒 施术部位用碘伏消毒3遍，铺四方巾，充分暴露术野。

（4）超声及探头准备 选用肌骨超声模式，取高频探头，探头频率7.5~15 MHz，探头套无菌镜套。

（5）麻醉 1%利多卡因穿刺点浅层浸润麻醉，然后在超声引导下自深部逐层浸润麻醉（引导方法见后面针刀治疗）。

（6）刀具 Ⅰ型3号直形针刀。

（7）可视化针刀操作（可参考肩关节外侧入路针刀治疗） 取Ⅰ型3号直形针刀，自穿刺点刺入，方向朝向肩峰外下缘，探头置于肩峰外侧端与大结节的连线上，与冈上肌腱走行一致，超声图像显示肩峰、三角肌、三角肌下滑囊、冈上肌、大结节和关节软骨。取平面内穿刺技术，超声下显示针刀体部和刀口，刀口线与大结节平行，在超声引导下，针刀先刺向冈上肌和三角肌之间的三角肌—肩峰下滑囊，轻轻提插刺透3刀，予以滑囊减压；稍退针，自冈上肌腱肌结合部刺入冈上肌肌腹，进入肩峰下约1cm，纵疏横剥2~3刀。术毕，拔出针刀，压迫止血。

2. 第二次针刀松解肩袖止点

（1）体位 侧卧位，患肩朝上，患肢自然下垂，掌心朝内侧自然贴于臀腿侧。

（2）体表定位 ①冈上肌针刀穿刺点：肱骨大结节下部；②冈下肌针刀穿刺点：肱骨大结节中部；③小圆肌针刀穿刺点：肱骨大结节顶部；④肩胛下肌止点针刀穿刺点：肱骨结节间沟。

（3）消毒 施术部位用碘伏消毒3遍，铺四方巾，充分暴露术野。

（4）超声及探头准备 选用肌骨超声模式，取高频探头，探头频率7.5~15 MHz，探头套无菌镜套。

（5）麻醉 1%利多卡因穿刺点浅层浸润麻醉，然后在超声引导下自深部逐层浸润麻醉（引导方法见后面针刀治疗）。

（6）刀具 Ⅰ型3号直形针刀。

（7）可视化针刀操作（操作流程参考肩周炎相关术式）。

【针刀术后手法治疗】

本病采用上举外展手法，在端坐位进行。医者站于患侧，患者应充分放松，左手按住患肩关节上端，右手托扶患肢肘关节，嘱患者尽量外展上举患肢，当达到最大限度，不能再上举时，右手迅速向上提拉肘关节，可听到患肩关节有"喀叭"的撕裂声。推弹速度必须要快，待患者反应过来时，手法应已结束。

第七节　三角肌滑囊炎

【概述】

外伤和劳损均可导致三角肌滑囊炎，肩周炎也可累及三角肌滑液囊。临床也常将三角肌滑囊炎误诊为肩周炎。因该滑液囊位于三角肌深面，痛点较深，患者主诉含糊，触诊不清楚，所以，有时也被误诊为肩峰下滑囊炎。三角肌滑液囊分泌的滑液主要是供给位于三角肌下面，冈上肌表面的冈上肌筋膜，及冈下肌和小圆肌表面的冈下肌筋膜和小圆肌筋膜，使三角肌与上述这些肌肉的肌腱不会因摩擦而受损。一旦三角肌滑囊因外伤或劳损而发生病变，这些肌肉和筋膜都将失去润滑，肩部就会出现严重不适感。三角肌滑囊炎，过去多数由于误诊而被忽视，即使诊断明确，也缺乏有效的治疗措施。用泼尼松龙封闭，仅能取得暂时的疗效。针刀医学对本病有着全新的认识，并取得了良好的疗效。

【病因病理】

三角肌滑囊因受损（外伤和劳损），囊壁的膜性通道被自我修复的瘢痕组织堵塞，囊内的滑液不能排除，使滑囊膨胀，造成酸、胀、痛等感觉。由于失去滑液供应，冈上肌、冈下肌、小圆肌筋膜得不到润滑，使肩部肌肉欠灵活，而有不适感。

【临床表现】

三角肌滑囊炎的患者均主诉肩部酸痛不适，上肢上举、外展困难。慢性期，患者活动上肢时，肩部有摩擦音和弹响声。

【诊断要点】

（1）有外伤史和劳损史。

（2）在肩峰下滑囊下缘、肩关节下缘有摩擦音或弹响声。

（3）肩关节下缘三角肌中上部有轻度高起，皮肤发亮。

（4）让患侧上肢主动外展上举，可使患者肩部疼痛加重而拒绝做此动作。

（5）X线检查可协助诊断该病，并排除其他肩部病变。

【可视化针刀治疗】

（一）治疗原则

依据针刀医学关于慢性软组织损伤的理论，三角肌滑囊损伤后瘢痕堵塞滑囊，造成关节囊代谢障碍而产生上述临床表现。在慢性期急性发作时，有水肿渗出刺激神经末梢，使上述临床表现加剧。依据上述理论，三角肌滑囊损伤是由囊壁的膜性通道受瘢痕组织堵塞所致。超声不仅可以直观、动态观察滑囊水肿和囊壁增生情况，而且通过超声引导下水针刀可以精准地清理囊内积液，清洗三角肌滑囊，同时通过针刀多点切透滑囊，破坏其病理架构，调节囊壁通透性，从而治愈该病。

（二）操作方法

1. 第一次水针刀清理三角肌滑囊

（1）体位　端坐位，患手掌心朝下放置于同侧大腿部。老年或体弱患者可以选择侧卧位，患肩朝上，患肢自然下垂，掌心朝内侧自然贴于臀腿侧。

（2）体表定位　肩峰前外侧角外下方2cm（同肩关节外侧入路穿刺点）。

（3）消毒　施术部位用碘伏消毒3遍，铺四方巾，充分暴露术野。

（4）超声及探头准备　选用肌骨超声模式，取高频探头，探头频率7.5~15 MHz，探头套无菌镜套。

（5）麻醉　1%利多卡因穿刺点浅层浸润麻醉，然后在超声引导下自深部逐层浸润麻醉（超声引导方法见后面针刀治疗）。

（6）刀具　Ⅰ型3号直形水针刀（图8-64）。

（7）可视化针刀操作　取Ⅰ型3号直形水针刀，自穿刺点刺入，方向朝向肩峰外下缘，探头置于肩峰外侧端与大结节的连线上，与冈上肌腱走行一致，超声图像显示冈上肌和三角肌之间肿

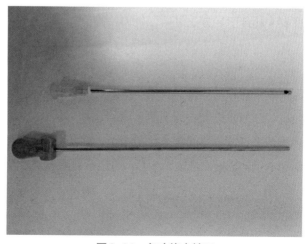

图8-64　多功能水针刀

胀的滑囊。取平面内穿刺技术，超声下显示水针刀体部和刀口，在超声引导下，水针刀穿透三角肌滑囊，接入20ml注射器，抽吸干净囊内积液，再取生理盐水，轻轻注入滑囊至滑囊充盈，再次抽吸干净囊内生理盐水，反复3~5次，至囊内抽出生理盐水清澈为度（图8-65、图8-66）。术毕，拔出水针刀，压迫止血。

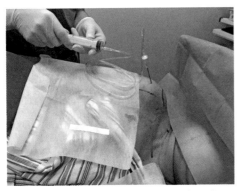
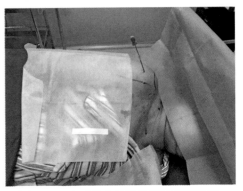

图8-65　多功能水针刀抽吸滑囊积液　　图8-66　多功能水针刀松解三角肌滑囊

2. 第二次针刀通透三角肌滑囊

（1）体位　端坐位，患手掌心朝下放置于同侧大腿部。老年或体弱患者可以选择侧卧位，患肩朝上，患肢自然下垂，掌心朝内侧自然贴于臀腿侧。

（2）体表定位　肩峰前外侧角外下方2cm（同肩关节外侧入路穿刺点）。

（3）消毒　施术部位用碘伏消毒3遍，铺四方巾，充分暴露术野。

（4）超声及探头准备　选用肌骨超声模式，取高频探头，探头频率7.5~15 MHz，探头套无菌镜套。

（5）麻醉　1%利多卡因穿刺点浅层浸润麻醉，然后在超声引导下自深部逐层浸润麻醉（超声引导方法见后面针刀治疗）。

（6）刀具　Ⅰ型3号直形针刀。

（7）可视化针刀操作　取Ⅰ型3号直形针刀，自穿刺点刺入，方向朝向肩峰外下缘，探头置于肩峰外侧端与大结节的连线上，与冈上肌腱走行一致，超声图像显示肩峰、三角肌、三角肌滑囊、冈上肌、大结节和关节软骨。取平面内穿刺技术，超声下显示针刀体部和刀口，刀口线与大结节平行，在超声引导下，针刀切透冈上肌和三角肌之间的滑囊，多点轻轻提插刺透3~5刀，通透滑囊囊壁。术毕，拔出水针刀，压迫止血。

【针刀术后手法治疗】

用手指垂直下压滑囊，使囊内的滑液向四周扩散。

第八节　肱二头肌长头腱鞘炎

【概述】

肱二头肌长头肌腱炎是一种常见病，可影响患侧上肢提物和外展。此病发病缓慢，多为磨擦劳损所致，且迁延难愈。过去常因非手术疗法难以奏效，而行手术治疗，将肱二头肌长头肌腱于结节间沟里切断，其远端与肱二头肌短头缝合，以此来解除肱二头肌长头在结节间沟内的磨擦，使症状消失。但手术后患肢的运动功能较手术前明显降低。

【病因病理】

在上肢活动时，肱二头肌长头除了在腱鞘内做上下滑动外，还做外展、内收的横向运动。但由于腱鞘被固定在肱骨结节间沟内，两侧有肱骨结节的骨性突起阻止，使肱二头肌长头保持在结节间沟内活动，但也因此常受到横向应力的损伤和摩擦力的损伤。

肱二头肌长头腱鞘炎的实质是一种慢性损伤性疾病。只有在上肢做频繁活动引起急性发作时，才引起炎性反应。

由于慢性损伤，腱鞘壁增厚瘢痕及肌腱本身的劳损变性，使腱鞘相对变窄，致使肌腱在结节间沟骨纤维管道内活动受限而发病。有急性损伤时，也可引起本病，急性期过后形成慢性疾病。

【临床表现】

患病初期患肢活动时，在肩前内下方，约肩峰下3cm处，相当于肱骨结节间沟处可有隐痛不适。随病程的延长，症状逐渐加剧，疼痛明显，上肢活动受限，患肢携物、外展、内旋时，症状加剧，有时局部尚有轻度肿胀。

【诊断要点】

（1）有劳损史或外伤史。

（2）在肩前偏内下方约3cm处有疼痛或压痛。

（3）自主屈曲肘关节后，外旋、内旋上臂引起疼痛加剧。

（4）X线检查排除肩部其他疾病。

【可视化针刀治疗】

（一）治疗原则

肱二头肌长头腱鞘损伤的部位位于肱骨结节间沟的骨纤维管道内，鞘内有肱二头肌长头狭长的腱，在上肢活动时，长头腱在骨纤维管道内上下滑动。超声检查可以直观和动态显示肿胀的肱二头肌长头腱鞘，在超声引导下切开肱二头肌腱鞘以达到减压效果，同时针刀松解肱横韧带的卡压和粘连，使肱二头肌长头的动态平衡得到恢复，此病即可得到治愈。

（二）操作方法

1. 第一次针刀减压肱二头肌腱鞘和松解肱横韧带

（1）体位　端坐位，面向术者，肩关节中立位，前臂旋后置于患侧大腿上，该体位让结节间沟位于肩前部。老年或体弱患者可以选择仰卧位，肩关节中立位，前臂旋后掌心朝上置于体侧。

（2）体表定位　①肱横韧带松解穿刺点：同肩周炎改良"C"形针刀治疗；②肱二头肌腱鞘减压穿刺点：探头置于结节间沟上顺肱二头肌腱走行纵切，结节间沟顶部为穿刺点（图8-67）。

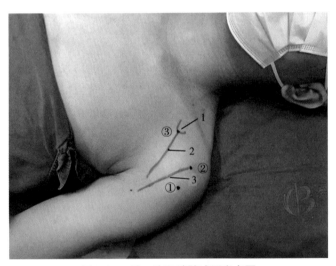

图8-67　肱二头肌腱鞘减压定点图

1.喙突；2.肱二头肌短头腱；3.肱二头肌长头腱

①肱横韧带松解穿刺点；②肱二头肌腱长头腱鞘减压穿刺点；③肱二头肌短头腱穿刺点

（3）消毒　施术部位用碘伏消毒3遍，铺四方巾，充分暴露术野。

（4）超声及探头准备　选用肌骨超声模式，取高频探头，探头频率7.5~15 MHz，探头套无菌镜套。

（5）麻醉　1%利多卡因穿刺点浅层浸润麻醉，然后在超声引导下自深部逐层浸润麻醉（超声引导方法见后面针刀治疗）。

（6）刀具　Ⅰ型3号直形针刀。

（7）可视化针刀操作

①第一支针刀松解肱横韧带卡压和粘连：同肩周炎改良"C"形针刀治疗。

②第二支针刀予以肱二头肌腱鞘减压：探头置于结节间沟顺肱二头肌腱纵切，图像显示中强回声的条索样肱二头肌腱，以及低回声略肿胀的肱二头肌腱鞘。针刀自肱二头肌腱鞘减压穿刺点刺入（图8-68），取平面内穿刺技术，超声显示针体和刀口，刀口线垂直于骨面，紧贴腱鞘表面，切开松解2~3刀（图8-69）。术毕，拔出针刀，压迫止血。

2. 第二次针刀松解喙突的粘连和瘢痕

松解方法与肱二头肌短头肌腱炎喙突处的针刀松解方法相同。

【针刀术后手法治疗】

针刀术后，用推、按、擦法作用于肩前部肱二头肌长头肌腱处，或于局部轻轻弹拨。令患者屈曲肘关节，医生握住患肢腕上部做对抗牵拉，将患肢拉至伸直位。

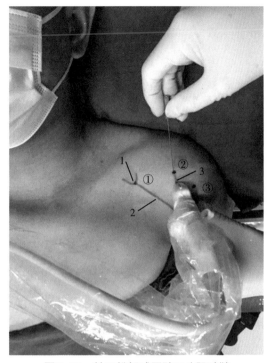

图8-68　针刀松解减压肱二头肌腱鞘

1.喙突；2.肱二头肌短头腱；3.肱二头肌长头腱
①横韧带松解穿刺点；②肱二头肌腱长头腱鞘减压穿刺点；③肱二头肌短头腱穿刺点

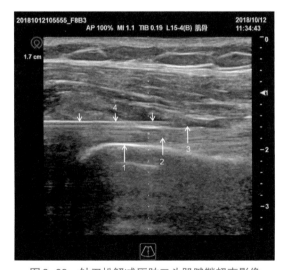

图8-69　针刀松解减压肱二头肌腱鞘超声影像

1.肱骨干；2.肱二头肌长头肌腱；3.肱二头肌长头腱鞘；4.短箭头为针刀

第九节　肱二头肌短头肌腱炎

【概述】

肱二头肌短头肌腱炎是一种常见病。肱二头肌是上肢屈肌，由于上肢频繁的屈伸、后旋、易发生劳损。因上肢做伸屈和前臂前后旋转活动最多，故此病发病率很高。本病易误诊为肩周炎。用泼尼松龙封闭亦可见效，但多不巩固。针刀医学对本病有着全新的认识，并取得了良好的疗效。

【病因病理】

肱二头肌短头和喙肱肌起始腱相邻并列，而肱二头肌短头和喙肱肌的作用和活动方向是不同的。喙肱肌可内收前臂，屈臂向前，而肱二头肌可屈肘，使前臂旋后。所以两块肌肉的肌腱经常交错磨擦而损伤。如遇突然的屈肘、后旋前臂的动作，也容易损伤肱二头肌短头肌腱。另外，如喙突滑液囊和喙肱肌滑液囊有病变而闭锁，使喙肱肌和肱二头肌短头失去润滑，肱二头肌短头就会严重磨损而发病。肱二头肌短头损伤或劳损后，局部瘢痕粘连，使局部血运和体液新陈代谢产生障碍，而引起肌腱部位的变性。

【临床表现】

患者多表现为肩部喙突处疼痛，也可蔓延到全肩部疼痛，肩关节外展后伸活动时疼痛加剧，内收、内旋位时疼痛可以缓解。随着疼痛的发展，肩关节逐渐僵硬，活动功能障碍，肩臂上举、外展、后伸及旋后摸背功能受限。

【诊断要点】

（1）肩部有急慢性损伤史。
（2）在喙突处有明显疼痛和压痛。
（3）上肢后伸，摸背和上举受限。
（4）注意和肩周炎及肩部其他软组织损伤疾患相鉴别。
（5）X线检查排除肩部其他病变。

【可视化针刀治疗】

（一）治疗原则

依据针刀医学关于慢性软组织损伤的理论和网眼理论，肱二头肌短头肌腱起点损伤后导致起点处发生粘连、瘢痕和挛缩，同时造成喙突部位相邻组织如喙肱肌、胸小肌的粘连瘢痕，引起局部的动态平衡失调，产生上述临床表现。在慢性期急性发作时，有水肿渗出刺激神经末梢，使上述临床表现加剧。依据上述理论，肱二头肌短头肌腱损伤的主要部位是该肌腱在喙突外附着点处、喙肱肌外上方、胸小肌外侧的附着处。用针刀将其附着点处的粘连松解、瘢痕刮除，使局部的动态平衡得到恢复，该病即可得到治愈。

（二）操作方法

1. 第一次针刀松解喙突部的粘连和瘢痕

（1）体位　仰卧位，患肩中立位，前臂手心朝上置于体侧，该体位有助于结节间沟位于肩前方。

（2）体表定位　喙突顶点为穿刺点（图8-70）。

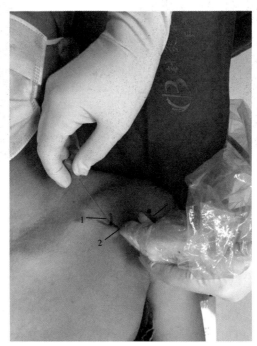

图8-70　针刀松解肱二头肌短头肌腱

1.喙突；2.肱二头肌短头腱；3.肱二头肌长头腱

（3）消毒　术区碘伏消毒3遍，然后铺四方巾，充分暴露术野。

（4）超声及探头准备　选用肌骨超声模式，取高频探头，探头频率7.5~15 MHz，探头套无菌镜套。

（5）麻醉　1%利多卡因穿刺点浅层浸润麻醉，然后在超声引导下自起腱处逐层浸润麻醉（引导方法见后面针刀治疗）。

（6）刀具　Ⅰ型3号直形针刀。

（7）可视化针刀操作　探头置于喙突上顺肱二头肌短头肌腱走行纵切，图像显示高信号的喙突骨影。针刀自穿刺点刺入，取平面内穿刺技术，超声显示针体和刀口，刀口线垂直于骨面，在超声引导下，针刀抵到喙突上，然后在喙突下缘切割铲拨2~3刀，不要突破喙突内缘线（图8-71）。术毕，拔出针刀，局部压迫止血3min后，创可贴覆盖针眼。

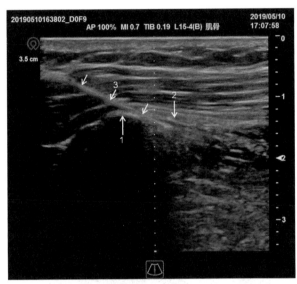

图8-71　针刀松解肱二头肌短头肌腱超声影像
1.喙突；2.肱二头肌短头腱；3.短箭头为针刀

2. 第二次针刀松解肱骨结节间沟处的肱横韧带
松解方法与针刀松解肱横韧带方法相同。

【针刀术后手法治疗】

针刀术后，将肘关节屈曲，肩关节外展、后伸、略外旋，在肱二头肌短头肌腱拉紧的情况下，用另一手拇指在喙突部用弹拨理筋法。接着在局部按压5min，再摇动肩关节。治疗后，应鼓励患者做肩关节功能锻炼。

第九章

可视化针刀治疗肩部疾病临证医案分析

第一节　肩关节周围炎临证医案分析

医案一

患者：张某，女，56岁，工人，于2018年10月23日来我院就诊。

主诉：反复左肩部疼痛1年，活动受限3个月。

现病史：患者于2017年无明显诱因出现左侧肩关节疼痛，当时活动尚可，曾在当地医院就诊，考虑肩周炎，予膏药贴敷后疼痛可缓解，但时有疼痛反复发作。今年7月因外出旅游受凉后出现左侧肩部疼痛加重，涉及背部，严重时甚至牵涉至颈部，上举、外展、后伸、内旋活动受限，遂予针灸推拿等理疗后，疼痛稍缓解，左肩活动未见明显改善。现为求进一步治疗，就诊于我院疼痛科门诊，门诊遂拟"痹病 左侧肩周炎"收入我科。患者自发病以来，无左上肢麻木、乏力、放射痛，无头晕头痛、胸闷心悸等其他特殊不适，平素纳眠一般，二便正常，体重无明显变化。

刻诊：神志清，精神可，左侧肩关节疼痛，夜间明显，呈刺痛，伴左侧肩关节上举、外展、后伸活动受限，天气变冷或受凉后加重，无双上肢麻木、乏力、放射痛，无头晕头痛，无恶心呕吐，无双上肢乏力，纳可，睡眠欠佳，二便正常。

专科检查：左侧肩峰下、冈下窝、肱骨大结节、小圆肌压痛。左肩主动活动范围：前屈90°，外展75°，后伸内旋可触及L_3棘突；左肩被动活动范围：前屈100°，外展80°，后伸内旋可触及L_1棘突。三角肌、肱二头肌肌抗阻试验（－）。右肩无明显压痛，前屈外展活动正常，后伸内旋可触及T_7棘突。VAS评分5分。

辅助检查：左肩关节正侧位片（DR）诊断意见：左肩未见明确骨、关节病变。左肩关节MRI平扫诊断意见：①左冈上肌肌腱、肱喙韧带、肩胛下肌肌腱及肱二头肌长头腱损伤。②左喙突下滑囊、肩峰下－三角肌间、肱二头肌长头腱周围积液。③左肩锁关节炎。

诊断：左侧肩周炎

治疗：2018年10月30日 第一次关节内针刀松解术

患者侧卧位，选取肩关节外侧入路穿刺点，即肩峰前外侧角外下方2cm，常规消毒、准备超声及探头，1%利多卡因穿刺点浅层浸润麻醉。

第一支针刀自肩关节外侧入路穿刺点刺入，探头置于肩峰外侧端，与冈上肌走行一致，超声图像显示肩峰、三角肌、三角肌下滑囊、冈上肌、大结节和关节软骨。取平面内穿刺技术，超声下显示针刀体部和刀口，刀口线与关节面平行，在超声引导下，针刀紧贴关节表面刺入关节囊，纵疏横剥3刀，深度不超过1cm。术毕，拔出针刀，压迫止血。

第二支针刀自肩关节前侧入路穿刺点刺入，探头置于喙突下端与小结节连线上，超声图像显示肱骨小结节、肩胛下肌、关节软骨和喙突。取平面内穿刺技术，超声下显示针刀体部和刀口，刀口线与关节面平行，在超声引导下，针刀紧贴关节表面刺入关节囊，纵疏横剥3刀，深度不超过1cm。术毕，拔出针刀，压迫止血。

第三支针刀自肩关节后侧入路穿刺点刺入，探头置于肩胛冈下，与肩胛冈平行，超声图像显示冈下肌、肱骨头、关节软骨、盂肱关节、后盂唇、盂肱关节后隐窝。取平面内穿刺技术，超声下显示针刀体部和刀口，刀口线与关节面平行，针刀紧贴关节表面刺入关节囊，纵疏横剥3刀，深度不超过1cm。术毕，拔出针刀，压迫止血。

配合口服塞来昔布抗炎、氨酚双氢可待因镇痛，配合左肩隔物灸、中医定向透药疗法舒筋通络止痛。

2018年11月6日 第二次改良"C"形针刀整体松解术

患者仰卧位，选取喙突点、肱骨小结节点、肱骨结节间沟点、肱骨大结节下端体表标记定位，常规消毒、准备超声及探头，1%利多卡因穿刺点浅层浸润麻醉。针刀自大结节下端穿刺点刺入，探头置于喙突点和结节间沟点的连线上，声像显示结节间沟为一骨性凹陷，内侧骨突为小结节，附着于小结节上三角形中强回声为肩胛下肌腱，外侧为大结节，附着于大结节的为冈上肌腱，结节间沟内椭圆形高信号影像为肱二头肌长头腱的横切面，肱横韧带显示为附着于大小结节之间的条索样高回声影像，在小结节的内上缘可见高回声骨突影像为喙突。取平面内穿刺技术，超声显示针体和刀口，刀口线平行于骨面，首先紧贴大小结节肱横韧带附着处，纵疏横剥3刀，手下有切透感觉为度；然后，稍退针，针刀紧贴肱骨小结节肩胛下肌附着处刺入，至腱肌结合部纵疏横剥3刀；退针，针刀稍向头侧偏斜，在超声引导下，针刀抵到喙突上，然后在喙突外1/3骨面纵疏横剥3刀。术毕，拔出针刀，压迫止血。

配合左肩隔物灸、中医定向透药疗法舒筋通络止痛。

2018年11月8日 第三次冈上肌、冈下肌、小圆肌止点及三角肌滑囊针刀松解术

患者侧卧位，选取冈上肌、冈下肌、小圆肌止点体表标记定位，常规消毒、准备

超声及探头，1%利多卡因穿刺点浅层浸润麻醉。

第一支针刀自冈上肌针刀穿刺点刺入，方向朝向肩峰端，探头置于肱骨大结节顶部和肩峰之间，图像可显示近端肩峰的高信号骨影和远端三角形高信号的大结节骨影，冈上肌呈中强信号回声，自肩峰下穿出，覆盖肱骨头解剖颈，附着在大结节部呈"鸟喙"状，三角肌滑囊位于三角肌和冈上肌之间，呈低回声影像。取平面内穿刺技术，超声下显示针刀体部和刀口，引导针刀穿刺至大结节冈上肌起腱处，刀口与骨面平行，自起腱处至腱肌结合部纵疏横剥3刀（针刀超声图像），退针至皮下，针尖向体表稍倾斜，超声引导针刀刺透滑囊，反复3刀。术毕，拔出针刀，压迫止血。

第二支针刀自冈下肌针刀穿刺点刺入，方向朝向肩胛下窝，探头置于大结节中后部和肩胛下窝的连线上，图像显示高信号影像的大结节骨影，以及三角肌下附着于大结节的中强回声条索样冈下肌，探头向内侧移位，可见肱骨头和后盂唇，以及之间的肩关节后隐窝。取平面内穿刺技术，超声下显示针刀体部和刀口，引导针刀穿刺至大结节冈下肌起腱处，刀口与骨面平行，自起腱处至腱肌结合部纵疏横剥3刀。术毕，拔出针刀，压迫止血。

第三支针刀自小圆肌针刀穿刺点刺入，方向朝向肩胛骨外缘中上1/3交界处，探头置于大结节后下部和肩胛骨外缘中上1/3交界处的连线上，图像显示高信号影像的大结节骨影，以及附着于大结节上较冈下肌纤细的小圆肌。取平面内穿刺技术，超声下显示针刀体部和刀口，引导针刀穿刺至大结节小圆肌起腱处，刀口与骨面平行，自起腱处至腱肌结合部纵疏横剥3刀。术毕，拔出针刀，压迫止血。

配合左肩隔物灸、中医定向透药疗法舒筋通络止痛。

2018年11月11日 第四次三角肌针刀松解术

患者侧卧位，体表定位三角肌前束、三角肌后束、三角肌止点针刀穿刺点。常规消毒、准备超声及探头，1%利多卡因穿刺点浅层浸润麻醉。

第一支针刀自三角肌前束针刀穿刺点刺入，方向朝向三角肌粗隆，探头置于锁骨外1/3端至三角肌粗隆连线上，图像可显示高信号锁骨骨影，以及附着于锁骨上中低信号的三角肌影像。取平面内穿刺技术，超声下显示针刀体部和刀口，引导针刀穿刺至锁骨端三角肌起腱处，刀口与骨面平行，自起腱处至腱肌结合部纵疏横剥3刀。术毕，拔出针刀，压迫止血。

第二支针刀自三角肌中束针刀穿刺点刺入，方向朝向三角肌粗隆，探头置于肩峰端至三角肌粗隆连线上，图像可显示高信号肩峰骨影，以及附着于肩峰上中低信号的三角肌影像。取平面内穿刺技术，超声下显示针刀体部和刀口，引导针刀穿刺至肩峰端三角肌起腱处，刀口与骨面平行，自起腱处至腱肌结合部纵疏横剥3刀。术毕，拔出针刀，压迫止血。

第三支针刀自三角肌后束针刀穿刺点刺入，方向朝向三角肌粗隆，探头置于肩胛冈外1/3端至三角肌粗隆连线上，图像可显示高信号肩胛冈骨影，以及附着于肩胛冈上中低信号的三角肌影像。取平面内穿刺技术，超声下显示针刀体部和刀口，引导针刀穿刺至肩胛冈三角肌起腱处，刀口与骨面平行，自起腱处至腱肌结合部纵疏横剥3刀。术毕，拔出针刀，压迫止血。

第四支针刀自三角肌止点针刀穿刺点刺入，方向朝向肩峰外侧端，探头置于三角肌粗隆至肩峰外侧端连线上，图像可显示高信号稍突起的三角肌粗隆骨影，以及附着于三角肌粗隆上中低信号的三角肌影像。取平面内穿刺技术，超声下显示针刀体部和刀口，引导针刀穿刺至三角肌粗隆三角肌起腱处，刀口与骨面平行，自起腱处至腱肌结合部铲剥3刀。术毕，拔出针刀，压迫止血。

配合口服恒骨骨伤愈合剂补肝肾、祛风湿、强筋骨。

2018年11月15日随诊

患者诉左肩部轻度胀痛，左侧肩关节活动受限较前改善，纳可，二便平。左侧肩峰下、冈下窝、肱骨大结节、小圆肌轻度压痛。左肩主动活动范围：前屈110°，外展85°，后伸内旋可触及T_{11}棘突；左肩被动活动范围：前屈120°，外展90°，后伸内旋可触及T_{10}棘突。三角肌、肱二头肌肌抗阻试验（－）。VAS评分3分。嘱坚持肩周操功能锻炼。

2018年12月1日随访

患者诉左肩部偶有酸痛不适，左侧肩关节后伸活动稍受限，纳可，二便平。左侧肩峰下、冈下窝、肱骨大结节、小圆肌未见压痛。左肩主动活动范围：前屈130°，外展90°，后伸内旋可触及T_{10}棘突。三角肌、肱二头肌肌抗阻试验（－）。VAS评分1分。嘱继续坚持肩周操功能锻炼。

按语：肩周炎又称肩关节周围炎，该病属于中医学"肩痹"范畴，认为本病发病病机本虚标实，多因正气亏虚，肩部感邪或损伤所致，治则以通则不痛为要，历代医家对于该病病因病机、证治法则，有着丰富的文献记载和论述。《素问·缪刺论》记载："邪客于足太阳之络，令人头项肩痛。"《灵枢·经脉》曰："气虚则肩背痛寒，少气不足以息，溺色变。"提出虚损外邪致病学说，并在《灵枢·经筋》提出治法治则，认为"治在燔针劫刺，以知为数，以痛为输"，《灵枢·五邪》更记载："肩背颈项痛，时眩，取之涌泉、昆仑，视有血者尽取之。"《素问》《灵枢》最早系统论述肩痹病因病机、证治法则，为后世内服、贴敷、手法、针刺、针刀等治疗肩周炎，奠定了初步的理论基础。综合历代医家论述，我们认为该病内因以正气亏虚，如气血亏虚、肝肾不足，筋脉不通，关节失濡养，"不荣则痛"；外因以感受外邪、外伤劳损，如风寒侵入，寒凝湿阻经脉，或外伤闪挫、脾失健运，瘀痰痹阻经络，"不痛则痛"，论治首辨虚实标本，治则是扶正祛邪，通络止痛，通过药物内服外用、针刺针刀等手段，"以平为期"，达到"通则不痛"。

针刀是一种融合针灸针和手术刀为一体的新型医疗器械，针刀疗法也是一种我国原创的中医微创技术，通过几代人临床实践和探索，在理论创新、技术操作、器械改良方面日趋完善，并逐渐形成了针刀医学理论体系，在慢性软组织痛、部分内妇科等疾病诊治中发挥重要作用。传统针刀，一方面基于腧穴经络理论，发挥针刺效应，疏通经络、调节脏腑，从而达到"通则不痛"的目的；另一方面基于现代解剖理论，实施闭合性手术，按照定点、定向、加压分离、刺入等操作规程，通过选择针刀术式和组合刀法操作，恢复软组织和骨关节力学平衡。针刀医学认为肩周炎基本病因是肩关节周围软组织广泛粘连和瘢痕所致，肩周炎又称"冻结肩"或"肩凝症"，现代医学也认为该病是肩袖、肩部滑囊、肩关节囊等软组织急慢性炎症，继发引起局部组织的广泛性粘连，通过针刀纵横疏通、横行剥离、提插切割、骨面铲剥等操作，切开瘢痕、分离粘连与挛缩、疏通堵塞，松解肩袖、关节囊、喙肱韧带、肩峰下滑囊等，恢复软组织力学平衡，达到"以平为期"的目的。

本病例患者病程长，结合患者年龄、症状、体征及左肩关节正侧位片（DR）、MRI诊断意见，可明确患者属于退变性肩周炎，根据针刀医学关于慢性软组织损伤的网眼理论和人体弓弦力学理论，该病由于关节囊挛缩和粘连，以及关节周围软组织如肩袖、喙突部韧带、三角肌下滑囊、肱二头肌长头腱炎性水肿、挛缩所致肩关节功能障碍和顽固性疼痛，即肩关节内外广泛的粘连和挛缩，通过超声引导下整体松解术，从关节内、关节囊、肩袖及三角肌分步松解粘连、切开挛缩、疏通堵塞，恢复肩部弓弦力学动态平衡，该病即可得到治愈。

医案二

患者： 外籍友人，男，51岁，职员，于2018年10月17日来我院就诊。

主诉： 持续右肩关节疼痛伴活动受限10个月，加重7天。

现病史： 患者于2018年1月，无明显诱因出现右肩关节疼痛，当时疼痛轻微，上肢外展活动稍受限，未进行系统处理，疼痛持续存在，并逐渐加重，关节活动时疼痛加重，曾在俄罗斯国内医院行物理治疗，症状可稍缓解，但不稳定，受凉或劳累时反复发作，严重时疼痛影响睡眠，两天前曾在香港中医诊所行针灸、推拿等理疗，疼痛可稍缓解，但活动未见改善。现为求进一步治疗，就诊于我科门诊，门诊医生问诊查体，查右侧肩关节正位+穿胸位片（DR）诊断意见：右肱骨大结节骨质密度增高，考虑肩周炎。门诊遂拟"痹病 右侧肩周炎"收入我科。患者自发病以来，无右上肢麻木、放射痛，无头晕头痛、胸闷心悸等其他特殊不适，平素纳眠可，二便正常，体重无明显变化。

刻诊：患者神清，精神可，右肩关节疼痛，夜间静息痛，受凉或吹冷空调则疼痛明显，肩关节前屈、外展、后伸活动明显受限，无颈肩疼痛、头晕头痛、心慌胸闷，无右上肢麻木、乏力，纳可，疼痛影响睡眠，二便正常。

专科检查：神志清，精神可，右侧喙突、肩峰下、三角肌止点、肱二头肌长头腱部、肩胛骨内角、冈下窝处压痛。右肩主动活动范围：前屈80°，外展60°，后伸内旋可触及 L_2 棘突。右肩被动活动范围：前屈100°，外展90°，后伸内旋可触及 T_{12} 棘突。三角肌、肱二头肌肌抗阻试验（－）。左肩无明显压痛，前屈外展活动正常，后伸内旋可触及 T_7 棘突。VAS评分6分。

辅助检查：右侧肩关节正位＋穿胸位片（DR）诊断意见：右肱骨大结节骨质密度增高，考虑肩周炎。

诊断：右侧肩周炎。

治疗：2018年10月19日 第一次臂丛麻醉下右肩关节手法松解术。

患者仰卧位，麻醉师在超声引导下行右侧臂丛神经麻醉，麻醉起效后，给予左肩关节外上举、外展、旋后等被动运动至关节最大活动范围。上举位粘连松解手法：患者仰卧，肘关节屈曲90°，术者一手托住患肘，另手托住患肩后外缘，紧贴耳侧上举，均匀用力，手下有撕开松动感觉，至患肩上举到位。外展位粘连松解手法：患者仰卧位，肘关节屈曲90°，术者一手托住患者前臂，另手托住患肩上前缘，外展，均匀用力，手下有撕开松动感觉，至患肩与手术床平。旋后位粘连松解手法：患者侧卧位，患肩朝上，患侧上臂内旋后伸，手背贴腰背部，术者一手握住患者手腕，一手托住患肩上缘，牵拉前臂向健侧肩关节松解，均匀用力，手下有撕开松动感觉。

2018年10月19日 第一次右肩关节关节内针刀松解术

患者侧卧位，选取肩关节外侧入路穿刺点，即肩峰前外侧角外下方2cm，常规消毒、准备超声及探头，1%利多卡因穿刺点浅层浸润麻醉。第一支针刀自肩关节外侧入路穿刺点刺入，探头置于肩峰外侧端，与冈上肌走行一致，超声图像显示肩峰、三角肌、三角肌下滑囊、冈上肌、大结节和关节软骨。取平面内穿刺技术，超声下显示针刀体部和刀口，刀口线与关节面平行，在超声引导下，针刀紧贴关节表面刺入关节囊，纵疏横剥3刀，深度不超过1cm。术毕，拔出针刀，压迫止血。第二支针刀自肩关节前侧入路穿刺点刺入，探头置于喙突下端与小结节连线上，超声图像显示肱骨小结节、肩胛下肌、关节软骨和喙突。取平面内穿刺技术，超声下显示针刀体部和刀口，刀口线与关节面平行，在超声引导下，针刀紧贴关节表面刺入关节囊，纵疏横剥3刀，深度不超过1cm。术毕，拔出针刀，压迫止血。第三支针刀自肩关节后侧入路穿刺点刺入，探头置于肩胛冈下，与肩胛冈平行，超声图像显示冈下肌、肱骨头、关节软骨、盂肱关节、后盂唇、盂肱关节后隐窝。取平面内穿刺技术，超声下显示针刀体部和刀口，刀口线与关节面平行，针刀紧贴关节表面刺入关节囊，纵疏横剥3刀，深度不超过1cm。术毕，拔出针刀，压迫止血。

口服塞来昔布抗炎、氨酚双氢可待因镇痛。

2018年10月20日　第二次改良"C"形针刀整体松解术。

患者仰卧位，选取喙突点、肱骨小结节点、肱骨结节间沟点、肱骨大结节下端体表标记定位，常规消毒、准备超声及探头，1%利多卡因穿刺点浅层浸润麻醉。针刀自大结节下端穿刺点刺入，探头置于喙突点和结节间沟点的连线上，声像显示结节间沟为一骨性凹陷，内侧骨突为小结节，附着于小结节上三角形中强回声为肩胛下肌腱，外侧为大结节，附着于大结节的为冈上肌腱，结节间沟内椭圆形高信号影像为肱二头肌长头腱的横切面，肱横韧带显示为附着于大小结节之间的条索样高回声影像，在小结节的内上缘可见高回声骨突影像为喙突。取平面内穿刺技术，超声显示针体和刀口，刀口线平行于骨面，首先紧贴大小结节肱横韧带附着处，纵疏横剥3刀，手下有切透感觉为度；然后，稍退针，针刀紧贴肱骨小结节肩胛下肌附着处刺入，至腱肌结合部纵疏横剥3刀；退针，针刀稍向头侧偏斜，在超声引导下，针刀抵到喙突上，然后在喙突外1/3骨面纵疏横剥3刀。术毕，拔出针刀，压迫止血。

配合右肩隔物灸、中医定向透药疗法舒筋通络止痛。

2018年10月24日随诊

患者诉右肩轻度酸胀痛，右侧活动明显改善，未见夜间静息痛，纳睡可，二便平。神志清晰，精神可，右侧喙突、肩峰下、三角肌止点、肱二头肌长头腱部、肩胛骨内角、冈下窝处轻度压痛。右肩主动活动范围：前屈110°，外展80°，后伸内旋可触及T_{10}棘突。右肩被动活动范围：前屈130°，外展90°，后伸内旋可触及T_9棘突。三角肌、肱二头肌肌抗阻试验（−）。VAS评分3分。嘱坚持肩周操功能锻炼。

2018年11月21日随访

患者诉右肩疼痛消失，右肩活动基本正常，未见夜间静息痛，纳睡可，二便平。查体：神志清，精神可，右侧喙突、肩峰下、三角肌止点、肱二头肌长头腱部、肩胛骨内角、冈下窝处未见压痛。右肩主动活动范围：前屈130°，外展90°，后伸内旋可触及T_8棘突。三角肌、肱二头肌肌抗阻试验（−）。VAS评分0分。嘱继续坚持肩周操功能锻炼。

按语： 针刀操作可视化是提高针刀诊疗准确性和安全性的必然要求。随着内镜技术、介入性超声技术等在骨关节疾病应用，可视化针刀模式也日趋完善，其中实时超声监视和引导下针刀操作模式因便携、实时、无辐射等优势，在临床应用较成熟和广泛，超声引导下治疗提高了针刀病变靶点松解准确性，能减少手动操作可能引起的血管神经及组织损伤和并发症,在针刀诊治颈肩腰腿痛中发挥重要作用。传统针刀操作,治疗靶点多是局部压痛点,即"以痛为腧",根据体表解剖标志,实施针刀粘连松解术,其术式操作、临床疗效,往往不同术者差异较大。肩周炎是一种以肩关节周围软组织退行性、炎症性病变为主要病理表现,超声能够清晰显示病灶,能实时、动态观察肌肉、肌腱、滑囊病变与运动情况,能够对软组织粘连程度、部位进行有效评估和精确定位,避开重要血管、神经和组织,使针刀松解术能安全实施。可视化针刀操作能清晰显示病变部位和程度,精确介入引导针刀操作,从诊断和治疗上,均具有独特优势,即提高临床针刀治疗肩部疾病疗效,又有利于临床推广应用。

肩周炎康复锻炼是该病防治的重要组成部分。肩周炎早期以疼痛为主要表现,随着病程进展,继发肩关节粘连,出现肩关节活动真性受限,影响肩关节外展、后伸、上举等功能活动,严重影响患者梳头、穿脱衣等日常工作生活。针刀疗法通过针对肩袖、肩关节囊、喙肱韧带等病变靶点,实施松解粘连、切开瘢痕、分离挛缩、疏通堵塞,恢复软组织力学平衡,缓解关节疼痛,并为后续肩关节康复训练创造条件。通过循序渐进的关节松动训练、牵张训练,如"摸背拉手"、"上举作揖"、"游泳梳头"等肩周康复锻炼操,能有效地牵拉肩部肌肉和松动肩关节,刺激运动感觉神经,从而解除患肩的"冻结"状态,更有利于针刀操作术后炎症和水肿消退,起到减轻疼痛、改善活动度,防止继发肌肉萎缩等。肩周炎康复锻炼与针刀疗法在肩周炎不同治疗时间窗发挥不同作用,虽针刀治疗在早期缓解疼痛起到重要作用,后期康复锻炼在恢复关节功能上发挥积极作用,两者在缓解疼痛、改善功能活动、降低疾病复发上,两种方法相辅相成。

本病例患者是俄罗斯籍友人,患者因病程长,未及时有效诊治,继发肩关节活动真性受限,临床采用臂丛麻醉下手法松解术联合针刀整体松解术,臂丛麻醉下手法松解术,患者痛苦较轻,粘连松解幅度和范围大,但易造成肩周组织撕裂伤,甚至继发出血、水肿。针刀整体松解术,针对关节内和关节囊,定点定位松解粘连和挛缩,治疗病位靶点性强,两组协同发挥作用,操作简单、安全、精准、松解彻底,提高患者的依从性。

医案三

患者: 何某,男,43岁,职员,于2018年9月5日来我院就诊。

主诉: 左肩关节疼痛伴活动受限半年。

现病史: 患者于半年前,无明显诱因出现左肩关节酸痛,继发左肩关节活动逐渐受限,在肩关节上抬活动时疼痛明显,休息时症状有所减轻。患者在我院骨科门诊就诊,行肩关节外敷药物及口服药物治疗后症状无缓解。现为求进一步治疗,就诊于我院疼痛科门诊，门诊遂拟"痹病 左侧肩周炎"收入我科。患者自发病以来，期间时发右踝关节肿痛，无左上肢麻木、放射痛，无头晕头痛、胸闷心悸等其他特殊不适，平素纳眠可，二便正常，体重无明显变化。

刻诊：神志清，精神可，左肩关节酸痛，左肩关节前屈、后伸活动受限，左肩关节上举活动时疼痛明显，无左上肢麻木、放射痛，无头痛头晕、发热恶寒、胸闷心慌、腹痛腹泻。纳眠可，二便调。

专科检查：神志清，精神可，左肱骨大结节、肩峰下滑囊、喙突、冈上肌附着点压痛。左肩主动活动范围：前屈90°，外展90°，后伸内旋可触及L_4棘突；左肩关节被动活动范围：前屈100°，外展90°，后伸内旋可触及L_1棘突。三角肌、肱二头肌肌抗阻试验（±）。右肩无明显压痛，前屈外展活动正常，后伸内旋可触及T_7棘突。右踝未见明显红肿、活动受限。VAS评分4分。

辅助检查：左侧肩关节正位+穿胸位（DR）诊断意见：左肩未见明确骨、关节病变。实验室检查：尿酸437.9μmol/L，C反应蛋白7.1mg/L。

诊断：①左侧肩周炎；②痛风。

治疗：2018年9月7日 第一次针刀镜下左肩关节松解+清理术。

患者取侧卧位，患侧朝上，患肢置于体侧，掌心朝下，核对患者姓名，手术部位。取肩关节后方入路。常规消毒、铺巾，用2%利多卡因局部浸润麻醉。尖刀在穿刺点切开皮肤；平口刀逐层切开皮下组织、肌肉、关节囊；退出平口刀，自原通道进入钝性剥离器，扩大入口，钝性疏通；植入针刀镜联合套管，进入关节，拔出针芯，植入光镜，连通并注入灌洗液；观察关节内形态，结合关节内粘连和损伤情况选择不同器具进行关节内松解和修复；术毕，退出针刀镜，缝合切口，无菌纱布覆盖，弹力绷带包扎。

配合口服塞来昔布抗炎镇痛，配合左肩贴敷、中医定向透药疗法舒筋通络止痛。

2018年9月14日 第二次改良"C"形针刀整体松解术

患者仰卧位，选取喙突点、肱骨小结节点、肱骨结节间沟点、肱骨大结节下端体表标记定位，常规消毒、准备超声及探头，1%利多卡因穿刺点浅层浸润麻醉。针刀自大结节下端穿刺点刺入，探头置于喙突点和结节间沟点的连线上，声像显示结节间沟为一骨性凹陷，内侧骨突为小结节，附着于小结节上三角形中强回声为肩胛下肌腱，外侧为大结节，附着于大结节的为冈上肌腱，结节间沟内椭圆形高信号影像为肱二头肌长头腱的横切面，肱横韧带显示为附着于大小结节之间的条索样高回声影像，在小结节的内上缘可见高回声骨突影像为喙突。取平面内穿刺技术，超声显示针体和刀口，刀口线平行于骨面，首先紧贴大小结节肱横韧带附着处，纵疏横剥3刀，手下有切透感觉为度；然后，稍退针，针刀紧贴肱骨小结节肩胛下肌附着处刺入，至腱肌结合部纵疏横剥3刀；退针，针刀稍向头侧偏斜，在超声引导下，针刀抵到喙突上，然后在喙突外1/3骨面纵疏横剥3刀。术毕，拔出针刀，压迫止血。

配合左肩隔物灸、中医定向透药疗法舒筋通络止痛。口服珍宝丸清热活血，口服苯溴马隆片促进尿酸排泄。

2018年9月17日随诊

左肩关节疼痛稍减轻，关节活动明显改善，左肩关节后伸、内旋时轻微酸痛，纳眠可，二便调。左肱骨大结节、肩峰下滑囊、喙突轻度压痛。左肩主动活动范围：前屈135°，外展90°，后伸内旋可触及T_{10}棘突；左肩关节被动活动范围：前屈135°，外展90°，后伸内旋可触及L_7棘突。三角肌、肱二头肌肌抗阻试验（±）。VAS评分3分。继续口服碳酸氢钠片碱化尿液，苯溴马隆片促进尿酸排泄，嘱坚持肩周操功能锻炼。

2018年10月8日随访

患者诉左肩关节时有轻度疼痛，活动基本正常，纳眠可，二便调。VAS评分2分。尿酸389.4μmol/L，C反应蛋白2.1mg/L。嘱继续坚持肩周操功能锻炼。

按语：经过大量的临床实践，针刀医学对各种慢性软组织损伤性疾病临床疗效确切，但必须充分把握适应证和禁忌证，并根据病例资料，如病变部位、临床分度，选择合适方案和手段，合理预判疾病预后，这对于提高针刀诊治肩周炎临床疗效也非常重要。针刀作为一种融合针灸针和手术刀新型医疗器械，能针对肩关节腔、肩关节周围软组织实施闭合性松解手术，通过切开瘢痕、分离粘连与挛缩、疏通堵塞，松解肩关节周围软组织粘连，疏通肩关节腔堵塞，恢复软组织力学平衡。通过大量临床案例发现，针对肩关节腔病变型，适宜通过针刀镜外松解粘连、内疏通腔隙，针对滑液囊病变和肌腱炎及腱鞘炎型，宜采用超声引导下针刀治疗，即清晰显影病变滑囊、肌腱，又能精准松解粘连，恢复软组织力学平衡，针对合并肩袖撕裂者，则考虑肩关节镜下肩袖修补和关节清理。根据肩周炎分度，轻度患者以功能锻炼为主，中、重度患者，适宜关节粘连松解术。对于针刀治疗肩周炎疗效预判，除了正确把握针刀治疗适应证，此外还应结合患者疾病病因、病程、分度、依从性及基础疾病等，如糖尿病型肩周炎，必须控制血糖，合并颈椎病患者，预后相对较差，且患者发病后上肢内后旋的角度与预后呈正相关，内后旋角度往往提示病情轻重。

"C"形针刀整体松解术是一种疗效好、创伤小、操作简单、安全的肩部疾病基本针刀术式，尤其在超声、CT介入引导下，准确针对施术点进行解剖定位，严格按照四步进针刀规程进行操作，大大提高了肩部疾病针刀临床治疗的安全性和有效性。针刀整体松解术是在人体弓弦力学系统的基础上，根据慢性软组织损伤的网络状病理构架理论，提出的针刀治疗新理念。根据肩部疾病软组织损伤发病规律，即肩周炎是由于肩关节周围的弓弦力学系统受损后，引起肩关节广泛的粘连、瘢痕、挛缩病理改变。

通过肩关节的弓弦力学系统，我们发现在肱二头肌短头起点、喙突点、肱骨结节间沟、肱骨小结节止点以及肩袖的其他止点均出现病变。临床操作时，从肩胛骨喙突中点横行向外经肱骨结节间沟，再向后最终到达腋窝皱褶上方5cm的连线，恰似一个横行"C"形，从前到后"C"形线上分布有肱二头肌短头起点、肩胛下肌止点、肱二头肌长头腱结节间沟的骨纤维管道部、小圆肌止点，并在超声或CT介导定四点作为针刀闭合性手术进针点，又称之可视化"C"形针刀松解术，从点—线—面进行全面治疗，该手术方式是治疗肩部疾病的基础针刀术式。

本病例患者既往痛风病史近10年，根据肩周炎发病性质，分原发性和继发性，随着高代谢综合征人群日益增加，糖尿病、痛风等均成为肩周炎发病的高危因素，甚至继发痛风型、糖尿病型肩周炎。本病例通过针刀镜下左肩关节松解+清理术联合超声下针刀整体松解术，通过针刀镜不仅能在直视下松解肩关节内粘连，同时直观显示镜下尿酸结晶盐分布和关节内病变，并通过反复冲洗和钝性松解，清理关节积液和坏死组织，对恢复关节功能具有显著的优势。此外超声下"C"形针刀整体松解术，针对关节囊松解粘连、切开挛缩，恢复肩周软组织力学平衡，配合促尿酸排泄、抑制尿酸合成等基础治疗，该病即可得到有效控制。

医案四

患者：陶某某，女，65岁，退休职工，于2018年10月27日来我院就诊。

主诉：反复右肩关节疼痛1年。

现病史：患者于1年前因抛投东西后继而出现右肩关节疼痛，右上肢上举时疼痛明显，曾多次在外院及我院门诊就诊，给予外敷中药治疗，症状时缓解，1年来上述症状反复发作，疼痛程度逐渐加重，甚至蔓延至右上臂。曾在我科门诊就诊，行右侧肩关节正位+穿胸位片（DR）诊断意见：右肱骨大结节骨质密度增高，考虑肩周炎，骨密度提示T=-2.6。行口服中药独活寄生汤加减治疗，症状仍无明显缓解，现为求进一步治疗，门诊医师遂以"痹病 右侧肩周炎"收入我科，患者自发病以来，时有腰背疼痛，无右侧肩背部疼痛，无右前臂麻木、放射痛，无头晕头痛、胸闷心悸等其他特殊不适，平素纳眠可，二便正常，体重无明显变化。

刻诊：神志清，精神可，右肩关节疼痛，右上肢上举、后伸时疼痛明显，受凉或夜间时发疼痛加重，时有腰背酸痛，未见四肢麻木、放射痛，无头晕头痛、胸闷心悸等其他特殊不适，纳眠可，二便正常。

专科检查：神志清，精神可，左肱骨大结节、喙突、冈上肌附着点压痛。右肩主动活动范围：前屈100°，外展90°，后伸内旋可触及L_1棘突；右肩关节被动活动范围：前屈110°，外展90°，后伸内旋可触及T_{11}棘突。三角肌、肱二头肌肌抗阻试验（-）。腰椎棘突及棘突旁未见明显压痛，腰椎棘突叩击痛，双直腿抬高试验（＋），双"4"字试验（－）。VAS评分4分。

辅助检查：右侧肩关节正位＋穿胸位片（DR）诊断意见：右肱骨大结节骨质密度增高，考虑肩周炎。骨密度提示T=–2.6。

诊断：①右侧肩周炎；②老年性骨质疏松症。

治疗：2018年10月30日 第一次行CT引导下肩关节内针刀松解术。

患者取侧卧位，行肩关节CT扫描，根据CT影像制定肩关节前后入路的穿刺点和穿刺路线，常规消毒、铺巾，用2%利多卡因局部浸润麻醉。第一支针刀自肩关节前侧入路穿刺点刺入，根据术前制定的穿刺方案，按照规定的穿刺角度和方向穿刺针刀进入相应的深度，刀口线与肱骨头平行。第二支针刀自肩关节后侧入路穿刺点刺入，穿刺方法同上。行CT扫描，调整并确认针刀进入肩关节前后缘关节间隙内，行针刀纵疏横剥3刀。术毕，拔出针刀，局部压迫止血3min后，创可贴覆盖针眼。

配合口服骨疏康颗粒、恒古骨伤愈合剂补肝肾、强筋骨。

2018年11月6日 第二次改良"C"形针刀整体松解术

患者仰卧位，选取喙突点、肱骨小结节点、肱骨结节间沟点、肱骨大结节下端体表标记定位，常规消毒、准备超声及探头，1%利多卡因穿刺点浅层浸润麻醉。针刀自大结节下端穿刺点刺入，探头置于喙突点和结节间沟点的连线上，声像显示结节间沟为一骨性凹陷，内侧骨突为小结节，附着于小结节上三角形中强回声为肩胛下肌腱，外侧为大结节，附着于大结节的为冈上肌腱，结节间沟内椭圆形高信号影像为肱二头肌长头腱的横切面，肱横韧带显示为附着于大小结节之间的条索样高回声影像，在小结节的内上缘可见高回声骨突影像为喙突。取平面内穿刺技术，超声显示针体和刀口，刀口线平行于骨面，首先紧贴大小结节肱横韧带附着处，纵疏横剥3刀，手下有切透感觉为度；然后，稍退针，针刀紧贴肱骨小结节肩胛下肌附着处刺入，至腱肌结合部纵疏横剥3刀；退针，针刀稍向头侧偏斜，在超声引导下，针刀抵到喙突上，然后在喙突外1/3骨面纵疏横剥3刀。术毕，拔出针刀，压迫止血。

配合口服中药汤剂独活寄生汤加减补肝肾、祛风湿、强筋骨，配合隔物灸、中医定向透药疗法舒筋通络止痛。

2018年11月9日随诊

患者右肩疼痛基本缓解，右上肢上举外展时无明显疼痛，未见夜间静息疼痛，无右前臂麻痛，无头晕头痛、胸闷心悸等其他特殊不适，纳眠可，二便正常。查体：右侧喙突、肩峰下、三角肌止点、肱二头肌长头腱部、结节间沟轻度压痛。右肩主动活动范围：前屈135°，外展90°，后伸内旋可触及T_8棘突，三角肌、肱二头肌肌抗阻试验（－）。VAS评分1分。口服钙片、骨化三醇胶丸抗骨质疏松，口服骨疏康颗粒补肝肾、强筋骨，嘱坚持肩周操功能锻炼。

2019年12月3日随访

患者右肩疼痛基本缓解，受凉后偶有酸痛不适，右肩活动正常，时有腰背酸痛不适，纳眠可，二便正常。嘱继续坚持肩周操功能锻炼，继续口服钙片、骨化三醇胶丸抗骨质疏松，口服骨疏康颗粒补肝肾、强筋骨。VAS评分1分。

按语：广义肩周炎是指肩部慢性软组织损伤疾病统称，发生于肩关节复合体的多关节、多部位的病证，多由软组织退行性病变、各种炎症性病变继发肩关节周围软组织无菌性炎症，由于长期临床约定成俗的原因，临床上往往以肩周炎模糊诊断概括肩部慢性软组织病变。随着诊断水平和临床技术提高，肩周炎的定位和定性诊断，对提高肩周炎临床疗效具有重要临床意义。根据肩部病变部位，肩周炎分肩关节腔病变、滑囊病变以及肌腱、腱鞘病变，如粘连性关节囊炎、肩峰下滑囊炎、冈上肌肌腱炎等；根据肩周炎发病性质，分原发性和继发性，如肩部外伤、手术史易继发创伤性肩周炎，糖尿病、甲状腺疾病、痛风、脑卒中、颈椎病等均为肩周炎发病的危险因素，甚至继发痛风型、糖尿病型肩周炎。因此，临床上通过询问病史、详细查体、实验室和影像学检查，明确病变部位、性质、分期，选择合适治疗手段和方案，以提高该病诊疗水平和临床疗效。

针刀综合疗法是以针刀治疗为主体，辅助药物、理疗、功能锻炼等综合治疗方法。超声引导下"C"型针刀整体松解术，通过针刀纵行疏通、横行剥离、提插切割、骨面铲剥等操作，切开瘢痕、分离粘连与挛缩、疏通堵塞，恢复肩关节周围软组织力学平衡，以缓解肩部疼痛、改善关节活动，在针刀术后炎症消除、预防术后粘连上，配合药物内服、功能锻炼等，能大大提高临床疗效，缩短术后恢复期。通过针刀松解病变结点处软组织的粘连、瘢痕和挛缩，破坏肩周炎立体网络状的病理构架，恢复软组织力学平衡，配合中药内服、功能锻炼、理疗，扶正祛邪气、通络止痛，通过这种针刀综合疗法，内外结合、标本兼治，医患合作，建立肩周炎中医立体防治模式，更可切中疾病关键要素，从而达到治愈该疾病的目的。

本病例患者和并老年性骨质疏松症，超声影像有时不能清晰地显示关节间隙，CT对于骨关节能够清晰地显示其细微形态，本病例患者首先通过CT引导下针刀进入非常狭窄的肩关节间隙内进行关节内针刀松解术，随后再采用超声引导下"C"型针刀整体松解术，通过关节内和关节外针刀整体松解，恢复肩周软组织力学平衡，围手术期配合隔物灸、中医定向透药疗法舒筋通络止痛促进术后康复，后期内服中药强筋健骨，西药抗骨质疏松，从人体整体上治疗，局部与整体结合，以针刀治疗为主体，辅助药物、理疗、功能锻炼等针刀综合疗法是治疗复杂性慢性软组织损伤疼痛的一种必然选择。

第二节　肩袖损伤临证医案分析

患者：曹某，男，31岁，工人，于2018年11月29日来我院就诊。

主诉：左肩关节疼痛、活动受限3个月。

现病史：患者于3月前连续打羽毛球后，逐渐出现左肩关节疼痛，呈持续性钝痛，尤其在肩部剧烈活动后疼痛明显加重，夜间休息后缓解，未见晨僵不适合，曾在社区健康服务中心行针灸治疗，症状能缓解，但每因打羽毛球后症状反复，并逐渐出现左肩上举活动受限。现为求进一步治疗，门诊医师问诊查体，查左侧肩关节正侧位（DR）提示：左肩未见明确骨、关节病变，结合临床建议MRI检查。门诊医师遂以"伤筋病左侧肩袖损伤"收入我科，患者自发病以来，无颈背部疼痛，无左上肢麻木、乏力、放射痛，无头晕头痛、胸闷心悸等其他特殊不适，平素纳眠可，二便正常，体重无明显变化。

刻诊：神志清，精神可，左肩关节疼痛，呈持续性钝痛，左上肢上举时疼痛明显，剧烈运动后疼痛加重，未见夜间静息痛，未见晨僵不适，无左上肢麻痛，无头晕头痛、胸闷心悸等其他特殊不适，纳眠可，二便正常。

专科检查：左肩未见红肿，左侧喙突、肩峰下压痛。左肩主动活动范围：前屈100°，外展90°，后伸内旋可触及T$_8$棘突。撞击试验（+），臂坠落试验（+），疼痛弧试验（±），三角肌、肱二头肌肌抗阻试验（±），未见明显三角肌萎缩。VAS评分5分。

辅助检查：左侧肩关节正侧位（DR）诊断意见：左肩未见明确骨、关节病变，结合临床建议MRI检查。左肩关节MRI平扫诊断意见：①左侧肩袖部分损伤，肌腱连续性存在；②左喙突下滑囊、肩峰下–三角肌间及关节腔多量积液。

诊断：左侧肩袖损伤

治疗：2018年12月4日 第一次肩袖止点针刀松解术

患者侧卧位，选取冈上肌、冈下肌、肩胛下肌、小圆肌止点体表标记定位，常规消毒、准备超声及探头，1%利多卡因穿刺点浅层浸润麻醉。

第一支针刀自冈上肌针刀穿刺点刺入，方向朝向肩峰端，探头置于肱骨大结节顶部和肩峰之间，图像可显示近端肩峰的高信号骨影和远端三角形高信号的大结节骨影，冈上肌呈中强信号回声，自肩峰下穿出，覆盖肱骨头解剖颈，附着在大结节部呈"鸟喙"状。取平面内穿刺技术，超声下显示针刀体部和刀口，引导针刀穿刺至大结节冈上肌起腱处，刀口与骨面平行，自起腱处至腱肌结合部纵疏横剥3刀。术毕，拔出针刀，压迫止血。

第二支针刀自冈下肌针刀穿刺点刺入，方向朝向肩胛下窝，探头置于大结节中后部和肩胛下窝的连线上，图像显示高信号影像的大结节骨影，以及三角肌下附着于大结节的中强回声条索样冈下肌，探头向内侧移位，可见肱骨头和后盂唇，以及之间的肩关节后隐窝。取平面内穿刺技术，超声下显示针刀体部和刀口，引导针刀穿刺至大结节冈下肌起腱处，刀口与骨面平行，自起腱处至腱肌结合部纵疏横剥3刀。术毕，拔出针刀，压迫止血。

第三支针刀自小圆肌针刀穿刺点刺入，方向朝向肩胛骨外缘中上1/3结合部，探头置于大结节后下部和肩胛骨外缘中上1/3结合点的连线上，图像显示高信号影像的大结节骨影，以及附着于大结节的较冈下肌纤细的小圆肌。取平面内穿刺技术，超声下显示针刀体部和刀口，引导针刀穿刺至大结节小圆肌起腱处，刀口与骨面平行，自起腱处至腱肌结合部纵疏横剥3刀。术毕，拔出针刀，压迫止血。

第四支针刀至肩胛下肌针刀穿刺点刺入，方向朝向小结节，探头置于小结节和喙突下缘连线上，小结节位于探头的中点，图像显示高信号影像的小结节骨影，以及附着于小结节的中强信号条索样回声的肩胛下肌。取平面内穿刺技术，超声下显示针刀体部和刀口，引导针刀穿刺至小结节肩胛下肌起腱处，刀口线与骨面平行，自起腱处至腱肌结合部纵疏横剥3刀。术毕，拔出针刀，压迫止血。

2018年12月7日 第二次肩袖病损处瘢痕组织针刀松解术

患者侧卧位，准备超声及探头，以病损处为体表标记定位，常规消毒，1%利多卡因穿刺点浅层浸润麻醉。3号针刀自穿刺点刺入，顺肌纤维方向朝向病损处，探头置于病损处和穿刺点的连线上，图像可显示病损肩袖的超声影像。取平面内穿刺技术，超声下显示针刀体部和刀口，引导针刀穿刺至病损处，刀口垂直于骨面，在病损处纵疏横剥3刀。术毕，拔出针刀，压迫止血。

配合隔物灸、中医定向透药疗法舒筋通络止痛，嘱坚持肩周操功能锻炼。

2018年12月11日 随诊

患者神志清，精神可，左肩关节疼痛缓解，左上肢上举时少许疼痛，未见夜间静息痛，未见晨僵不适，无左上肢麻痛，无头晕头痛、胸闷心悸等其他特殊不适，纳眠可，二便正常。左肩未见红肿，左侧喙突、肩峰下轻度压痛。右肩活动范围：前屈120°，外展90°，后伸内旋可触及 T_8 棘突。撞击试验（±），臂坠落试验（+），疼痛弧试验（±），三角肌、肱二头肌肌抗阻试验（±），未见明显三角肌萎缩。VAS评分2分。嘱继续坚持肩周操功能锻炼。

2019年1月8日 随诊

患者左肩疼痛消失，左上肢上举外展活动正常，无头晕头痛、胸闷心悸等其他特殊不适，纳眠可，二便正常。嘱继续坚持肩周操功能锻炼。VAS评分0分。

按语：肩袖是肩部一个重要保护装置，主要由冈上肌、冈下肌、肩胛下肌、小圆肌共同构成，对维持肩关节的稳定和活动起着重要作用。肩关节属于球窝关节，属于上肢最大、最灵活的关节，肱骨头和喙弓肩间反复撞击，且肩袖距大结节处存在一个乏血管区，随着年龄增加或反复肩部活动，容易诱发肩袖损伤、退变、出现肩部疼痛、活动障碍。在临床诊断上肩关节正位、冈上肌出口位X线片通过观察大结节、肩峰是否有硬化增生及形态改变，一定程度间接提供诊断证据，但对于早期肩袖损伤，高频超声和核磁共振则有很高敏感性和特异性，其中核磁共振可以清晰显示肩袖损伤程度、范围、肌腱连续性、肌肉萎缩和积液范围等，肩袖损伤诊断上具有较高临床价值，高频超声作为一种无创检查技术，具有快速、廉价、简便等特点，尤其在实时动态介导上优势明显。肩袖损伤的治疗目的是缓解疼痛、恢复肩关节稳定性和活动度，针对早期单纯肩袖损伤推荐休息制动、口服药物、物理疗法等，经保守治疗无效，且部分断裂患者，可视化针刀整体松解术是行之有效的方法，肩袖完全断裂患者，应尽早手术修补。

本例患者属于早期肩袖损伤患者，且核磁共振提示肩袖部分损伤，属于针刀松解术适应证。依据软组织损伤病因病理学理论和软组织损伤病理构架的网眼理论，患者因反复打羽毛球外伤后引起肩袖周围广泛的粘连、瘢痕，造成肩关节疼痛和功能障碍。通过高频超声检查不仅可以无创、直观和动态观察肩袖损伤的部位和程度，同时超声实时引导针刀准确地针对肩袖止点松解和病灶瘢痕组织松解，破坏其病理构架，恢复肩袖的动态力学平衡和肩关节稳定性，从而治愈疾病。

第三节　冈上肌损伤临证医案分析

患者： 陶某，男，31岁，工人，于2018年10月27日来我院就诊。

主诉： 反复右肩关节疼痛半年。

现病史： 患者于半年前因抛投东西后继而出现右肩关节疼痛，右上肢上举时疼痛明显，曾多次在外院及我院门诊就诊，给予外敷中药治疗，症状时缓解，半年来上述症状反复发作，疼痛程度逐渐加重，疼痛逐渐蔓延至右上臂。曾在我科门诊就诊，行右肩关节MRI平扫诊断意见：①右侧冈上肌肌腱损伤，周围间隙少量积液；②右侧肱骨大结节局部骨髓水肿；③右喙突下滑囊、肩峰下-三角肌间及关节腔少量积液。现为求进一步治疗，门诊医师遂以"伤筋病　右侧冈上肌损伤"收入我科，患者自发病以来，无颈背部疼痛，无右上肢放射痛、麻木、乏力，无头晕头痛、胸闷心悸等其他特殊不适，平素纳眠可，二便正常，体重无明显变化。

刻诊：神清，精神可，右肩关节疼痛，右上肢上举时疼痛明显，疼痛呈短暂性刺痛感，蔓延至右上臂，无颈背部疼痛，无右上肢放射痛、麻木、乏力，无头晕头痛、心慌胸闷，纳眠可，二便正常。

专科检查：右肩未见红肿，未见明显三角肌萎缩，冈上肌肌腱、肌腹压痛。右肩主动活动范围：前屈130°，外展60°，后伸内旋可触及T₇棘突。疼痛弧试验（＋），冈上肌试验（＋），三角肌、肱二头肌肌抗阻试验（－）。VAS评分5分。

辅助检查：右肩关节MRI平扫诊断意见：①右侧冈上肌肌腱损伤，周围间隙少量积液；②右侧肱骨大结节局部骨髓水肿；③右喙突下滑囊、肩峰下-三角肌间及关节腔少量积液。

诊断：右侧冈上肌损伤

治疗：2018年10月30日冈上肌针刀整体松解术。

患者取端坐位，准备超声及探头，常规消毒、铺巾，体表定位冈上肌起止点、病损处，1%利多卡因穿刺点浅层浸润麻醉。

第1支针刀松解冈上肌止点：自冈上肌止点针刀穿刺点刺入，方向朝向肩峰端，探头顺冈上肌肌腱走行，置于肩峰和大结节连线上，声像显示近端肩峰的高信号骨影和远端三角形高信号的大结节骨影，冈上肌呈中强信号回声，自肩峰下穿出，覆盖肱骨头解剖颈，附着在大结节部呈"鸟喙"状。取平面内穿刺技术，超声下显示针刀体部和刀口，引导针刀穿刺至大结节冈上肌起腱处，刀口与骨面平行，自起腱处至腱肌结合部纵疏横剥2~3刀。术毕，拔出针刀，压迫止血。

第2支针刀松解冈上肌病损处：自冈上肌病损处针刀穿刺点刺入，方向朝向肩峰端，探头以病损处为中心，置于穿刺点和肩峰的连线上，顺冈上肌肌纤维走行，声像显示肩胛上窝高信号骨面，以及不连续肌纤维低回声或高回声钙化灶的冈上肌影像。取平面内穿刺技术，超声下显示针刀体部和刀口，顺肌纤维走行，刀口与肩胛冈骨面垂直，直达损伤或钙化冈上肌病灶处，纵疏横剥2~3刀。术毕，拔出针刀，压迫止血。

第3支针刀松解冈上肌起点：自冈上肌起点针刀穿刺点刺入，方向朝向肩峰端，探头置于肩胛上窝，顺冈上肌肌纤维走行，声像显示肩胛上窝高信号骨面，以及附着于肩胛上窝的中强信号的条索样冈上肌回声。取平面内穿刺技术，超声下显示针刀体部和刀口，顺肩胛骨内上缘，达冈上窝骨面，纵疏横剥2~3刀。术毕，拔出针刀，压迫止血。

配合手法、隔物灸、中医定向透药疗法舒筋通络止痛。

2018年11月8日随诊

患者右肩疼痛基本缓解，右上肢上举外展时轻度疼痛，无右前臂麻痛，无头晕头痛、胸闷心悸等其他特殊不适，纳眠可，二便正常。查体：右肩未见红肿，未见明显三角肌萎缩，冈上肌肌腱、肌腹轻度压痛。右肩活动范围：前屈130°，外展90°，后伸内旋可触及T₇棘突。疼痛弧试验（±）、冈上肌试验（±），三角肌、肱二头肌肌抗阻试验（－）。VAS评分2分。嘱坚持肩周操功能锻炼。

2019年1月5日随访

患者右肩疼痛消失，右肩活动正常，纳眠可，二便正常。查体：右肩未见红肿，未见明显三角肌萎缩，冈上肌肌腱、肌腹压痛。右肩主动活动范围：前屈135°，外展90°，后伸内旋可触及T₇棘突。疼痛弧试验（－），冈上肌试验（－），三角肌、肱二头肌肌抗阻试验（－）。VAS评分1分。嘱继续坚持肩周操功能锻炼。

按语： 冈上肌是肩袖重要组成部分之一，冈上肌是肩关节外展的启动肌，修复冈上肌损伤对恢复肩关节活动度至关重要。根据解剖研究，由于冈上肌腱在实质部距肌腱止点部1cm处毛细血管稀疏，存在一个明显的乏血管区，在剧烈肩外展或积累性劳损时，易出现局部无菌性炎症，继发软组织力学失衡，出现肌腱硬化、骨化、钙化。临床上，结合患者肩部疼痛、活动受限和疼痛弧、冈上肌试验，可早期发现冈上肌损伤，通过肩关节正位、冈上肌出口位DR或核磁共振、CT、高频超声可以进一步明确冈上肌损伤属于钙化性或非钙化性，有利于选择合适的治疗方法。针刀松解术对于钙化性或非钙化性冈上肌损伤均有一定效果，尤其对钙化性冈上肌损伤，一方面针对钙化灶反复切割、剥离，有助于钙化灶自发地再吸收，此外通过冈上肌起点、止点整体松解，恢复冈上肌力学平衡，有利于促进愈合。

本例患者因剧烈抛投东西损伤冈上肌，根据针刀医学关于慢性软组织损伤的理论和网眼理论，冈上肌损伤后，引起粘连、瘢痕和挛缩，继发软组织力学失衡，会出现肌腱硬化、骨化、钙化。通过超声引导下冈上肌整体松解和病变靶点治疗，恢复冈上肌力学动态平衡，破坏其病理构架，阻断硬化钙化病理过程，配合功能锻炼，从而早期治愈该疾病。

第四节　冈下肌损伤临证医案分析

患者： 黄某，男，38岁，工人，于2018年11月19日来我院就诊。

主诉： 反复右肩酸痛半年。

现病史： 患者于半年前因天热，反复夜卧地面，吹风扇后，晨起右肩背酸痛，稍活动肩部后疼痛缓解，后又因在工地做工，诱发肩酸痛，夜间侧睡时痛醒，曾多次当地医院骨科门诊就诊，给予外敷中药、口服双氯芬酸钠缓释片治疗，症状时有缓解，半年来上述症状每因天气变冷或肩部过量运动时反复发作，疼痛程度逐渐加重，尤其后伸、内旋时明显。现为进一步治疗，遂来我科门诊就诊，行右肩关节MRI平扫诊断意见：①右侧冈下肌肌腱损伤，周围间隙少量积液；②右侧肱骨大结节局部骨髓水肿。门诊医师遂以"伤筋病右侧冈下肌损伤"收入我科，患者自发病以来，无颈部疼痛，无右上肢放射痛、麻木，无头晕头痛、耳鸣眼花、胸闷心悸等其他特殊不适，平素纳眠可，二便正常，体重无明显变化。

刻诊：神志清，精神可，右肩背酸痛，夜间侧睡时痛醒，受凉或劳累后诱发，右上肢后伸、内旋疼痛明显，甚至时发短暂电击样痛感，蔓延至右肩前，无颈背部疼痛，无右上肢放射痛、麻木、乏力，无头晕头痛、心慌胸闷，纳眠可，二便正常。

专科检查：右肩未见红肿，冈下窝、肱骨大结节压痛。右肩主动活动范围：前屈130°，外展90°，后伸内旋可触及L_1棘突。疼痛弧试验（－），冈上肌试验（－），三角肌、肱二头肌肌抗阻试验（－）。VAS评分4分。

辅助检查：右肩关节MRI平扫诊断意见：①右侧冈下肌肌腱损伤，周围间隙少量积液；②右侧肱骨大结节局部骨髓水肿。

诊断：右侧冈下肌损伤。

治疗：2018年11月23日冈下肌针刀松解术。

患者取端坐位，准备超声及探头，常规消毒、铺巾，体表定位冈下肌起止点、病损处，1%利多卡因穿刺点浅层浸润麻醉。

第1支针刀松解冈下肌止点　自冈下肌止点针刀穿刺点刺入，方向朝向肩胛下窝中点，探头顺冈下肌肌腱走行，置于肩关节后缘，大结节和肩胛下窝中点的连线上，声像显示高信号鸟嘴样大结节影像和附着于大结节上中强信号条索样冈下肌肌腱声像（超声图像）。取平面内穿刺技术，超声下显示针刀体部和刀口，引导针刀穿刺至大结节冈下肌起腱处，刀口与骨面平行，自起腱处至腱肌结合部铲剥2~3刀。术毕，拔出针刀，压迫止血。

第2支针刀松解冈下肌病损处　自冈下肌病损处针刀穿刺点刺入，方向朝向大结节，探头以病损处为中心，顺冈下肌肌纤维走行置于穿刺点和大结节后缘连线上，声像显示肩胛下窝高信号骨面，以及不连续肌纤维低回声或高回声钙化灶的冈下肌影像（超声图像）。取平面内穿刺技术，超声下显示针刀体部和刀口，顺肌纤维走行，刀口与肩胛冈骨面垂直，直达损伤或钙化冈下肌病灶处，纵疏横剥2~3刀。术毕，拔出针刀，压迫止血。

第3支针刀松解冈下肌起点　自冈下肌起点针刀穿刺点刺入，方向朝向大结节中后端，探头顺冈下肌肌纤维走行置于穿刺点和大结节连线上，声像显示肩胛下窝高信号骨面，以及附着于肩胛下窝的中强信号的条索样冈下肌回声（超声图像）。取平面内穿刺技术，超声下显示针刀体部和刀口，自肩胛骨内缘，达冈下窝骨面，铲剥2~3刀。术毕，拔出针刀，压迫止血。

配合口服羌活胜湿汤加减，手法、隔物灸舒筋通络止痛。

2018年11月27日随诊

神志清，精神可，右肩背酸痛减轻，右上肢后伸、内旋疼痛缓解，未见夜间静息、电击样痛感，无颈背部疼痛，无右上肢放射痛、麻木、乏力，无头晕头痛、心慌胸闷，纳眠可，二便正常。右肩未见红肿，冈下窝、肱骨大结节轻度压痛。右肩主动活动范围：前屈130°，外展90°，后伸内旋可触及T$_9$棘突。疼痛弧试验（－），冈上肌试验（－），三角肌、肱二头肌肌抗阻试验（－）。VAS评分1分。嘱坚持肩周操功能锻炼。

2019年12月20日随访

患者右肩疼痛消失，右肩活动正常，纳眠可，二便正常。查体：右肩未见红肿，冈下窝、肱骨大结节未见压痛。右肩主动活动范围：前屈130°，外展90°，后伸内旋可触及T$_7$棘突。疼痛弧试验（－），冈上肌试验（－），三角肌、肱二头肌肌抗阻试验（－）。VAS评分0分。嘱继续坚持肩周操功能锻炼。

按语：冈下肌是组成肩袖四块肌肉之一，起维持肩关节稳定的重要作用。冈下肌起于肩胛冈下窝，止于肱骨大结节中部，受肩胛上神经支配。冈下肌急性损伤多因肩关节剧烈、快速外展、内旋导致，冈下肌慢性损伤多是肩部反复受凉、积累性劳损，或者急性损伤后异常修复，出现冈下肌肌腱或腱鞘粘连、瘢痕、挛缩、堵塞等，损伤严重者继发肩胛上神经卡压或者小圆肌代偿性肥大，导致四边孔综合征。针对冈下肌肌腱或腱鞘粘连、瘢痕、挛缩、堵塞，及时针刀松解术是截断该病理环节的重要手段，促进冈下肌损伤修复，预防四边孔综合征和肩胛上神经卡压综合征。

本病例患者因感受风寒湿邪发病，又因久劳伤筋，根据针刀医学关于慢性软组织损伤的网眼理论和人体弓弦力学理论，冈下肌损伤后，可引起粘连、瘢痕和挛缩，造成肩背部小圆肌、冈上肌等软组织的动态平衡失调，通过针刀整体松解术，在超声动态引导下，直观、实时地观察冈下肌的损伤部位和程度，并自起止点起腱处和附着处做彻底的松解，切开损伤处瘢痕，破坏其病理构架，恢复冈下肌的动态力学平衡，修复肌肉组织损伤，从而治愈该病。

第五节　小圆肌损伤临证医案分析

患者：陈某，男，44岁，教师，于2018年10月15日来我院就诊。

主诉：右肩背酸痛3个月余。

现病史：患者缘于4个月前健身拉伤肩部后，当时出现右肩背疼痛、活动受限，遂至当地医院骨科门诊就诊，门诊医师问诊查体，查右肩正位+穿胸位DR诊断意见：右肩未见明确骨、关节病变。考虑急性肩袖损伤，给予贴敷膏药、口服活血化瘀类中成药及配合制动休息治疗，症状逐渐缓解、肩关节活动恢复，后每因天气变冷或肩部过量运动时，右肩背酸痛不适，甚至上肢后伸、内旋时乏力，甚至诱发疼痛不适。现为进一步治疗，遂来我科门诊就诊，门诊医师问诊查体阅片。门诊医师遂以"伤筋病 右侧小圆肌损伤"收入我科，患者自发病以来，无颈部疼痛，无右上肢放射痛、麻木、无头晕头痛、咳嗽咳痰、胸闷心悸等其他特殊不适，平素纳眠可，二便正常，体重无明显变化。

刻诊：神清，精神可，右肩背酸痛，晨僵不适，稍活动后减轻，受凉或劳累后诱发，右上肢后伸、内旋时有乏力，甚至时发酸痛，蔓延至右上臂，无颈部疼痛，无右上肢放射痛、麻木，无头晕头痛、咳嗽咳痰、心慌胸闷，纳眠可，二便正常。

专科检查：右肩未见红肿，可触及小圆肌条索样变、压痛。右肩活动范围：前屈130°，外展90°，后伸内旋可触及 T_{12} 棘突。疼痛弧试验（−），冈上肌试验（−），三角肌、肱二头肌肌抗阻试验（−）。VAS评分5分。

辅助检查：右肩正位+穿胸位（DR）诊断意见：右肩未见明确骨、关节病变。

诊断：右侧小圆肌损伤。

治疗：2018年10月19日小圆肌针刀松解术。

患者取端坐位，准备超声及探头，常规消毒、铺巾，体表定位小圆肌起止点、病损处，1%利多卡因穿刺点浅层浸润麻醉。

第1支针刀松解小圆肌止点　自小圆肌止点针刀穿刺点刺入，方向朝向肩胛骨外缘中上1/3交界处，探头顺小圆肌肌腱走行，置于肩关节后下缘，大结节和肩胛骨外缘中上1/3交界处的连线上，声像显示高信号大结节影像和附着于大结节上中强信号条索样小圆肌肌腱声像。取平面内穿刺技术，超声下显示针刀体部和刀口，引导针刀穿刺至大结节小圆肌起腱处，刀口与骨面平行，自起腱处至腱肌结合部铲剥2~3刀。术毕，拔出针刀，压迫止血。

第2支针刀松解小圆肌病损处　自小圆肌病损处针刀穿刺点刺入，方向朝向大结节后缘下端，探头以病损处为中心，顺小圆肌肌纤维走行置于穿刺点和大结节后缘连线上，声像显示不连续肌纤维低回声或高回声钙化灶的冈下肌影像。取平面内穿刺技术，超声下显示针刀体部和刀口，顺肌纤维走行，刀口与体表垂直，直达损伤或钙化冈下肌病灶处，纵疏横剥2~3刀。术毕，拔出针刀，压迫止血。

第3支针刀松解小圆肌起点　自小圆肌起点针刀穿刺点刺入，方向朝向大结节下后部，探头顺小圆肌肌纤维走行置于穿刺点和大结节连线上，声像显示肩胛骨内缘高信号骨面，以及附着于肩胛下窝的中强信号的条索样小圆肌回声。取平面内穿刺技术，超声下显示针刀体部和刀口，刀口与肩胛冈平行，超声引导针刀穿刺至肩胛骨外缘后侧，透视下贴骨面切割滑下0.5cm，纵疏铲剥2~3刀。术毕，拔出针刀，压迫止血。

配合口服大活络胶囊，手法、隔物灸舒筋通络止痛。

2018年10月23日随诊

神志清，精神可，右肩背酸痛明显减轻，右上肢后伸、内旋时偶见酸痛，无颈部疼痛，无右上肢放射痛、麻木，无头晕头痛、咳嗽咳痰、心慌胸闷，纳眠可，二便正常。右肩未见红肿，小圆肌肌腹轻度压痛。右肩活动范围：前屈130°，外展90°，后伸内旋可触及T_8棘突。疼痛弧试验（-），冈上肌试验（-），三角肌、肱二头肌肌抗阻试验（-）。VAS评分2分。嘱坚持肩周操功能锻炼。

2018年11月20日随访

患者右肩疼痛消失，右肩活动正常，纳眠可，二便正常。查体：右侧小圆肌肌腹未见条索样变、未见压痛。右肩活动范围：前屈130°，外展90°，后伸内旋可触及T_8棘突。疼痛弧试验（-），冈上肌试验（-），三角肌、肱二头肌肌抗阻试验（-）。VAS评分0分。嘱继续坚持肩周操功能锻炼。

按语：小圆肌是肩部稳定装置的重要组成部分，构成四边孔结构的上边，向内起于肩胛骨腋缘上三分之二，向外止于肩关节囊后部和肱骨大结节下切迹，由腋神经支配，与冈下肌协同使上臂外旋、后伸。急性小圆肌损伤多由于抛掷等引起损伤，出现撕裂、出血、水肿等，慢性损伤多是积累性劳损、受凉等因素，小圆肌痉挛、粘连及条索样变，继发卡压神经支，甚至导致四边孔综合征。在临床上，小圆肌损伤后，肩胛骨腋缘附近多出现敏感激痛点，大致对应"肩贞穴"位置，《针灸甲乙经》记载："肩贞，在肩曲胛下，两骨解间，肩髃后陷者中"，古代医家通过观察也发现了这一规律，肩贞穴也是治疗肩部疾病要穴。

本例患者因健身拉伤后，继发引起粘连、瘢痕和挛缩、条索，造成肩背部软组织的动态平衡失调。通过超声下针刀整体松解术，不仅能够直观和动态显示小圆肌损伤部位和程度，同时动态介导下将其附着处及肌腹部的粘连松解、瘢痕刮除，使小圆肌的动态平衡得到恢复。

第六节　肩峰下撞击综合征临证医案分析

患者：古某，男，51岁，工人，于2018年9月30日来我院就诊。

主诉：反复左肩关节疼痛1年，加重伴活动受限1个月。

现病史：患者平时喜欢球类运动，一年前打篮球或健身后，时发左肩酸痛，或活动肩部时有弹响、交锁感，休息后以上症状能缓解，一年以来，每因健身后以上症状反复，并呈加重趋势，1月前未见明显诱因下左肩酸痛加重，尤其上肢外展时呈短暂性刺痛感，遂至社区健康服务中心就诊，门诊医师问诊查体，考虑左肩周炎，行针灸、冲击波等理疗，症状稍缓解。现为求进一步治疗，门诊医师查左侧肩关节正侧位+冈上肌出口位DR，诊断意见：左肩峰下骨质硬化、骨赘形成，肱骨大结节囊性变。门诊医师遂以"痹病 左侧肩峰下撞击综合征"收入我科，患者自发病以来，无颈背部疼痛，无左上肢麻木、乏力、放射痛，无头晕头痛、胸闷心悸等其他特殊不适，平素纳眠可，二便正常，体重无明显变化。

刻诊：神清，精神可，左肩关节疼痛，呈持续性钝痛、酸痛，时发夜间静息痛、关节弹响，左上肢上举时疼痛明显，甚至放射至上臂，未见晨僵不适，无左上肢麻痛，无头晕头痛、胸闷心悸等其他特殊不适，纳眠可，二便正常。

专科检查：左肩未见红肿，肩峰前外缘、肱骨大结节压痛。左肩主动活动范围：前屈100°，外展90°，后伸内旋可触及T_8棘突。撞击试验（+），牵拉外展试验（+），疼痛弧试验（+），三角肌、肱二头肌肌抗阻试验（+-）。VAS评分6分。

辅助检查：左侧肩关节正侧位+冈上肌出口位（DR）诊断意见：左肩峰下骨质硬化、骨赘形成，肱骨大结节囊性变。

诊断：左侧肩峰下撞击综合征。

治疗：2018年10月4日 第一次肩峰下滑囊和冈上肌针刀松解术。

患者侧卧位，选取肩峰下滑囊和冈上肌体表标记定位，常规消毒、准备超声及探头，1%利多卡因穿刺点浅层浸润麻醉。取Ⅰ型3号直形针刀，自穿刺点刺入，方向朝向肩峰外下缘，探头置于肩峰外侧端与大结节的连线上，与冈上肌腱走行一致，超声图像显示肩峰、三角肌、三角肌下滑囊、冈上肌、大结节和关节软骨。取平面内穿刺技术，超声下显示针刀体部和刀口，刀口线与大结节平行，在超声引导下，针刀先刺向冈上肌和三角肌之间的三角肌—肩峰下滑囊，轻轻提插刺透3刀，予以滑囊减压；稍退针，自冈上肌腱肌结合部刺入冈上肌肌腹，进入肩峰下约1cm，纵疏横剥2~3刀。术毕，拔出针刀，压迫止血。

2018年10月9日 第二次肩袖止点针刀松解术

患者侧卧位，选取冈上肌、冈下肌、小圆肌、肩胛下肌止点体表标记定位，常规消毒、准备超声及探头，1%利多卡因穿刺点浅层浸润麻醉。

第一支针刀自冈上肌针刀穿刺点刺入，方向朝向肩峰端，探头置于肱骨大结节顶部和肩峰之间，图像可显示近端肩峰的高信号骨影和远端三角形高信号的大结节骨影，冈上肌呈中强信号回声，自肩峰下穿出，覆盖肱骨头解剖颈，附着在大结节部呈"鸟喙"状。取平面内穿刺技术，超声下显示针刀体部和刀口，引导针刀穿刺至大结节冈上肌起腱处，刀口与骨面平行，自起腱处至腱肌结合部切割3刀至刀下切透。术毕，拔出针刀，压迫止血。

第二支针刀自冈下肌针刀穿刺点刺入，方向朝向肩胛下窝，探头置于大结节中后部和肩胛下窝的连线上，图像显示高信号影像的大结节骨影，以及三角肌下附着于大结节的中强回声条索样冈下肌，探头向内侧移位，可见肱骨头和后盂唇，以及之间的肩关节后隐窝。取平面内穿刺技术，超声下显示针刀体部和刀口，引导针刀穿刺至大结节冈下肌起腱处，刀口与骨面平行，自起腱处至腱肌结合部切割3刀至刀下切透。术毕，拔出针刀，压迫止血。

第三支针刀自小圆肌针刀穿刺点刺入，方向朝向肩胛骨外缘中部，探头置于大结节下后部和肩胛骨外缘中上1/3结合点的连线上，图像显示高信号影像的大结节骨影，以及附着于大结节的较冈上肌、冈下肌纤细的小圆肌。取平面内穿刺技术，超声下显示针刀体部和刀口，引导针刀穿刺至大结节小圆肌起腱处，刀口与骨面平行，自起腱处至腱肌结合部切割3刀至刀下切透。术毕，拔出针刀，压迫止血。

第四支针刀至肩胛下肌针刀穿刺点刺入，方向朝向小结节，探头置于小结节和肩胛下缘连线上，小结节位于探头的中点，图像显示高信号影像的小结节骨影，以及附着于小结节的中强条索样回声的肩胛下肌。取平面内穿刺技术，超声下显示针刀体部和刀口，引导针刀穿刺至小结节肩胛下肌起腱处，刀口线与骨面平行，自起腱处至腱肌结合部切割3刀至刀下切透。术毕，拔出针刀，压迫止血。

配合手法、隔物灸、大中药封包舒筋通络止痛。

2018年10月12日随诊

神志清，精神可，左肩关节疼痛缓解，偶见夜间静息痛、关节弹响，左上肢上举时疼痛明显减轻，未见晨僵不适，无左上肢麻痛，无头晕头痛、胸闷心悸等其他特殊不适，纳眠可，二便正常。左肩未见红肿，肩峰前外缘、肱骨大结节压痛。右肩主动活动范围：前屈100°，外展90°，后伸内旋可触及T_8棘突。撞击试验（±），牵拉外展试验（±），疼痛弧试验（±），三角肌、肱二头肌肌抗阻试验（−）。VAS评分3分。嘱坚持肩周操锻炼。

2018年11月12日随访

患者左肩疼痛消失，左上肢上举外展活动正常，无头晕头痛、胸闷心悸等其他特殊不适，纳眠可，二便正常。VAS评分0分。嘱继续坚持肩周操功能锻炼。

*按语：*肩峰下间隙又被称为"第二肩关节"，上界由肩峰、喙突、喙肩韧带和肩锁关节构成，下界由肱骨头构成，间隙主要内容物包括冈上肌肌腱、冈下肌肌腱肱二头肌长头、喙肱韧带及肩峰下滑囊等，肩峰下间隙的宽度因人而稍有差异。肩峰下撞击综合征是肩峰下间隙内结构与喙肩弓之间反复摩擦、撞击而引起的一种肩部慢性疼痛综合征，从病因上分析，由于内容物异常增生或肩峰下间隙狭窄诱发，属于结构型撞

击综合征，或者由于肩部软组织肌力下降，继发关节失稳导致发病，属于功能性撞击综合征，有研究表明肱骨头的相对位置与高度与肩峰下撞击综合征发病高度相关。临床上易误诊为冈上肌肌腱炎、肩周炎、肩袖损伤等，在该病诊断上冈上肌出口位DR能清晰显示肩峰下间隙，能为早期筛查，提供影像证据，结合年龄、职业以及症状、体征，根据高频超声、核磁共振，能提高诊断准确率，避免误诊漏诊。

本病例患者平时喜欢球类运动，时发左肩酸痛，活动肩部时有弹响、交锁感，这是肩关节退变早期表现，结合患者肩部酸痛，时发夜间痛、关节弹响，右上肢上举时疼痛明显，查体时肩峰前外缘、肱骨大结节压痛，撞击试验（＋），牵拉外展试验（＋），结合左侧肩关节正侧位＋冈上肌出口位DR诊断意见和高频超声实时显影，可明确诊断，排除冈上肌肌腱炎和肩周炎。针对该病的治疗，西医学一般口服非甾体抗炎药、局部痛点封闭、关节镜下肩峰下间隙减压或成形术等，中医学主张口服中药、针灸、推拿、针刀微创术等。根据针刀医学关于慢性软组织损伤的网眼理论和人体弓弦力学理论，反复肩峰下撞击性损害，继发肩部骨关节增生硬化、软组织粘连、挛缩等，治疗上运用超声引导下针刀整体松解术，即针刀松解冈上肌和肩峰下滑囊，破坏其病理架构，促进炎性组织修复，同时通过透视下松解肩袖止点，恢复肩关节力学平衡，从而治愈疾病。

第七节　三角肌滑囊炎临证医案分析

患者：廖某，女，43岁，工人，于2018年1月3日来我院就诊。

主诉：反复右肩酸痛2个月，加重伴活动受限1周。

现病史：患者于半年前时有肩部弹响，后未见明显诱因下逐渐出现右肩酸痛，曾多次自己到药店购买膏药外贴、药液涂搽（具体用药不详），症状时缓解，2月来上述症状反复发作，一周前因打羽毛球后，右肩疼痛再次发作，逐渐加重，夜间时痛，活动后疼痛未见明显缓解，现为求进一步治疗。遂来我科门诊就诊，行右肩关节MRI平扫诊断意见：右喙突下滑囊、肩峰下－三角肌间及关节腔积液，右侧肩关节正侧位诊断意见：右肩未见明确骨、关节病变。门诊医师遂以"痹病 右侧三角肌滑囊炎"收入我科，患者自发病以来，无颈背部疼痛，无无上肢放射痛、麻木、乏力，无头晕头痛、胸闷心悸等其他特殊不适，平素纳眠可，二便正常，体重无明显变化。

刻诊：神志清，精神可，右肩部酸痛，以肩外侧为主，右上肢外展、外旋时疼痛明显，夜间时疼痛，休息后稍缓解，未见明显晨僵不适，无颈背部疼痛，无右上肢放射痛、麻木、乏力，无头晕头痛、心慌胸闷，纳眠可，二便正常。

专科检查：右肩未见红肿，肩峰下、三角肌肌腹处压痛。右肩活动范围：前屈

130°，外展80°，后伸内旋可触及T$_7$棘突。三角肌抗阻试验（＋），疼痛弧试验（±），冈上肌试验（±），未见明显三角肌萎缩。VAS评分4分。

辅助检查：右侧肩关节正侧位（DR）诊断意见：右肩未见明确骨、关节病变。右肩关节MRI平扫诊断意见：右喙突下滑囊、肩峰下–三角肌间及关节腔积液。

诊断：右侧三角肌滑囊炎。

治疗：2019年1月4日三角肌滑囊水针刀清理术。

患者取端坐位，准备超声及探头，常规消毒、铺巾，体表定位三角肌滑囊，1%利多卡因穿刺点浅层浸润麻醉。取Ⅰ型3号直形水针刀，自穿刺点刺入，方向朝向肩峰外下缘，探头置于肩峰外侧端与大结节的连线上，与冈上肌腱走行一致，超声图像显示冈上肌和三角肌之间肿胀的滑囊。取平面内穿刺技术，超声下显示水针刀体部和刀口，在超声引导下，水针刀穿透三角肌滑囊，接入20ml注射器，抽吸干净囊内积液，再取生理盐水，轻轻注入滑囊至滑囊充盈，再次抽吸干净囊内生理盐水，反复3~5次，至囊内抽出生理盐水清澈为度（超声图像）。术毕，拔出水针刀，压迫止血。

2019年1月8日 三角肌滑囊针刀松解术

患者取端坐位，准备超声及探头，常规消毒、铺巾，体表定位三角肌滑囊，1%利多卡因穿刺点浅层浸润麻醉。取Ⅰ型3号直形针刀，自穿刺点刺入，方向朝向肩峰外下缘，探头置于肩峰外侧端与大结节的连线上，与冈上肌腱走行一致，超声图像显示肩峰、三角肌、三角肌滑囊、冈上肌、大结节和关节软骨。取平面内穿刺技术，超声下显示针刀体部和刀口，刀口线与大结节平行，在超声引导下，针刀切透冈上肌和三角肌之间的滑囊，多点轻轻提插刺透3~5刀，通透滑囊囊壁。术毕，拔出水针刀，压迫止血。

配合手法、贴敷舒筋通络膏药。

2019年1月12日随诊

神志清，精神可，右肩部酸痛基本缓解，右上肢外展、外旋时轻度疼痛，未见明显晨僵不适，无颈背部疼痛，无右上肢放射痛、麻木、乏力，无头晕头痛、心慌胸闷，纳眠可，二便正常。右肩主动活动范围：前屈130°，外展90°，后伸内旋可触及T$_7$棘突。三角肌抗阻试验（±），疼痛弧试验（–），冈上肌试验（–），未见明显三角肌萎缩。VAS评分1分。嘱坚持肩周操功能锻炼。

2019年2月14日随访

神志清，精神可，右肩部酸痛消失，右上肢外展、外旋时未见疼痛，未见明显晨僵不适，无颈背部疼痛，无右上肢放射痛、麻木、乏力，无头晕头痛、心慌胸闷，纳眠可，二便正常。右肩活动范围：前屈130°，外展90°，后伸内旋可触及T$_7$棘突。三角肌抗阻试验（±），疼痛弧试验（–），冈上肌试验（–），未见明显三角肌萎缩。VAS评分0分。嘱继续坚持肩周操功能锻炼。

按语：三角肌滑液囊位于三角肌深面，滑液囊分泌滑液起润滑作用，减少三角肌与冈上肌筋膜、冈下肌筋膜和小圆肌筋膜，因摩擦而受损。外伤和劳损均可以继发三角肌滑囊受损，导致滑囊及周围软组织粘连、堵塞、萎缩等，病程迁延，继而出现三角肌萎缩、肢体功能障碍。本病例患者半年前时有肩部弹响，即是肩部退变早期表现，随之劳损积累，三角肌滑囊损伤后无菌性炎症，继发瘢痕、堵塞滑囊，打羽毛球后外伤因素，又加速病理进程，造成患肩部疼痛、活动不利。依据针刀医学关于人体弓弦力学系统和疾病病理架构的网眼理论，通过针刀靶点疏通、整体松解，在超声不仅可以直观、动态观察滑囊水肿和囊壁增生情况，而且可以精准地清理囊内积液、清洗三角肌滑囊、多点切透滑囊，破坏其病理架构，调节囊壁通透性，从而治愈该病。

第八节　肱二头肌长头腱鞘炎临证医案分析

患者：赵某，女，29岁，工人，于2018年10月28日来我院就诊。

主诉：左肩关节疼痛2月，活动受限1个月。

现病史：患者于3个月前练习瑜伽后，逐渐出现左肩关节疼痛，以肩前内侧为主，呈持续性钝痛，尤其提重物后明显加重，夜间休息后缓解，未见晨僵不适，曾我院骨科门诊行贴敷、口服中药治疗（患者拒绝局部痛点封闭治疗），症状能稍缓解，但每因提携重物后症状反复，1个月前逐渐出现上肢屈伸时疼痛加重，伴活动受限。现为求进一步治疗，门诊医师问诊查体，查左侧肩关节正侧位提示：左肩未见明确骨、关节异常。门诊医师遂以"伤筋病 左侧肱二头肌长头肌腱炎"收入我科，患者自发病以来，无颈背部疼痛，无左上肢麻木、放射痛，无头晕头痛、胸闷心悸等其他特殊不适，平素纳眠可，二便正常，体重无明显变化。

刻诊：神清，精神可，左肩关节疼痛，呈持续性钝痛，左上肢提携重物时疼痛明显，左上肢屈伸活动受限，未见夜间静息痛，未见晨僵不适，无左上肢麻痛，无头晕头痛、胸闷心悸等其他特殊不适，纳眠可，二便正常。

专科检查：左肩未见红肿，左肩前内侧压痛。左肩活动范围正常。肱二头肌抗阻试验（＋），撞击试验（－），疼痛弧试验（－），三角肌抗阻试验（－），未见明显三角肌萎缩。VAS评分5分。

辅助检查：左侧肩关节正侧位（DR）诊断意见：左肩未见明确骨、关节异常。左肩关节MRI平扫诊断意见：左侧肱二头肌肌腱损伤，肱二头肌肌腱腱鞘内积液。

诊断：左侧肱二头肌长头肌腱炎

治疗：2018年10月30日 第一次肱横韧带和肱二头肌腱鞘针刀松解术

患者侧卧位，选取肱横韧带松解穿刺点、肱二头肌腱鞘减压穿刺点体表标记定位，常规消毒、准备超声及探头，1%利多卡因穿刺点浅层浸润麻醉。

第一支针刀松解肱横韧带卡压和粘连，探头置于结节间沟上横切，图像显示结节间沟显示为一骨性凹陷，内侧骨突为小结节，外侧为大结节，结节间沟内椭圆形中强信号影像为肱二头肌长头腱的横切面，肱横韧带显示为附着于大小结节之间的条索样高回声影像。针刀自肱横韧带松解穿刺点刺入，取平面内穿刺技术，超声显示针体和刀口，刀口线平行于骨面，紧贴大小结节肱横韧带附着处，铲切松解3~5刀，手下有切透感觉为度。术毕，拔出针刀，压迫止血。

第二支针刀予以肱二头肌腱鞘减压，探头置于结节间沟顺肱二头肌腱纵切，图像显示中强回声的条索样肱二头肌腱，以及低回声略肿胀的肱二头肌腱鞘。针刀自肱二头肌腱鞘减压穿刺点刺入，取平面内穿刺技术，超声显示针体和刀口，刀口线垂直于骨面，紧贴腱鞘表面，切开松解3~5刀。术毕，拔出针刀，压迫止血。

2018年11月2日 第二次喙突针刀松解术。

患者侧卧位，选取喙突体表标记定位，常规消毒、准备超声及探头，1%利多卡因穿刺点浅层浸润麻醉。探头置于锁骨下方，中心位于喙突上，图像显示高信号的喙突骨影。针刀自穿刺点刺入，取平面内穿刺技术，超声显示针体和刀口，刀口线垂直于骨面，在超声引导下，针刀抵到喙突上，然后在喙突骨面铲拨2~3刀，不要突破喙突内缘线。术毕，拔出针刀，局部压迫止血3min后，创可贴覆盖针眼。

配合手法松解、隔物灸、中医定向透药疗法舒筋通络止痛。

2018年11月5日随诊

神志清，精神可，左肩关节疼痛减轻，左上肢活动正常，提重物时疼痛明显缓解，纳眠可，二便正常。左肩未见红肿，左肩前内侧无压痛。右肩活动范围正常。肱二头肌抗阻试验（±），撞击试验（−），疼痛弧试验（−），三角肌抗阻试验（−），未见明显三角肌萎缩。VAS评分3分。嘱坚持肩周操功能锻炼。

2018年11月30日随访

神志清，精神可，左肩关节疼痛消失，左上肢活动正常，纳眠可，二便正常。肱二头肌抗阻试验（−），撞击试验（−），疼痛弧试验（−），三角肌抗阻试验（−），未见明显三角肌萎缩。VAS评分0分。嘱继续坚持肩周操功能锻炼。

按语：肱二头肌长头腱经肱骨结节间沟后进入肩峰下间隙前部，止于肩胛骨的盂上粗隆。肩关节活动时该肌腱在肱骨结节间沟内滑动，外伤或长期磨损时肌腱发生退变、粘连，且腱鞘壁增厚结疤，使腱鞘相对变窄，致使肌腱在结节间沟骨纤维管道内活动受限，而继发本病，出现肩前疼痛、活动受限。原发性肱二头肌长头肌腱炎有自愈趋向，创伤、骨折或感染继发肱二头肌长头肌腱炎，多伴肌腱挛缩、粘连、积液等病理表现，则是中医微创针刀的适应证。通过超声引导下针刀松解术，即能提供定位及定性诊断，又能实时介导病变靶点，具有微创、精准、安全、可重复等优势。本病例患者因过度运动继发肱二头肌长头腱炎，患者拒绝神经阻滞术，且并无自愈趋向，影响工作生活，通过超声引导下针刀切开肱二头肌腱鞘减压，同时松解肱横韧带的卡压和粘连，使肱二头肌长头腱的动态平衡得到恢复，此病得到治愈。

第九节　肱二头肌短头肌腱炎临证医案分析

患者：邵某，男，43岁，农民，于2018年10月24日来我院就诊。

主诉：左肩关节疼痛4个月，加重伴活动受限半个月。

现病史：患者于半年前工地干活，逐渐出现左肩关节疼痛，以肩前为主，呈间歇性酸痛，尤其干体力活后发作，休息后缓解，未见晨僵、夜间静息痛，一直以来以上症状反复发作，并未进行系统处理，半月前因帮人粉刷墙壁后，晨起左肩疼痛明显加重，上肢后伸、上举、摸背受限，影响正常劳动，遂至我院疼痛科门诊就诊，以求系统治疗，门诊医师问诊查体，左肩关节MRI平扫诊断意见：左侧肱二头肌肌腱短头腱损伤，肱二头肌肌腱腱鞘内积液。门诊医师遂以"伤筋病左侧肱二头肌短头肌腱炎"收入我科，患者自发病以来，无颈背部疼痛，无左上肢麻木、放射痛，无头晕头痛、胸闷心悸等其他特殊不适，平素纳眠可，二便正常，体重无明显变化。

刻诊：神志清，精神可，左肩关节疼痛，呈持续性酸痛，上肢后伸、上举、摸背受限，未见夜间静息痛，未见晨僵不适，无左上肢麻痛，无头晕头痛、胸闷心悸等其他特殊不适，纳眠可，二便正常。

专科检查：左肩未见红肿，左肩喙突压痛。左肩主动活动范围：前屈120°，外展70°，后伸内旋可触及L_3棘突。肱二头肌抗阻试验（±），撞击试验（－），疼痛弧试验（－），三角肌抗阻试验（－），未见明显三角肌萎缩。VAS评分5分。

辅助检查：左肩关节MRI平扫诊断意见：左侧肱二头肌肌腱短头腱损伤，肱二头肌肌腱腱鞘内积液。

诊断：左侧肱二头肌短头肌腱炎

治疗：2018年10月26日第一次喙突部针刀松解术

患者仰卧位，选取喙突部穿刺点体表标记定位，常规消毒、准备超声及探头，1%利多卡因穿刺点浅层浸润麻醉。探头置于锁骨下方，中心位于喙突上，图像显示高信号的喙突骨影。针刀自穿刺点刺入，取平面内穿刺技术，超声显示针体和刀口，刀口线垂直于骨面，在超声引导下，针刀抵到喙突上，然后在喙突下缘切割铲拨2~3刀，不要突破喙突内缘线（超声图像）。术毕，拔出针刀，局部压迫止血3min后，创可贴覆盖针眼。

2018年10月30日第二次行肱骨结节间沟处肱横韧带针刀松解术

患者侧卧位，选取肱横韧带体表标记定位，常规消毒、准备超声及探头，1%利多卡因穿刺点浅层浸润麻醉。探头置于结节间沟上横切，图像显示结节间沟为一骨性凹陷，内侧骨突为小结节，外侧为大结节，结节间沟内椭圆形中强信号影像为肱二头肌长头腱的横切面，肱横韧带显示为附着于大小结节之间的条索样高回声影像。针刀自肱横韧带松解穿刺点刺入，取平面内穿刺技术，超声显示针体和刀口，刀口线平行于骨面，紧贴大小结节肱横韧带附着处，铲切松解3~5刀，手下有切透感觉为度。术毕，拔出针刀，压迫止血。

配合手法、中医定向透药疗法舒筋通络止痛。

2018年11月4日随诊

神志清，精神可，左肩关节疼痛缓解，上肢后伸、上举、摸背稍受限，未见夜间静息痛，未见晨僵不适，无左上肢麻痛，无头晕头痛、胸闷心悸等其他特殊不适，纳眠可，二便正常。左肩未见红肿，左肩喙突轻度压痛。左肩主动活动范围：前屈120°，外展80°，后伸内旋可触及L_1棘突；左肩被动活动范围：前屈130°，外展90°，后伸内旋可触及T_8棘突。肱二头肌抗阻试验（−），撞击试验（−），疼痛弧试验（−），三角肌抗阻试验（−），未见明显三角肌萎缩。VAS评分2分。嘱坚持肩周操功能锻炼。

2018年12月3日随访

神志清，精神可，左肩关节疼痛消失，上肢后伸、上举、摸背正常，未见夜间静息痛，未见晨僵不适，无左上肢麻痛，无头晕头痛、胸闷心悸等其他特殊不适，纳眠可，二便正常。左肩未见红肿，左肩喙突轻度压痛。左肩主动活动范围：前屈120°，外展90°，后伸内旋可触及L_1棘突。肱二头肌抗阻试验（−），撞击试验（−），疼痛弧试验（−），三角肌抗阻试验（−），未见明显三角肌萎缩。VAS评分0分。

按语：肱二头肌短头肌腱炎是一种常见、多发病。根据针刀医学关于慢性软组织损伤的网眼理论和人体弓弦力学理论，肱二头肌短头肌腱起点损伤后导致起点处发生粘连、瘢痕和挛缩，同时继发喙突部位相邻组织如喙肱肌、胸小肌的粘连瘢痕，引起局部软组织的动态平衡失调，急性期或者病程短患者，患肢制动、口服中药，配合大中药封包、艾灸、中医定向透药等理疗，也有一定临床疗效，慢性期或病程长患者，如本例患者，因体力劳动积累性损伤，属于针刀整体松解术适宜病种，通过超声下针刀将其附着点处的粘连松解、瘢痕刮除，使局部的动态平衡得到恢复，该病即可得到治愈。